SVALI

LE CRONACHE DI SVALI
LIBERARSI DAL CONTROLLO MENTALE
TESTIMONIANZA DI UN EX-ILLUMINATO

OMNIAVERITAS®

SVALI

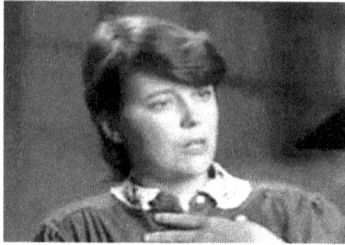

The Svali Chronicles - Breaking free from mind control - Testimony of an ex-illuminati

LE CRONACHE DI SVALI

LIBERARSI DAL CONTROLLO MENTALE: TESTIMONIANZA DI UN EX-ILLUMINATO

Tradotto dall'americano e pubblicato da

OMNIA VERITAS LTD

⊘MNIA VERITAS®

www.omnia-veritas.com

© Copyright Omnia Veritas Limited - 2023

L'AUTORE

Salve, mi chiamo Svali. Io e tutta la mia famiglia facevamo parte di un gruppo di culto finché non ci siamo liberati diversi anni fa. Ero un programmatore nella setta e ora voglio condividere le conoscenze che ho per aiutare gli altri.

È possibile liberarsi dall'abuso di una setta, se si è coinvolti. È un processo lungo e straziante, ma ne vale la pena. Negli articoli che proporrò, spero di aiutare i sopravvissuti all'abuso di una setta a trovare gli strumenti che li aiuteranno nel loro viaggio verso la libertà.

Nell'ultimo anno e mezzo sono stata consulente di un gruppo di sopravvissuti online che aiuta le persone ad affrontare e a liberarsi dai programmi delle sette. Io stessa sono stata in terapia per abusi rituali e DID[1] per nove anni, gli ultimi cinque dei quali sono stati segnati da recenti abusi di culto.

Sono anche una scrittrice e un'infermiera diplomata. Attualmente lavoro come educatore di diabete in Texas, per 20 ore alla settimana.

Ho anche autopubblicato un libro su come liberarsi dalla programmazione delle sette, che secondo diversi esperti del settore contiene "informazioni preziose" per i sopravvissuti agli abusi rituali.

L'anno scorso il mio ex marito e i miei due figli sono stati liberati dall'abuso di una setta. I miei figli vivono con me mentre mio marito lavora al suo recupero. Soffrono tutti di Disturbo Dissociativo dell'Identità (precedentemente noto come Disturbo di Personalità Multipla), il che rende la vita a casa interessante! Attualmente sono sposata con il mio secondo marito, anche lui guarito dal DID e uscito dalla setta cinque anni fa.

---

[1] Disturbo dissociativo dell'identità.

ATTREZZATURE UTILIZZATE FREQUENTEMENTE DAI FORMATORI

Per i terapisti può essere utile conoscere le attrezzature utilizzate dagli allenatori. Se il cliente descrive questi oggetti, che possono sembrare molto sofisticati, deve credergli. Il culto è diventato tecnologicamente molto avanzato.

Aula di formazione: l'aula di formazione media è di colore neutro, con pareti dipinte di grigio opaco, bianco o beige. Alcune possono essere dipinte in colori diversi come parte di un codice cromatico. Spesso si trovano in stanze segrete sotterranee o nei sotterranei di grandi residenze private e vi si accede dall'edificio principale attraverso una porta coperta. Le sale di addestramento improvvisate possono essere allestite durante le esercitazioni militari all'aperto in tende di tela coperte.

Addestratori: gli Illuminati hanno la regola che ci devono essere sempre almeno due addestratori che lavorano con una persona. Questo impedisce a un addestratore di essere troppo severo o troppo permissivo, o di sviluppare un legame troppo stretto con il soggetto; l'occhio vigile dell'altro addestratore lo impedisce. Gli addestratori giovani sono abbinati ad addestratori più anziani ed esperti. L'addestratore più anziano insegna al più giovane, che svolge la maggior parte del lavoro. Se l'addestratore più giovane non è in grado di portare a termine un compito o si perde d'animo, subentra l'addestratore più anziano.

Formatori senior: insegnano, ma lavorano anche con i capi consiglio e la gerarchia. Tutti i membri sono tenuti a presentarsi di tanto in tanto per una "messa a punto" (rafforzamento della programmazione), anche i dirigenti senior.

Macchina EEG: è spesso dotata di collegamenti rapidi per un uso veloce. È ampiamente utilizzata per la programmazione delle onde cerebrali; può anche essere usata per verificare che un determinato alter ego sia fuori uso quando viene chiamato. Può essere utilizzata per verificare lo stato di trance profonda prima di iniziare la programmazione profonda. Ai trainer viene insegnato a leggere questi dati.

Tavolo di addestramento: un grande tavolo, spesso in acciaio, rivestito di plastica o di un materiale facile da pulire. Sui lati, a intervalli regolari, sono presenti dei fermi per le braccia, le gambe e il collo che impediscono i movimenti.

Sedia da addestratore: sedia di grandi dimensioni con braccioli. I dispositivi di ritenuta, come quelli descritti sopra, saranno posizionati a intervalli regolari per limitare i movimenti quando la persona è seduta sulla sedia.

Apparecchiature d'urto: i modelli e i tipi variano molto, a seconda dell'età e dell'azienda. La maggior parte ha una serie di fili rivestiti di gomma, con elettrodi che possono essere collegati tramite velcro, gomma (punte d'acciaio premute sotto le unghie di mani e piedi) o cuscinetti di gel (aree più ampie del corpo come il petto, le braccia, le gambe). Alcuni elettrodi sono minuscoli e possono essere attaccati vicino agli occhi o posizionati nei genitali. Questi elettrodi sono collegati alla "scatola degli shock", che ha controlli per determinare la quantità di elettricità e la frequenza, se si desiderano shock distanziati.

Farmaci: un gran numero di oppiacei, barbiturici, ipnotici, sedativi, anestetici. Sono conservati anche farmaci per la rianimazione e antidoti, chiaramente etichettati e indicizzati. Molti farmaci, soprattutto quelli sperimentali, sono conosciuti solo con nomi in codice, come "alphin 1".

Attrezzatura per la rianimazione cardiopolmonare: nel caso in cui la persona abbia una reazione avversa ai farmaci o alla programmazione. Occasionalmente, un alter bambino può uscire inavvertitamente durante una sequenza di programmazione e subire un'overdose di farmaci destinati agli alter adulti. Gli addestratori devono somministrare l'antidoto e rianimare il bambino come se fosse un bambino vero. Sono ben consapevoli di questo e puniscono severamente i bambini alter per insegnare loro a uscire solo quando vengono chiamati.

Cuffie per la realtà virtuale: la chiave di volta degli ultimi anni. Molte sequenze di programmazione utilizzano immagini olografiche e dispositivi di realtà virtuale, compresi i programmi di assassinio, in cui la persona "uccide" realisticamente un altro essere umano. Questi dischi virtuali sono molto più avanzati di quelli delle sale giochi.

Attrezzature per il bodybuilding: utilizzate nell'addestramento militare per migliorare la forma fisica e la massa magra.

Strumenti in acciaio: utilizzati per penetrare negli orifizi e provocare dolore.

Macchina per lo stretching: usata come punizione, "stira" la persona senza rompere le ossa. Estremamente dolorosa.

Griglie e proiettori: servono per proiettare le griglie sulla parete o sul soffitto.

Proiettore cinematografico: per la proiezione di film, anche se i nuovi dischi VR li stanno sostituendo. Computer: raccolta e analisi dei dati; mantenimento di una griglia informatica sul sistema della persona. Gli attuali codici di accesso per i computer militari saranno utilizzati per scaricare nei computer governativi.

Registri dell'addestratore: contengono copie indicizzate dei sistemi del soggetto, compresi i cambi di chiave, i codici di comando, ecc.

Oggetti di conforto: utilizzati per confortare il soggetto in seguito. Può trattarsi di un giocattolo o di un dolce per i bambini alterati, o di un olio per il massaggio. Si possono offrire asciugamani caldi o bevande, in quanto il formatore si lega alla persona con cui ha lavorato e la conforta. Questa è probabilmente la parte più importante del processo di addestramento: l'addestratore spiega con calma e dolcezza alla persona che ha fatto bene e che è orgoglioso di lei.

PRIMO CAPITOLO

Una panoramica di Illuminati

Per comprendere la programmazione della setta degli Illuminati, è necessario prima capire un po' la struttura e la filosofia dell'organizzazione. Gli Illuminati sono un gruppo di persone che seguono una filosofia nota come "illuminismo" o "illuminazione".

Il nome degli Illuminati risale a diverse centinaia di anni fa, ma le loro radici e la loro storia possono essere fatte risalire alle antiche religioni misteriche dell'Egitto, dell'antica Babilonia e persino della Mesopotamia. Da queste antiche religioni, praticate segretamente per centinaia e centinaia di anni, sono emersi gruppi esoterici che hanno continuato a praticare i riti, le tradizioni e l'inculturazione portati dai gruppi originari.

Nel corso dei secoli, questi gruppi hanno praticato apertamente in alcuni Paesi e segretamente nei Paesi in cui il cristianesimo o altre religioni si opponevano alle loro pratiche. Tra i gruppi emersi da queste antiche radici vi erano l'Ordine dei Cavalieri Templari, i Rosacroce, il Battesimo e i culti druidi. Questi gruppi furono i precursori, o le radici, dell'Illuminismo moderno. I primi leader illuministi scelsero di prendere quelle che ritenevano essere le migliori pratiche di ciascuna religione di base, di combinarle in principi e di organizzarle secondo linee guida specifiche.

L'Illuminismo moderno è una filosofia finanziata dai ricchi, ma praticata in tutti gli strati sociali. È una filosofia i cui principi si sono diffusi in tutto il mondo. È iniziata con il ramo tedesco dei Rosacroce, si è diffusa in Inghilterra e poi è arrivata negli Stati Uniti con i primi coloni.

Gli Illuminati hanno tre rami principali: il ramo germanico, che supervisiona gli altri, il ramo britannico, che si occupa di finanza, e il ramo russo-francese. Questi tre rami sono rappresentati negli Stati Uniti e in Canada, oltre che in altri Paesi del mondo.

Come gli Illuminati si stanno organizzando su Stati Uniti

Gli Illuminati hanno gruppi in ogni grande città degli Stati Uniti. Originariamente sono entrati negli Stati Uniti attraverso Pittsburgh, in Pennsylvania, e da lì si sono diffusi in tutto il Paese. Diciotto città statunitensi sono considerate i principali "centri di potere" per il potere e/o l'influenza degli Illuminati. Si tratta di Washington DC e delle aree circostanti; Albany, New York; Pittsburgh, Pennsylvania. Il "Triangolo d'oro" dell'area di Winston Salem; Raleigh, NC; Minneapolis, Minn; Ann Arbor, Mich; Wichita, Kan; Phoenix, Az; Portland, Or; Flagstaff, Az; Seattle, Wash; Houston, TX; Los Angeles, CA e aree circostanti; Atlanta, Ga; New Orleans, La; Springfield, Miss. Anche altre città sono importanti per gli Illuminati, ma queste città forniscono loro denaro, conducono ricerche e spesso ospitano i consigli regionali.

Gerarchia degli Illuminati

Gli Illuminati hanno organizzato la loro società in livelli estremamente gerarchici o stratificati. Infatti, i livelli superiori sono noti come :

Livello gerarchico: gli Illuminati hanno diviso gli Stati Uniti in sette regioni geografiche. Ogni regione ha un proprio consiglio regionale di 13 membri, con un consiglio consultivo di tre anziani per ogni regione. Queste regioni interagiscono in materia di finanze, personale, istruzione, ecc. Al di sotto di ogni consiglio regionale c'è un consiglio locale. Si tratta di un consiglio di 13 membri, il cui capo siede nel consiglio regionale e gli fornisce informazioni sui gruppi locali che guida. Il Consiglio locale ha anche un comitato consultivo di 3 membri.

Un consiglio locale in una grande area metropolitana potrebbe avere il seguente aspetto:

➢ Capo del consiglio locale (riferisce al consiglio regionale)

➢ Due intermediari (che riferiscono a lui/lei su tutte le attività sotto la responsabilità del partner principale)

➢ Quattro direttori (supervisionano le finanze, amministrano, organizzano le attività del gruppo)

➢ Sei formatori senior (supervisione dei formatori nei gruppi locali, formazione di altri formatori)

Sotto il suddetto Consiglio di amministrazione ci sono sei persone designate come informatori o intermediari, che partecipano alle riunioni dei gruppi locali, interagiscono con i leader dei gruppi locali e riferiscono al Consiglio di amministrazione.

Livello anarchico: i livelli inferiori al consiglio sono chiamati livelli anarchici. Al di sotto del livello intermedio si trova il livello dei gruppi locali. È composto da "gruppi fratelli" locali (il cui numero varia a seconda delle dimensioni della città o delle città della regione). Una grande area metropolitana può avere da dieci a ventisette gruppi.

Ogni gruppo partner sarà guidato da : Un Sommo Sacerdote e una Sacerdotessa: questo ruolo ruota ogni tre anni per consentire a persone diverse all'interno del gruppo di assumere ruoli di leadership. Ogni gruppo avrà anche diversi membri con ruoli/lavori specifici all'interno del gruppo. Questi ruoli saranno discussi nel Capitolo 2.

Una cosa che vorrei sottolineare è che gli Illuminati di oggi sono generazionali. I loro membri sono nati nel gruppo, che è altamente organizzato, come descritto sopra. L'organizzazione sopra descritta è rappresentativa, con piccole variazioni, della maggior parte delle grandi aree metropolitane degli Stati Uniti. I centri abitati più piccoli saranno organizzati in modo simile, ma saranno raggruppati con diverse città della regione per creare il consiglio direttivo locale.

Come gli Illuminati fanno soldi

Gli Illuminati sono coinvolti in molti settori per fare soldi, poiché hanno bisogno di finanziamenti continui per sopravvivere. Sono coinvolti in molte attività illegali e legali.

> ➢ **Traffico di droga:** anni fa gli Illuminati si sono alleati con la mafia e i colombiani per aiutarsi a vicenda a portare la droga negli Stati Uniti. Forniscono anche corrieri per far uscire droga e denaro dagli Stati Uniti. Gli Illuminati sono di solito ricchi uomini d'affari che hanno quattro strati di persone sotto di loro. Il quarto strato è in contatto con persone dell'industria della droga. Non si presentano mai come illuministi, ma solo come persone interessate agli investimenti, con un profitto garantito, e sono molto discreti. In cambio, i gruppi locali forniscono persone disposte ad agire come corrieri di denaro o di droga, o persone disposte ad aiutare a coprire le operazioni locali.

➤ **Pornografia:** in molte città, gli Illuminati sono legati alla pornografia, alla prostituzione, alla prostituzione minorile e alla vendita di schiavi bianchi. Anche in questo caso, sono presenti diversi strati, come un cuscinetto, tra la vera "leadership" e coloro che partecipano o finanziano le attività e finiscono per essere pagati per esse.

➤ **Bambini: sono** spesso forniti da gruppi di culto locali e istruiti a diventare prostitute bambine (e in seguito adulte); sono fotografati e filmati in tutti i tipi di pornografia disponibili, compresi snuff film e film violenti.

➤ **Traffico di armi:** gli Illuminati e altri gruppi sono coinvolti anche nella vendita e nella spedizione internazionale di armi. Gli Illuminati dispongono di corrieri ben addestrati che attraversano le frontiere internazionali e nazionali. Questi corrieri sono molto discreti e non rivelano le loro fonti, pena il suicidio o l'assassinio. Queste persone sono responsabili nei confronti di altre persone al di sopra di loro, con altri due "strati cuscinetto" di persone al di sopra di loro, prima che venga trovata la persona degli Illuminati con il denaro che sta contribuendo a finanziare tutto questo.

➤ **Acquistare i codici di accesso ai computer militari:** gli Illuminati addestrano persone di ogni estrazione sociale a incontrarsi vicino o nelle basi militari. **La** persona tipica utilizzata potrebbe essere una moglie militare dall'aspetto innocente, un uomo d'affari locale o persino uno studente. Un contatto all'interno della base, anch'esso un illuminista dissociato, passa le informazioni al contatto esterno. Occasionalmente il contatto viene pagato in denaro, informazioni o beni. I codici dei computer militari vengono cambiati in modo casuale; gli Illuminati hanno almeno 5 o 6 contatti in ogni base principale, che li avvisano quando i codici stanno per essere cambiati, pena la morte. Agli Illuminati piace avere accesso ai computer militari, in quanto ciò consente loro di accedere a file riservati in tutto il mondo.

➤ **Assunzione e vendita di assassini:** questa pratica esiste in tutto il mondo, più in Europa che negli Stati Uniti. Queste persone vengono pagate molto bene per compiere un assassinio privato o politico. Il denaro viene pagato o all'assassino o all'addestratore; di solito i due si dividono il compenso. All'assassino viene data protezione in un altro

Paese per un periodo di tempo fino a quando le tracce non saranno chiarite. Se l'assassinio avviene in Europa, può essere inviato in Estremo Oriente o negli Stati Uniti, e viceversa se l'assassinio avviene negli Stati Uniti. Gli Illuminati dispongono di un'ampia gamma di luoghi e di false identità per nascondere queste persone, a meno che per qualche motivo non vogliano sbarazzarsi contemporaneamente dell'assassino. In questo caso, l'assassino viene catturato e immediatamente giustiziato.

➢ **Mercenari/addestratori militari:** indovinate chi viene pagato per venire ad addestrare gruppi paramilitari? Chi ha campi di addestramento in ogni stato del Montana, Nevada e North Dakota? Chi offre occasionalmente la propria esperienza in cambio di una grossa ricompensa finanziaria? Non si pubblicizzano mai come Illuminati, a meno che il gruppo non sia notoriamente solidale con la loro causa. Si tratta piuttosto di addestratori militari, freddi e brutali, che si offrono di insegnare a questi gruppi in cambio di denaro o, meglio ancora, di una promessa di affiliazione al loro gruppo (fedeltà in cambio di conoscenza). Sempre più gruppi paramilitari sono stati integrati negli Illuminati in questo modo, senza che questi sappiano realmente chi e cosa sia il gruppo. Ciò consente agli Illuminati di monitorare questi gruppi (i loro addestratori fanno rapporto su di loro e sulle loro attività) e può essere utile avere gruppi militari addestrati da poter chiamare un giorno.

➢ **Banche:** i primi illuministi erano banchieri e si sono avvalsi di finanzieri altamente qualificati per organizzare il loro denaro e incanalare i suddetti fondi illeciti verso gruppi/organizzazioni di facciata più "rispettabili". Creano anche enti di beneficenza, organizzazioni comunitarie, ecc. che fungono da copertura e ricevono denaro da un gran numero di persone. Gli Illuminati sono particolarmente orgogliosi delle loro abilità in materia di denaro e di manipolazione, nonché della loro capacità di nascondere sapientemente le loro tracce cartacee, strato dopo strato.

Tutti i percorsi bancari portano infine al Belgio, il centro finanziario degli Illuminati nel mondo. Queste sono alcune delle principali iniziative per fare soldi in cui sono coinvolti gli Illuminati. Dispongono di notevoli risorse finanziarie per sostenere le loro imprese, il che significa che possono assumere i migliori avvocati, contabili, ecc. per aiutarli a coprire le loro tracce.

CAPITOLO II

Lavori negli Illuminati (o perché passano tutto il tempo a formare le persone)

Per comprendere la programmazione generazionale, bisogna capire PERCHE' la setta si impegna così tanto per introdurre la programmazione nelle persone. L'addestramento richiede tempo e fatica, e nessuno - specialmente un membro della setta - spenderà una tale quantità di energia se non c'è un ritorno sull'investimento. Questa è solo una panoramica di alcuni dei lavori più comuni nella setta. Non è un elenco esaustivo o completo.

La setta ha una gerarchia di posizioni molto organizzata. Come ogni grande organizzazione, ha bisogno di persone ben addestrate per le loro mansioni - così ben addestrate che possono svolgere il loro lavoro senza nemmeno pensarci - per funzionare senza problemi. Per mantenere la segretezza, questo gruppo ha anche bisogno di persone che si impegnino totalmente a non rivelare il loro ruolo nel culto, anche sotto minaccia di morte o di punizione. Il culto vuole membri che siano totalmente fedeli al gruppo e ai suoi principi e che non mettano mai in discussione gli ordini che vengono loro impartiti. Queste qualità dei membri del gruppo garantiscono la continuità della setta e assicurano che i suoi segreti non vengano mai rivelati al mondo esterno.

Ecco un esempio di alcuni lavori di culto (non in ordine di priorità)

➢ **Informatori:** queste persone sono addestrate a osservare dettagli e conversazioni con una memoria fotografica. Sono addestrati a riferire al leader o alla gerarchia del culto locale, o al loro addestratore, e scaricheranno grandi quantità di informazioni sotto trance ipnotica. In questo modo possono spesso recuperare informazioni dettagliate su conversazioni o persino documenti. Vengono spesso utilizzati come "piante" per raccogliere informazioni negli ambienti governativi e nelle riunioni di culto.

> **Allevatori:** queste persone sono spesso scelte fin dall'infanzia per avere e crescere figli. Possono essere scelti in base al loro lignaggio, o dati in matrimoni combinati o alleanze di culto, al fine di "allevare" i bambini. Spesso un genitore vende i servizi di un figlio come allevatore al capo del culto locale in cambio di favori o status. Raramente questi bambini vengono usati come sacrifici; di solito vengono dati ad altri membri del culto per essere adottati o cresciuti, ma all'allevatrice viene detto che ogni bambino nato da lei è stato "sacrificato" per impedirle di cercare il bambino. A volte, nei culti anarchici, un capo locale o un parente ha un figlio come risultato di una relazione incestuosa. Questo bambino viene dato via o ucciso, ma alla madre viene detto che il bambino è stato dato a un ramo lontano e deve essere abbandonato.

> **Prostitute:** Le prostitute possono essere uomini o donne di qualsiasi età. Vengono addestrati fin da piccoli a fornire favori sessuali a uno o più adulti in cambio di un pagamento ai genitori del bambino o al gruppo di culto locale. A volte la prostituta può essere affidata temporaneamente a un membro della setta come "ricompensa" per un lavoro ben fatto. La prostituzione infantile è un'attività importante per la setta e l'addestramento di bambini molto piccoli per questo ruolo è preso molto seriamente. Le prostitute bambine vengono utilizzate anche per ricattare figure politiche o leader esterni alla setta.

> **Pornografia infantile:** il bambino utilizzato nella pornografia (che può includere la bestialità) può essere di qualsiasi età o sesso. La pedopornografia è anche una delle principali attività commerciali dei culti e comprende i film snuff. I bambini vengono addestrati a questo ruolo fin dalla scuola materna, spesso con l'aiuto o l'approvazione dei genitori. I genitori vengono pagati o ricevono favori dalla setta in cambio della vendita del figlio o del permesso di addestrarlo in questo settore.

> Personale **dei media:** se sono molto brillanti e verbali. Verranno inviati a una scuola di giornalismo e, dopo la laurea, lavoreranno per i media locali o regionali. Queste persone hanno molti contatti all'interno dell'organizzazione e nel mondo esterno. Scrivono libri e articoli favorevoli al punto di vista degli Illuminati senza mai rivelare la loro vera affiliazione. Nei loro articoli tendono a fare ricerche parziali, favorendo solo un punto di vista, ad esempio negando l'esistenza della DID o degli abusi rituali. Per esempio, intervistano solo psichiatri/psicologi che

favoriscono questo punto di vista e distorcono i dati per presentare un'immagine convincente al grande pubblico. Se necessario, mentono apertamente o inventano dati per sostenere la loro opinione. Alcuni membri del gruppo sono stati deliberatamente addestrati per cercare di aiutare a formare l'opinione pubblica sul fatto che i culti non esistono (vale a dire che nessuna persona razionale crederebbe a questa "isteria di massa"). Gli illuministi credono che controllare i media significhi controllare il pensiero delle masse. Per questo motivo prendono molto sul serio la formazione del personale dei media. Gli addetti alle pulizie puliscono meticolosamente dopo i rituali. Camminano intorno al sito dopo la cerimonia, rastrellano l'area, ecc. Questo lavoro viene insegnato loro fin dall'età prescolare.

➢ **Preparatori: allestiscono** i tavoli, le tovaglie, le candele e altri oggetti in modo rapido ed efficiente. Questo lavoro si impara fin dall'infanzia.

➢ **Lettori:** leggono dal Libro dei Lumi o dagli archivi dei gruppi locali; conservano anche copie della letteratura sacra in una cassaforte e sono addestrati alle lingue antiche. I lettori sono apprezzati per la loro voce chiara e per la loro capacità di drammatizzare e rendere vivi i passaggi importanti.

➢ **Tagliatori:** vengono istruiti a sezionare i sacrifici animali o umani (sono chiamati anche "affettatori e tagliatori" della setta). Sono in grado di uccidere rapidamente, senza emozioni e in modo efficiente. Vengono addestrati fin dalla più tenera età.

➢ **Cantori:** cantano, ondeggiano o guidano cori di canti sacri nelle principali occasioni sacre.

➢ **Sommo sacerdote/sacerdotessa:** la persona che ricopre questa carica cambia ogni due anni nella maggior parte dei gruppi, anche se può ricoprire questa posizione più a lungo nei gruppi più piccoli e rurali. Queste persone amministrano e gestiscono il gruppo locale della setta, coordinano i compiti all'interno della setta, danno incarichi e trasmettono le date delle riunioni stabilite dalla gerarchia locale o dal consiglio direttivo. Attivano anche l'albero telefonico del gruppo locale, valutano le prestazioni dei membri del gruppo locale e dirigono tutte le attività spirituali. Riferiscono al consiglio direttivo locale o regionale del loro gruppo.

➢ **Formatori:** insegnano ai membri del gruppo locale i compiti loro assegnati e ne controllano l'esecuzione durante le riunioni del gruppo locale o dopo un compito assegnato. Queste persone riferiscono al sommo sacerdote/sacerdotessa del loro gruppo e al capo-formatore locale del Consiglio di direzione.

➢ **Punitori:** sono le persone che puniscono o disciplinano brutalmente i membri sorpresi a infrangere le regole o ad agire al di fuori o al di sopra della loro autorità. Sono universalmente disprezzati dagli altri membri del culto, anche se il sommo sacerdote o la sacerdotessa locale li elogia per un lavoro ben fatto. Solitamente forti fisicamente, useranno qualsiasi metodo ritenuto necessario per evitare che il comportamento indesiderato si ripeta. La punizione può essere pubblica o privata, a seconda della gravità del reato. Ogni gruppo locale ha diversi punitori.

➢ **Inseguitori:** queste persone rintracciano e monitorano i membri che cercano di lasciare il loro gruppo locale. Sono addestrati a usare cani, armi da fuoco, taser e tutte le tecniche di localizzazione necessarie. Sanno anche come usare Internet per monitorare le attività di una persona. Tracciano l'uso della carta di credito, gli assegni emessi e altri metodi per trovare una persona scomparsa.

➢ **Insegnanti:** Queste persone impartiscono lezioni di gruppo ai bambini per insegnare loro la filosofia, le lingue e le aree specialistiche della setta.

➢ **Assistenza ai bambini:** Queste persone si occupano dei bambini molto piccoli quando gli adulti sono alla riunione del gruppo locale. In generale, l'assistenza è riservata ai bambini più piccoli. Dopo i due anni, i bambini partecipano regolarmente a un'attività di gruppo guidata dagli istruttori dei bambini più piccoli. Gli assistenti all'infanzia sono generalmente calmi e freddamente efficienti.

➢ **Contrabbandieri:** questi membri contrabbandano armi, denaro, droghe o oggetti illegali da uno Stato o da un Paese all'altro. Di solito sono giovani e single che non devono rendere conto al mondo esterno. Sono addestrati a usare le armi da fuoco per uscire da situazioni difficili. Devono essere affidabili e in grado di superare tutti gli ostacoli previsti.

➤ **Comandanti:** Supervisionano l'addestramento militare nei gruppi locali e contribuiscono al buon svolgimento delle esercitazioni. Delegano i compiti ai loro subordinati e rispondono al consiglio direttivo locale. Il consiglio ha almeno un membro che rappresenta il ramo militare degli Illuminati. Inoltre, sotto i comandanti ci sono molte posizioni legate all'esercito.

➤ **Specialisti del comportamento:** questi individui spesso supervisionano la formazione in gruppi locali e regionali. Questi studenti del comportamento umano sono intensamente coinvolti nella raccolta di dati e nella sperimentazione umana in nome dell'approfondimento della conoscenza del comportamento umano in ambito scientifico. Si tratta quasi sempre di persone fredde, metodiche e impersonali che utilizzano qualsiasi metodo per studiare il trauma e i suoi effetti sulla personalità umana. Il loro interesse principale è quello di attuare la programmazione e il controllo del culto nel modo più efficace e duraturo possibile.

Ci sono molti altri lavori all'interno della setta. La setta spende molto del suo tempo per far sì che le persone svolgano questi lavori per essa GRATUITAMENTE, in modo da PROGRAMMARE le persone affinché credano di fare un favore alla loro "famiglia" e al mondo. La realtà, ovviamente, è che la persona viene abusata e sfruttata dalla setta.

CAPITOLO III

Seconda teoria del complotto, ovvero il piano degli Illuminati per il dominio del mondo (noto come "Novus Ordem Seclorum")

Prima di parlare delle tecniche di programmazione vere e proprie, è importante capire la filosofia che sta alla base della programmazione degli illuministi. Tutti i gruppi hanno degli obiettivi e gli Illuministi non fanno eccezione. Il denaro non è il loro obiettivo finale, ma un mezzo per raggiungere un fine. Questo fine, o obiettivo, non è altro che il dominio del mondo. Gli Illuminati hanno un piano fisso, simile ai piani "quinquennali" e "decennali" dell'Unione Sovietica. Questo è ciò che gli Illuminati stessi credono e insegnano ai loro seguaci come verità del Vangelo.

Se ci riusciranno o meno è un'altra questione. Questo è il programma degli Illuminati a tutti i livelli. Come per ogni obiettivo, gli Illuminati hanno delle fasi specifiche che intendono attuare per raggiungere i loro scopi. In breve, ogni regione degli Stati Uniti ha dei "centri nevralgici" o basi di potere per le attività regionali. Gli Stati Uniti sono stati suddivisi in sette grandi regioni geografiche. Ogni regione comprende complessi e basi militari nascosti in aree remote e isolate o in grandi proprietà private.

Queste basi vengono utilizzate a intermittenza per insegnare e addestrare generazioni di Illuminati in tecniche militari, combattimento disarmato, controllo della folla, maneggio delle armi e tutti gli aspetti della guerra militare. Perché? Perché gli Illuminati credono che il nostro governo, così come lo conosciamo, e i governi della maggior parte delle nazioni del mondo, siano destinati a crollare. Si tratterà di crolli pianificati, che avverranno nel modo seguente:

Gli Illuminati hanno innanzitutto pianificato un crollo finanziario che farà sembrare la Grande Depressione una passeggiata. Ciò avverrà attraverso le manovre delle principali banche e istituzioni finanziarie del mondo, la manipolazione delle azioni e le variazioni dei tassi di interesse. La maggior parte delle persone sarà indebitata con il governo federale attraverso debiti bancari, carte di credito, ecc. I governi richiameranno immediatamente tutti i debiti, ma la maggior parte delle persone non sarà in grado di pagare e sarà rovinata. Questo causerà un panico finanziario diffuso che si verificherà simultaneamente in tutto il mondo, poiché gli illuministi credono fortemente nel controllo delle persone attraverso le finanze.

Poi ci sarà una presa di potere militare, regione per regione, quando il governo dichiarerà lo stato di emergenza e la legge marziale. La gente sarà in preda al panico, ci sarà uno stato di anarchia nella maggior parte delle località e il governo giustificherà la sua azione come necessaria per controllare i cittadini in preda al panico. I capi militari addestrati dal culto e le persone sotto la loro guida useranno armi e tecniche di controllo della folla per attuare questo nuovo stato di cose. Questo è il motivo per cui molti sopravvissuti di età inferiore ai 36 anni affermano di essere stati sottoposti a un programma militare. Le persone che non sono illuministe o simpatizzanti della loro causa opporranno resistenza. Gli Illuministi se lo aspettano e saranno (e sono) addestrati ad affrontarlo. Addestrano i loro membri al combattimento corpo a corpo, al controllo della folla e, se necessario, uccidono per controllare le folle. Gli Illuminati addestrano i loro membri ad essere preparati ad ogni possibile reazione alla presa di potere. Molte vittime del controllo mentale saranno inoltre chiamate a lavorare con codici di comando preimpostati. Questi codici hanno lo scopo di evocare un nuovo sistema di presentazione, interamente fedele al culto. I codici di distruzione programmati dal trauma saranno usati per distruggere o seppellire gli alter ego non fedeli al culto.

In ogni località verranno create basi militari (in realtà esistono già, ma sono segrete). Nei prossimi anni saranno costruite e rivelate. Ogni località avrà basi regionali e capi a cui dovranno rendere conto. La gerarchia rispecchierà fedelmente l'attuale gerarchia segreta.

Circa cinque anni fa, quando ho lasciato gli Illuminati, circa l'1% della popolazione statunitense faceva parte degli Illuminati, li sosteneva o era vittima del controllo mentale (e quindi era considerata utilizzabile).

Può sembrare poco, ma immaginate l'1% della popolazione altamente addestrato all'uso delle armi, al controllo delle folle, alle tecniche psicologiche e comportamentali, armato di armi e legato a gruppi paramilitari.

Anche queste persone saranno completamente impegnate nella loro causa. Gli Illuminati credono fermamente di poter sconfiggere facilmente il restante 99% della popolazione, la maggior parte della quale non è addestra o è scarsamente addestrata come "cacciatori del fine settimana". Anche l'esercito locale sarà sconfitto, poiché gli Illuminati disporranno di cellule regionali con leader altamente addestrati. Contano anche sull'effetto sorpresa per prendere il potere. Molti dei principali leader dell'ala della milizia degli Illuminati sono o sono stati ufficiali dell'esercito e quindi hanno già una buona conoscenza delle tecniche più efficaci per superare le difese di una regione o di una località.

Dopo la presa di potere militare, la popolazione avrà la possibilità di abbracciare la causa degli Illuminati o di rifiutarla (con l'imprigionamento, la sofferenza e persino la morte come possibili punizioni). Queste persone credono fermamente che gli intelligenti, gli "illuminati" o gli Illuminati siano nati per governare. Sono arroganti e vedono la popolazione in generale come "stupide pecore" che si lasciano facilmente guidare se gli si offre una leadership forte, un sostegno finanziario in un'economia mondiale instabile e conseguenze disastrose se la persona si ribella. La loro spietatezza e la capacità di attuare il loro programma non devono essere minimizzate.

I leader bancari degli Illuminati, come i Rothschild, i Vanderbilt, i Rockefeller, i Carnegie e i Mellon, ad esempio, si faranno avanti e proporranno di "salvare" l'economia mondiale in difficoltà. Verrà istituito un nuovo sistema di scambio monetario, basato su un sistema monetario internazionale con sede tra Il Cairo, in Egitto, e Bruxelles, in Belgio. Una vera e propria "economia unica mondiale", che creerà il tanto atteso "ordine unico mondiale", diventerà realtà.

L'agenda degli Illuminati non finisce qui, ma questo è il nucleo centrale. Questo programma è ciò in cui gli Illuminati credono veramente, realmente, insegnano e si addestrano. Sono disposti a sacrificare le loro vite per questa causa, al fine di insegnare alla prossima generazione, perché credono che i loro figli siano la loro eredità. Mi è stato detto che la generazione dei miei figli avrebbe assistito a questa presa di potere nel 21° secolo. In questo momento, gli Illuminati hanno portato avanti in silenzio e in segreto il loro piano di conquista attraverso i loro obiettivi di infiltrazione:

1. I media

2. Il sistema bancario

3. Il sistema educativo

4. Governo, sia locale che federale

5. Il mondo scientifico

6. Le chiese

Stanno lavorando ora, e da diverse centinaia di anni, per impadronirsi di queste sei aree. NON si presentano a un'istituzione dicendo: "Salve, sono un Illuminista locale e vorrei rilevare la vostra banca"). Invece, iniziano facendo in modo che diverse persone investano tranquillamente dei fondi per diversi anni, acquistando gradualmente sempre più azioni della banca (o di un'altra istituzione che desiderano controllare), fino a quando non hanno il controllo finanziario. Non rivelano mai apertamente il loro programma o le loro attività di culto, perché spesso sono affetti da amnesia. Sono leader d'azienda molto rispettati e dall'aspetto "cristiano" all'interno della comunità. L'immagine nella comunità è molto importante per un Illuminista; faranno di tutto per mantenere una facciata normale e rispettata, e disperano di essere smascherati. In un consiglio di amministrazione di una grande città metropolitana, di cui ero membro, sedevano: un capo dell'amministrazione locale delle piccole imprese; un amministratore delegato di un appaltatore governativo della difesa; un preside di una scuola cristiana; un vicesindaco della città; un giornalista; un'infermiera; un medico; uno psicologo comportamentale; un colonnello dell'esercito e un comandante della marina. Tutti, tranne uno, frequentavano la chiesa settimanalmente; tutti erano molto rispettati nella comunità.

Nessuno di loro è apparso "malvagio" o "cattivo".

Se li incontraste di persona, probabilmente vi piacerebbe immediatamente una di queste persone intelligenti, comunicative, amichevoli, persino carismatiche. Questa è la loro più grande copertura, perché spesso ci aspettiamo che il grande male "appaia" come tale, come viene raffigurato nei media, causando cambiamenti nel volto e nel comportamento delle persone, o segnandole come il biblico Caino. Nessuno degli illuministi che ho conosciuto era malvagio o appariva malvagio nella vita di tutti i giorni, anche se alcuni erano disfunzionali, come gli alcolisti. La dissociazione che anima gli illuministi è la loro migliore copertura per non essere individuati in questo momento. Molte, se non la maggior parte, di queste persone sono completamente inconsapevoli del grande male in cui sono coinvolte durante la notte.

Esistono altri gruppi che non fanno parte degli Illuminati, ma che gli Illuminati conoscono. Gli Illuminati non sono l'unico gruppo a seguire pratiche esoteriche o a venerare antiche divinità o demoni. Incoraggiano la divisione tra gruppi diversi (divide et impera è uno dei loro principi guida) e non si preoccupano degli altri gruppi. Al contrario, spesso li accolgono sotto il loro ombrello, se possibile. Questo è accaduto sempre più spesso negli ultimi anni, poiché gli Illuminati insegnano i loro principi di addestramento, che sono considerati i migliori dalla maggior parte dei gruppi segreti, in cambio di fedeltà agli Illuminati. Gli Illuminati inviano i loro istruttori a questi gruppi e questi istruttori fanno rapporto al consiglio regionale locale.

Nell'arena politica, gli illuministi finanzieranno entrambi gli schieramenti, perché la loro massima è che "dal caos nasce l'ordine", o la disciplina dell'anarchia. Ecco perché hanno inviato armi e finanziato entrambe le parti delle due grandi guerre mondiali di questo secolo. Credono che la storia sia un gioco, come gli scacchi, e che solo attraverso la strategia, il combattimento, il conflitto e le prove possa emergere il più forte. Non sono più d'accordo con questa filosofia, ma un tempo lo ero, con tutto il cuore. Speriamo che, man mano che queste persone e il loro programma vengono svelati, l'uomo della strada si ribelli a questa regola che si vuole imporre all'umanità ignara.

CAPITOLO IV

Come gli Illuminati programmano le persone: una panoramica di alcuni tipi di programmazione di base

Nei primi capitoli ho definito l'Illuminismo, la sua portata e alcune delle filosofie, delle iniziative e dei programmi per fare soldi che aiutano a spiegare perché programmano le persone. Ritengo che sia importante comprendere questi aspetti come premessa ai capitoli successivi. Perché? Le tecniche di programmazione che descriverò richiedono un'incredibile quantità di sforzi, tempo, dedizione e pianificazione da parte della setta per essere applicate all'individuo. Solo un gruppo di persone altamente motivate potrebbe dedicare il proprio tempo a questo compito. Questi capitoli sono molto difficili da scrivere per me, come individuo, poiché il mio ruolo nella setta era quello di programmatore. Quindi le tecniche che state per leggere erano spesso quelle che usavo per programmare le persone con cui lavoravo. Il motivo per cui sto scrivendo questo libro è che credo che i terapeuti che lavorano con i DID, così come i sopravvissuti, meritino di sapere COSA viene fatto alle persone, COME viene fatto e di ricevere alcune idee su come annullare la programmazione che la setta sta inserendo nelle persone.

Innanzitutto, vorrei affrontare la questione della programmazione involontaria rispetto a quella intenzionale. Si tratta del cosiddetto ambiente in cui il bambino viene cresciuto. La programmazione di un bambino generazionale degli Illuminati spesso inizia prima della nascita (per saperne di più in seguito), ma una volta nato, l'ambiente stesso in cui il bambino viene cresciuto diventa una forma di programmazione. Spesso il bambino viene cresciuto in un ambiente familiare che combina l'abbandono diurno con figure genitoriali disfunzionali. Il bambino impara rapidamente che le attività notturne e di culto sono le più importanti. Può essere privato di attenzioni, o addirittura maltrattato, durante il giorno, e viene trattato come speciale o "visto" solo dai genitori all'interno della setta. Questo può portare ad alter ego molto giovani intorno al nucleo o a spaccature nel nucleo, che si sentono "invisibili", abbandonati, rifiutati, indegni di amore o di attenzione, o che pensano di non esistere nemmeno se non stanno svolgendo un lavoro per la loro "famiglia".

Un altro ambiente e processo di condizionamento che il bambino deve affrontare è il fatto che gli adulti che lo circondano sono INCONSISTENTI, poiché gli adulti in una famiglia di culto generazionale sono quasi sempre anche multipli o DID. Per il bambino questo significa che i genitori si comportano in un modo a casa, in un modo completamente diverso alle riunioni di culto e in un modo ancora diverso nella società normale.

Essendo queste le prime esperienze del bambino con gli adulti e i loro comportamenti, non ha altra scelta che accettare la realtà che gli esseri umani agiscono in modo sorprendentemente diverso in contesti diversi. Anche se involontario, questo comportamento prepara il bambino alla successiva dissociazione attraverso la mimica con gli adulti che lo circondano.

Programmazione intenzionale

La programmazione intenzionale di un bambino da parte degli Illuminati inizia spesso prima della nascita. Lo sdoppiamento prenatale è ben noto nel culto, poiché il feto è in grado di sdoppiarsi nel grembo materno in seguito a un trauma. Questa operazione avviene solitamente tra il settimo e il nono mese di gravidanza. Le tecniche utilizzate prevedono il posizionamento di cuffie sull'addome della madre e la riproduzione di musica ad alto volume e discordante (come la musica classica moderna o persino le opere di Wagner). È stata utilizzata anche musica rock pesante e ad alto volume. Altri metodi includono l'ingestione da parte della madre di quantità di sostanze amare, per rendere amaro il liquido amniotico, o l'urlare contro il feto all'interno dell'utero. Si può anche colpire l'addome della madre. Possono essere applicate leggere scosse all'addome, soprattutto quando il termine è vicino, e possono essere usate per indurre un travaglio prematuro o per assicurarsi che il bambino nasca durante una celebrazione cerimoniale. Possono essere somministrati anche alcuni farmaci che inducono il travaglio se si desidera una certa data di nascita.

Una volta nato il bambino, i test iniziano molto presto, di solito nelle prime settimane di vita. Gli addestratori, a cui è stato insegnato a cercare determinate qualità nel neonato, lo pongono su un tavolo, su un panno di velluto, e controllano i suoi riflessi a diversi stimoli. Vengono testati la forza del neonato, la sua reazione al caldo, al freddo e al dolore. Ogni bambino reagisce in modo diverso e gli addestratori cercano la dissociazione, i riflessi veloci e i tempi di reazione. Attraverso questi test incoraggiano anche la dissociazione precoce del bambino.

Il neonato viene anche abusato, al fine di creare frammenti. I metodi di abuso possono includere: sonde rettali, stupro anale digitale, scosse elettriche a basso livello alle dita delle mani e dei piedi e ai genitali, taglio dei genitali come parte di un rituale (nei bambini più grandi). L'obiettivo è iniziare la frammentazione prima che si sviluppi un vero stato dell'Io e abituare il bambino al dolore e alla dissociazione riflessa dal dolore (sì, anche i bambini molto piccoli si dissociano; l'ho visto molte volte; si illuminano di una luce bianca o vitrea di fronte a un trauma continuo).

I programmi di isolamento e abbandono sono talvolta attuati in modo rudimentale. Il bambino viene abbandonato o non accudito dagli adulti, intenzionalmente durante il giorno, per poi essere raccolto, calmato, pulito e curato in preparazione di un rituale o di un incontro di gruppo. Questo ha lo scopo di aiutare il bambino ad associare gli incontri notturni all'"amore" e alle cure, e di favorire il processo di attaccamento al culto o alla "famiglia". Il bambino imparerà ad associare le attenzioni materne alla partecipazione ai rituali e alla fine assocerà le riunioni del culto a un senso di sicurezza.

Quando il bambino cresce, tra i 15 e i 18 mesi, viene ulteriormente frammentato dai genitori e dai membri della setta che lo maltrattano in modo più metodico. Questo avviene calmando il neonato a intermittenza, creando un legame con lui, per poi scuoterlo sulle dita; il bambino può essere lasciato cadere dall'alto su un tappeto o un materasso e schernito mentre giace spaventato e terrorizzato, piangendo. Possono essere messi in gabbia per un periodo di tempo o esposti a brevi periodi di isolamento. In questa fase può iniziare la privazione di cibo, acqua e dei bisogni primari. Tutti questi metodi hanno lo scopo di creare una dissociazione intenzionale nel neonato. A questa età il bambino può essere portato alle riunioni del gruppo, ma a parte le occasioni speciali o le dediche, non ha ancora un ruolo attivo nel culto. I bambini piccoli vengono di solito affidati a un membro della setta, o custode, che li sorveglia durante le attività del gruppo; questo ruolo di custode viene di solito ruotato tra membri di livello inferiore o adolescenti.

Tra i 20 e i 24 mesi di età, il bambino può iniziare a seguire i "passi della disciplina" che gli Illuminati usano per insegnare ai loro figli.

L'età in cui il bambino le inizia varia a seconda del gruppo, del genitore, dell'istruttore e del bambino. Queste "fasi della disciplina" dovrebbero essere chiamate "fasi del tormento e dell'abuso", perché il loro obiettivo è creare un bambino altamente dissociato, emotivamente disconnesso e completamente e inconsciamente fedele al culto. L'ordine delle fasi può anche essere leggermente modificato, a seconda dei capricci dell'istruttore o dei genitori.

Discuterò innanzitutto le prime cinque fasi della disciplina (nota: queste fasi possono variare un po' da regione a regione, ma la maggior parte segue almeno approssimativamente questo schema, anche se non nello stesso ordine).

Primo passo: non è necessario

Il bambino viene collocato in una stanza priva di stimoli sensoriali, di solito una stanza di addestramento con pareti grigie, bianche o beige. L'adulto se ne va e il bambino viene lasciato solo per periodi di tempo che possono variare da poche ore a un giorno intero, a seconda della crescita del bambino. Se il bambino implora l'adulto di restare e di non andarsene o urla, viene picchiato e gli viene detto che i periodi di isolamento aumenteranno finché non imparerà a non essere più debole. Lo scopo apparente di questa disciplina è insegnare al bambino a fare affidamento sulle proprie risorse interne e non su quelle esterne ("rinforzo"). In realtà crea nel bambino un enorme terrore di abbandono. Quando l'adulto, o l'addestratore, torna nella stanza, il bambino si culla o si rannicchia in un angolo, a volte quasi catatonico per la paura. L'addestratore di cuccioli "soccorre" il bambino, dandogli da mangiare e da bere e legandosi a lui come "soccorritore". L'addestratore di cuccioli dirà loro che la "famiglia" ha chiesto all'addestratore di salvare il bambino perché la famiglia lo "ama".

In questa fase, l'addestratore inculca gli insegnamenti della setta nel bambino indifeso, impaurito e quasi follemente grato che è stato appena "salvato" dall'isolamento. L'addestratore ripeterà ripetutamente al bambino quanto ha bisogno della famiglia che lo ha appena salvato dalla morte per fame o dall'abbandono. Il bambino molto piccolo imparerà ad associare il conforto e la sicurezza all'attaccamento all'addestratore, che può essere un genitore, e alla presenza di membri della "famiglia". Il culto è ben consapevole dei principi dello sviluppo infantile e ha sviluppato esercizi come quelli descritti sopra dopo centinaia di anni di insegnamento a bambini molto piccoli.

Fase 2: Non volete

Questa fase è molto simile alla prima e di fatto la rafforza. Si svolge in modo intermittente con la prima fase nei prossimi anni di vita del bambino. Ancora una volta, il bambino viene lasciato da solo in una stanza di addestramento o in una stanza isolata senza cibo né acqua per un lungo periodo di tempo. Un adulto entra nella stanza con una grande brocca di acqua ghiacciata o di cibo. Se il bambino chiede uno dei due, mentre l'adulto mangia o beve davanti a lui, viene punito severamente perché è debole e bisognoso. Questa fase viene rafforzata finché il bambino non impara a non chiedere cibo o acqua se prima non gli vengono offerti. La ragione apparentemente addotta dal culto per questa fase è che crea un bambino forte che può stare senza cibo e acqua per periodi sempre più lunghi. La vera ragione è che si crea un bambino completamente dissociato dai propri bisogni di cibo, acqua o altre comodità, che ha paura di chiedere aiuto agli adulti esterni. Questo crea un'iper-vigilanza nel bambino, che impara a cercare adulti esterni per sapere quando è sicuro soddisfare i propri bisogni e a non fidarsi dei segnali del proprio corpo. Il bambino sta già imparando a rivolgersi agli altri per sapere come deve pensare o sentirsi, piuttosto che affidarsi ai propri sentimenti. Il culto diventa quindi il luogo di controllo del bambino.

Terzo passo: non desiderate

Il bambino viene messo in una stanza con i suoi giocattoli o oggetti preferiti. Un adulto attento entra nella stanza e gioca con il bambino. Questo adulto può essere un amico, una zia, un genitore o un istruttore. Il bambino e l'adulto possono fare giochi di fantasia sui desideri, sui sogni o sui desideri segreti del bambino. Questo avviene ripetutamente e la fiducia del bambino viene lentamente conquistata. In seguito, il bambino viene punito severamente per qualsiasi aspetto dei suoi desideri o delle sue fantasie condivise con l'adulto, anche distruggendo i giocattoli preferiti, andando a disfare o distruggere i luoghi segreti di sicurezza che il bambino può aver creato, o addirittura distruggendo i protettori non cultuali. Questa fase si ripete, con variazioni, molte volte negli anni successivi. A volte i fratelli, i genitori o gli amici del bambino vengono usati per rivelare le fantasie interiori che il bambino ha rivelato loro durante il giorno o in momenti non controllati. La ragione apparentemente addotta dalla setta per questo passo è quella di creare un bambino che non fantastica, che guarda più all'esterno e meno all'interno. In altre parole, il bambino deve chiedere il permesso agli adulti per tutti gli aspetti della sua vita, compresi quelli interiori. Di fatto, questa fase distrugge tutti i luoghi sicuri che il bambino ha creato internamente per ritirarsi dagli orrori vissuti. Questa fase crea nel bambino la sensazione che non esista una vera sicurezza, che la setta scoprirà tutto ciò che pensa. Esercizi come questo vengono utilizzati anche per creare nel bambino dei giovani alter ego che indicheranno ai formatori della setta i luoghi segreti di sicurezza o i desideri nascosti contro la setta che gli altri alter hanno. Questo inizia a creare un'ostilità e una divisione tra i sistemi, che il culto manipolerà per tutta la vita della persona per controllarla.

Quarto stadio: la sopravvivenza del più adatto

Questa fase inizia a creare alter-aggressori nel bambino piccolo. CI SI ASPETTA CHE TUTTI I MEMBRI DELLA SETTA DIVENTINO ABUSATORI; CIÒ INIZIA NELLA PRIMA INFANZIA.

Il bambino viene portato in una stanza con un istruttore e un altro bambino della stessa età, o leggermente più piccolo, del bambino a cui viene insegnato. Il bambino viene picchiato duramente, per un lungo periodo di tempo, dall'addestratore e poi gli viene chiesto di colpire l'altro bambino nella stanza, altrimenti verrà picchiato di nuovo. Se il bambino si rifiuta, viene punito severamente, viene punito anche l'altro bambino e poi gli viene chiesto di punire l'altro bambino. Se il bambino continua a rifiutare, a piangere o a cercare di colpire l'istruttore, continuerà a essere picchiato severamente e gli verrà detto di colpire l'altro bambino, in modo da indirizzare la sua rabbia verso l'altro bambino. Questa fase viene ripetuta finché il bambino non si adegua. Questa fase inizia a circa 2 o 2,5 anni di età e serve a creare cambiamenti aggressivi nel bambino piccolo. Man mano che il bambino cresce, le punizioni diventano sempre più brutali. Ci si aspetta che i bambini diventino aggressori degli altri fin da piccoli e che si esercitino su bambini più piccoli di loro, con l'incoraggiamento e le ricompense degli adulti che li circondano. Imitano anche questi adulti, che vedono costantemente la violenza come normale. Il bambino imparerà che questo è uno sfogo accettabile per i suoi impulsi aggressivi e la rabbia generata dalla brutalità a cui è costantemente esposto.

Quinto passo: il codice del silenzio

Ci sono molti, molti schemi utilizzati per attuarlo, a partire da circa due anni di età, quando il bambino inizia a diventare più verbale. Di solito, dopo un rituale o una riunione di gruppo, al bambino viene chiesto cosa ha visto o sentito durante la riunione. Come la maggior parte dei bambini piccoli e obbedienti, essi obbediscono. Immediatamente vengono picchiati o torturati duramente e viene creato un nuovo alter ego, al quale viene chiesto di conservare i ricordi di ciò che ha visto o di rischiare di perdere la vita. La nuova parte è sempre d'accordo. Il bambino e questa nuova parte si sottopongono a una cerimonia in cui giurano di non raccontare mai nulla, e vengono creati degli alter il cui ruolo è quello di uccidere il corpo se le altre parti lo ricordano.

Il bambino viene anche sottoposto a gravi torture psicologiche per assicurarsi che non sia mai tentato di parlare, tra cui: essere sepolto vivo; essere quasi annegato; assistere a "morti a tradimento" che comportano una lenta e dolorosa tortura, come essere bruciato o scorticato vivo; essere sepolto con un cadavere parzialmente decomposto e sentirsi dire che diventerà un cadavere come lui se mai parlerà, ecc. Gli scenari si susseguono, inventati da persone con una fantasia infinitamente crudele, per garantire la segretezza del bambino. Questi metodi sono stati perfezionati in centinaia di anni di pratica del culto con i suoi bambini. Il motivo per cui si fanno queste cose è ovvio: la setta è coinvolta in attività criminali, come spiegato nei primi capitoli di questo libro, e vuole garantire il continuo silenzio dei suoi bambini. Questo è uno dei motivi per cui la setta è sopravvissuta così a lungo e, insieme al suo velo di segretezza, perché sempre più sopravvissuti hanno paura o non vogliono rivelare gli abusi subiti. Per rivelare i segreti della setta, un bambino deve affrontare alcuni dei più terribili traumi psicologici e abusi immaginabili; anche da adulto, il sopravvissuto trova difficile mettere da parte queste cose quando parla degli abusi subiti. Sia i bambini che gli adulti si sentono dire che se parlano saranno braccati e uccisi (l'addestramento degli assassini fa capire al bambino che non si tratta di una minaccia vana), che saranno torturati lentamente. Per tutta l'infanzia, il bambino è esposto a drammi e giochi di ruolo che lo rafforzano.

Suggerimenti che possono essere utili

Penso che ci sia anche la necessità di trovare idee su come annullare alcuni dei programmi menzionati sopra, perché non credo nella conoscenza fine a se stessa. Il sopravvissuto ha spesso bisogno di strumenti per cercare di annullare alcuni dei terribili abusi che la setta gli ha fatto subire, soprattutto quando i ricordi di queste cose tornano a galla. QUESTI SONO SOLO CONSIGLI UTILI E NON SOSTITUISCONO LA CONSULENZA DI UN BUON TERAPEUTA.

1. Programmazione per la prima infanzia :

Questo aspetto è difficile da affrontare perché tocca questioni fondamentali di abbandono e rifiuto per il sopravvissuto. Spesso si tratta delle prime esperienze che il sopravvissuto ha avuto da bambino, nelle relazioni con i genitori e con i principali membri della famiglia. Lavorare su questo aspetto richiede l'impegno di tutti gli alter-sistemi interni, per unirsi al nutrimento del nucleo divisivo che ha sperimentato un grave rifiuto da parte dei genitori, e il riconoscimento cognitivo che anche il GIORNO era importante; che gli adulti intorno al bambino erano quelli che non erano sani. I bambini spesso si sentono non amabili, troppo bisognosi, depressi; ma gli alter ego interiori possono confortarli e condividere la realtà che il bambino era veramente amabile, indipendentemente dal comportamento degli adulti esterni che lo circondavano. Anche in questo caso, un terapeuta esterno di supporto e un sistema di credenze forte e nutriente possono aiutare enormemente nel processo di guarigione, poiché nuovi messaggi vengono portati alle parti abbandonate e ferite. Ci vorrà del tempo per risolvere ciò che è accaduto, per elaborare il lutto dei veri problemi di abbandono e per portare la realtà a parti molto giovani e profondamente ferite.

2. Frammentazione intenzionale precoce: (0-24 mesi)

Di solito ci sono parti cognitive del sopravvissuto all'interno, che non hanno mai dimenticato l'abuso e che possono aiutare a condividere la realtà cognitiva dell'abuso con gli alter ego amnesici. Questo deve essere fatto molto lentamente, poiché il primo abuso è stato commesso molto presto nella vita. Può essere utile creare una stanza interna per i bambini, con giocattoli e oggetti sicuri. Gli adulti più anziani possono aiutare a tenere in braccio e a prendersi cura dei bambini feriti nella stanza, riconoscendo e piangendo l'abuso subito. È importante credere e convalidare le giovani parti quando si fanno avanti per raccontare. Può essere utile permettere loro di esprimersi non verbalmente, poiché si tratta di bambini molto piccoli che spesso non possono ancora parlare. Anche la presenza di bambini più grandi, vicini ai bambini, che verbalizzano i loro desideri, i loro bisogni e le loro paure può essere utile, poiché i bambini più piccoli spesso non si fidano di nessun adulto, nemmeno di quelli interni. Anche un terapeuta esterno forte e premuroso è importante per la guarigione, per dare un modello di genitorialità sana a un sistema che potrebbe non averne idea, bilanciando il bisogno del bambino di essere nutrito dall'esterno con la necessità del sistema interno di imparare le proprie capacità di autoeducazione. Gli aiutanti interni possono raggiungere i bambini, ancorarli, condividere la realtà attuale (il corpo è più grande, i bambini sono al sicuro, ecc.) e aiutarli ad apprendere le tecniche di autoeducazione. Questi aiutanti possono essere bambini interni più grandi, come già detto). Il sopravvissuto può anche desiderare di trovare adulti di supporto, ove possibile, che possano aiutare a modellare una cura sana con buoni confini.

UN TERAPEUTA O UN AMICO NON PUÒ CRESCERE DI NUOVO IL SOPRAVVISSUTO. Il sopravvissuto vorrà farlo, ma in realtà ha avuto un solo gruppo di genitori, buoni o cattivi, anche purtroppo terribili. Nessun estraneo può entrare e rifare la genitorialità completa di un'altra persona. Ciò che il terapeuta e la persona di supporto possono offrire è la cura, l'empatia, l'ascolto, mentre il sopravvissuto soffre per la perdita di un'educazione adeguata. Possono offrire amicizia o empatia con buoni limiti. Non possono diventare i genitori del sopravvissuto, altrimenti la terapia non progredisce. Al contrario, inizierà l'intreccio.

3. I primi cinque stadi della disciplina (sono dodici in totale; altri saranno trattati nei capitoli successivi)

Cercate di trovare le parti che sono state abusate. Ciò può comportare la mappatura del sistema (disegnando immagini di come sono fatte le cose all'interno) e l'avvicinamento ai cognitori (intellettuali) o ai controllori (manager aziendali interni) per ottenere informazioni. Anche un aiutante interno, o registratore, può essere estremamente utile a questo scopo.

Consentire a queste parti di riconoscere lentamente l'agonia provata durante la privazione: calore (essere tenuti sopra un fuoco o una stufa), freddo (essere messi in un congelatore o nel ghiaccio, per esempio), mancanza di cibo, ecc. Incoraggiate la condivisione della parte cognitiva dei ricordi, consentendo agli alter ego di elaborare il lutto "sentendo parlare" di queste cose. Date loro il tempo di assorbire questi traumi, poiché si sono verificati nel corso di diversi anni nella prima infanzia e richiederanno tempo per essere elaborati.

La guarigione non può essere affrettata. Lasciate che gli alter ego si facciano avanti in un secondo momento e condividano i loro sentimenti, mentre le parti più cognitive o di aiuto sono all'interno e li tengono per mano, ancorandoli nel qui e ora durante il processo di ricordo. Siate pronti a subire inondazioni di emozioni e ricordi corporei quando l'abuso viene rievocato. Un gruppo di persone all'interno può essere designato come "squadra di radicamento" per aiutare a radicare queste parti mentre si fanno avanti e condividono i loro ricordi.

Il ricordo sicuro presuppone che la persona abbia un terapeuta qualificato e che abbia posto le basi per una buona cooperazione all'interno del sistema, come abbiamo visto sopra. Il lavoro sulla memoria non dovrebbe essere fatto finché non c'è una buona comunicazione e cooperazione all'interno del sistema, altrimenti la persona sarà sopraffatta dai ricordi che emergono. Verrà sopraffatta e ritraumatizzata piuttosto che aiutata, con il rischio di uno scompenso.

Con una buona comunicazione, i ricordi possono essere portati a galla un po' alla volta, in pezzi gestibili, mentre gli alter ego cognitivi aiutano continuamente il sopravvissuto a non sprofondare completamente nel ricordo, e possono anche aiutare a sradicare le parti più ferite.

Il culto sottopone le persone a determinati tipi di programmi per raggiungere un obiettivo specifico: separare l'intelletto, o la cognizione, dai sentimenti. In questi sistemi, gli alter ego cognitivi sono sempre considerati "superiori" agli alter ego emotivi; agli alter ego cognitivi viene insegnato a "trasmettere" i loro sentimenti agli alter ego emotivi "inferiori". Sebbene queste etichette siano false, gli alter ego cognitivi avranno paura di provare le emozioni intense e travolgenti che li hanno portati a separarsi sempre di più dagli alter ego limbici, o alter ego dei sentimenti, all'interno del sistema. Questo manterrà il sistema diviso nel sopravvissuto. È importante che gli alter ego cognitivi si rendano conto che gli alter ego sensoriali fanno parte di loro e che possono allenarsi a condividere i loro sentimenti a PICCOLI passi, senza bisogno di essere sommersi o sopraffatti.

Ricordiamo che la SICUREZZA ESTERNA È PRIMARIA PER SUPERARE LA PROGRAMMAZIONE INTERNA.

Dovete essere in grado di promettere a queste parti una sicurezza esterna e di mantenerla, altrimenti saranno comprensibilmente riluttanti a lavorare internamente per annullare la programmazione. Perché dovrebbero provare a cambiare, per poi tornare indietro ed essere puniti di nuovo? Nessun sistema annullerà la propria dissociazione protettiva se l'abuso è permanente, altrimenti continuerà a destabilizzarsi e a dissociarsi ancora, ancora e ancora. In effetti, smantellare la dissociazione significherebbe smantellare la sua stessa sopravvivenza e protezione. Interrompere i contatti con gli abusanti e trovare un terapeuta sicuro sono i primi passi da compiere prima di cercare di annullare la programmazione interna. Un sistema può ancora lavorare per interrompere i contatti con i culti e iniziare a guarire, pur essendo accessibile, ma questo rallenterà notevolmente la terapia, poiché l'energia interna sarà deviata per rimanere al sicuro piuttosto che per riparare il trauma. Una persona può guarire, e la maggior parte dei sopravvissuti è ancora in contatto con una setta quando inizia la terapia. MA i progressi saranno molto più rapidi una volta interrotto il contatto con la setta (si veda il capitolo sulla prevenzione dell'accesso al sopravvissuto).

CAPITOLO V

Colori, metalli e programmazione dei gioielli

Una forma di programmazione piuttosto comune tra gli Illuminati è quella a colori. Perché viene fatta? La risposta è che gli addestratori sono esseri umani e sono piuttosto pigri. La programmazione a colori è un modo semplice di organizzare i sistemi e permette all'addestratore di richiamare facilmente gli alter ego all'interno di un sistema. Con le migliaia di frammenti che molti multipli del culto possiedono, i colori sono un modo per organizzarli in un gruppo facilmente accessibile.

Inoltre, i bambini riconoscono i colori prima di saper leggere, quindi questa formazione può avvenire molto presto. Per la maggior parte dei bambini, inizia intorno ai due anni.

Come avviene? Il bambino viene portato in una stanza con pareti bianche, beige o colorate. Se la stanza è di un colore neutro, le luci della stanza verranno cambiate in modo da colorare la stanza con il colore della luce. Se il colore stampato è il blu, il formatore chiamerà un bambino piccolo, un controllore o il nucleo di un sistema. Gli dirà che sta per imparare a diventare blu e che cosa significa blu. La stanza è immersa nella luce blu, come mostrato, o è stata dipinta di blu per questo tipo di programmazione. Il formatore è vestito di blu e può anche indossare una maschera blu. Nella stanza sono collocati oggetti blu. L'alter ego del bambino viene chiamato, drogato, ipnotizzato e traumatizzato sul tavolo. Quando si sveglia dal trauma, ancora in trance, gli viene detto che il blu è buono e che lui è blu. Che il blu è importante. Che il blu lo proteggerà dal male. Che le persone blu non si fanno male. Questo andrà avanti per un po'.

Poi si chiede al bambino se vuole essere "blu", come gli allenatori. Se il bambino dice di sì, si continua. Se il bambino dice di no, viene traumatizzato di nuovo finché non dice di sì. Spesso il bambino viene denudato e gli viene detto che non può indossare vestiti finché non si è "guadagnato" il diritto di indossare i bei vestiti blu. La "sicurezza di essere blu" (cioè l'assenza di pericolo) e il pericolo di non avere colore sono costantemente sottolineati. Dopo un po', i bambini vogliono davvero essere blu. Si possono dare loro caramelle blu per premiarli della scelta di questo colore. Si possono dare loro occhiali da sole o occhiali colorati blu.

Possono indossare abiti blu, purché si identifichino con il colore scelto per loro.

Una volta che il bambino si identifica pienamente con il colore (o meglio, l'alter ego o il modello principale del sistema accetta il colore), gli viene insegnato per gradi, nel corso di molte sessioni di allenamento, cosa significa il colore blu. Partecipano a giochi o drammi con altri bambini blu, dove interpretano il ruolo di un "blu". Vengono drogati, ipnotizzati, traumatizzati, mentre il significato del blu viene instillato in loro ancora e ancora. Sono costretti a comportarsi da "blu". A seconda dell'addestratore e della regione, il significato dei diversi colori varia. Molti sistemi militari hanno un codice blu, o protettivo. Gli alter ego militari vengono tutti chiamati periodicamente a rinforzare l'addestramento blu. Se, in un secondo momento, l'addestratore vuole accedere a un sistema blu, può chiamarlo per colore o indossare un indumento o una sciarpa del colore che vuole raggiungere.

Questo diventa un innesco inconscio per la manifestazione di quel colore. La codifica dei colori è uno dei primi metodi utilizzati nei sistemi. Un intero sistema può essere codificato con un colore, oppure con due o più colori, e ogni controllore del sistema (la maggior parte dei sistemi ne ha tre) riceve un colore diverso per la sua parte del sistema.

Programmazione dei metalli

La programmazione dei metalli è un tipo di programmazione che molti bambini Illuminati ricevono. Poiché è molto simile alla programmazione dei gioielli, parlerò di come viene effettuata nel contesto della gioielleria. I metalli possono andare dal bronzo (il più basso) al platino (il più alto).

Programmazione di gioielli

Molti figli degli Illuminati sono sottoposti alla programmazione dei metalli o dei gioielli, e talvolta di entrambi. I gioielli sono considerati più elevati dei metalli e più difficili da ottenere. Quale programma viene scelto e quando dipende dallo status del bambino, dallo status dei genitori, dalla zona in cui il bambino è nato, dal gruppo in cui è nato e dagli istruttori che lavorano con il bambino.

In sostanza, i metalli o i gioielli sono una forma di programmazione basata sulla ricompensa. Ecco come funziona:

Al bambino viene mostrato un gioiello, come un anello, o un grande esemplare del gioiello (o del metallo) che viene indossato. Gli si chiede: "Non è bella questa ametista, questo rubino, questo smeraldo, questo diamante? Il bambino sarà desideroso di guardarlo e di toccarlo e sarà incoraggiato a farlo da un formatore con voce gentile e delicata. L'educatore chiederà al bambino: "Non ti piacerebbe essere bello come questo gioiello (o gioiello di metallo)? Il bambino di solito è entusiasta. Ecco un gioiello scintillante, messo nelle sue manine (l'addestramento inizia spesso tra i due e i tre anni). Naturalmente vuole essere bello, scintillante, apprezzato. L'addestratore loderà la bellezza della gemma (o del metallo), dirà al bambino quanto siano speciali, preziose e ricercate le gemme e svilupperà essenzialmente l'idea di diventare come un gioiello.

Gli viene detto che per diventare un gioiello deve "guadagnarsi il diritto". Questo comporta

A.) Passare attraverso le fasi della disciplina (vedi capitolo 3)

B.) Superamento di "prove speciali

C.) Essere premiati per un particolare risultato

Diventare un gioiello (o un metallo prezioso) viene presentato al bambino come una carota per aver fatto bene nelle sessioni di addestramento. Ottenere un gioiello è legato all'avanzamento nella scala del lungo e arduo processo di formazione che ci si aspetta dai bambini degli Illuminati; avere un gioiello o un metallo significa fare carriera ed essere lodati. Ma il prezzo da pagare è sopportare ore di abusi chiamati "addestramento", ma che in realtà sono abusi organizzati e sistematici volti a rendere il bambino ciò che l'addestratore vuole che diventi.

Nel corso del tempo, con l'aiuto di droghe, ipnosi, shock e altri traumi, mentre il bambino attraversa il suo processo formativo, inizierà ad acquisire i suoi gioielli e/o metalli, uno per uno. Questi diventeranno alter ego a tutti gli effetti.

L'ametista è di solito la prima ad essere conquistata ed è legata al mantenimento dei segreti, al non parlarne mai e al superamento della prima fase della disciplina. Ogni fase è legata alla ricezione di un gioiello o di un metallo prezioso.

Il rubino sarà spesso il prossimo, ed è legato all'abuso sessuale e alle alterazioni sessuali all'interno. Quando il bambino viene ripetutamente traumatizzato sessualmente e sopravvive, o crea alterazioni sessuali per compiacere gli adulti, viene "premiato" con il permesso di diventare un rubino.

Lo smeraldo arriva spesso più tardi (tra i 12 e i 15 anni). È considerato molto prezioso ed è legato alla fedeltà familiare, alla stregoneria e alla realizzazione spirituale. Lo smeraldo è spesso associato a un gatto nero o a un "familiare".

Il diamante è la pietra preziosa più alta e non tutti i bambini la ottengono. È considerato un grande traguardo e può essere ottenuto solo in età adulta, dopo aver superato prove rigorose. È la pietra di controllo di un sistema di gemme. Un diamante ha superato le dodici fasi della disciplina, ha superato prove insolite e ha dimostrato la massima lealtà nei confronti della sua famiglia.

I "gioielli di famiglia" sono spesso trasmessi internamente durante le sessioni di addestramento con gli istruttori e i membri della famiglia. Tutte le principali famiglie degli Illuminati hanno gioielli nascosti in forzieri segreti (veri e propri gioielli) che vengono tramandati di generazione in generazione.

Spesso i bambini ricevono un gioiello da indossare durante il giorno come promemoria o premio una volta completata la programmazione. Al bambino può essere dato un anello di rubino o una spilla di granato da indossare; in effetti, un nonno o un genitore può insistere che il bambino lo indossi. In occasioni rituali, il bambino potrà indossare i gioielli della cassaforte di famiglia, una volta raggiunto un certo status. Potrà indossare un ciondolo di rubino o un braccialetto di smeraldo in occasione di rituali importanti e ne sarà molto orgoglioso, perché la setta è innanzitutto e sempre un gruppo estremamente attento allo status. I bambini se ne rendono conto e gli adulti fanno un gran parlare dei bambini che si sono guadagnati il diritto di indossare gioielli. Questo dà loro un forte incentivo a guadagnarseli.

Suggerimenti per l'implementazione di queste forme di programmazione :

Programmazione del colore: è importante avere una buona comunicazione interna con gli alter ego interni e con un terapeuta esterno durante il lavoro di programmazione del colore. Se un individuo scopre che alcune parti del suo corpo credono di essere di un certo colore, o se questo viene sollevato in terapia, vorrà scoprire, se possibile, come è arrivato ad avere questo sistema di credenze. Scoprire lentamente come sono stati introdotti i colori può essere d'aiuto. Può verificarsi un lutto per la grande quantità di inganni, la quantità di abusi inflitti al bambino e gli alter ego molto giovani che erano i modelli originali. Queste parti possono essere a malapena verbali e vogliono disegnare le loro esperienze, o usare i colori in collage (con l'aiuto delle parti più anziane all'interno), per descrivere a un esterno sicuro qual è stata la loro realtà. Può essere utile far capire loro che non sono solo un colore e che fanno parte di una persona intera. Per un po' di tempo, il sopravvissuto può vedere sovrapposizioni colorate, poiché sta annullando questa programmazione, e le parti interne condividono i loro ricordi. Questo è normale, anche se può essere sgradevole vedere gli oggetti in giallo o verde, per esempio. Il grounding, l'orientamento alla realtà cognitiva e la pazienza aiuteranno il sopravvissuto a superare questo periodo.

La programmazione dei gioielli e dei metalli può essere più complessa, poiché il senso di specialità, orgoglio e status del bambino può essere collegato a questi alter ego. Rubini, smeraldi e diamanti sono considerati "alter ego" interni e vengono utilizzati per ruoli di leadership, sia internamente che esternamente. Riconoscere la loro importanza per il sistema, ascoltarli e piangere la loro uscita dal culto, che significa rinunciare al loro status all'esterno, e dare loro nuove posizioni importanti all'interno può essere d'aiuto. Possono diventare leader del sistema aiutando la persona a rimanere al sicuro, una volta presa la decisione di lasciare la setta, e diventare forti alleati. Tuttavia, all'inizio saranno spesso tra i più resistenti, persino ostili, all'idea di lasciare la setta, poiché hanno conosciuto e ricordato solo la ricompensa per un lavoro ben fatto e hanno imparato a "trasmettere" i traumi alle "parti inferiori" all'interno della setta. Spesso non credono sinceramente di essere stati maltrattati e ricordano solo di essere stati accarezzati o di aver avuto la possibilità di comandare, o di essersi sentiti dire che erano speciali, che erano preziosi.

È utile ascoltare come si sentono, riconoscere che l'uscita comporta la rinuncia a cose che erano importanti per loro, scoprire quali sono i loro bisogni e cercare di trovare modi sani per soddisfarli al di fuori delle riunioni della setta. Consentire a un gioiello di avere una leadership interna o di presiedere le riunioni interne può compensare la perdita della leadership esterna quando il sopravvissuto lascia la setta.

È anche importante riconoscere la loro importanza per il sopravvissuto. Riconoscere che queste parti sono ESTREMAMENTE dissociate dal proprio abuso/trauma e non hanno fretta di ricordare. Ma il sopravvissuto e un buon terapeuta possono riportarli delicatamente alla realtà facendogli capire che sono stati abusati, che in effetti fanno parte delle "parti emotive inferiori" che sono state abusate e che alla fine dovranno riconoscerlo. Questo richiede tempo e un buon sostegno esterno. Permettete loro di esprimere i propri sentimenti. All'inizio saranno spesso molto cognitivi, ma i sentimenti arriveranno, soprattutto il lutto, poi il dolore di essere stati ingannati dalla setta, poi l'angoscia di rendersi conto che l'abuso che hanno trasmesso agli altri all'interno stava in realtà accadendo a loro. In questa fase possono diventare molto depressi, ma una volta raggiunta questa fase apporteranno anche una notevole stabilità e forza al sistema, rimanendo al sicuro e liberi dalla setta.

Ecco alcune riflessioni sulla programmazione di colori, metalli e gioielli. Altri tipi di programmazione saranno trattati nel prossimo capitolo.

CAPITOLO VI

Programmazione delle onde cerebrali

In questo capitolo parlerò della programmazione delle onde cerebrali. La programmazione delle onde cerebrali, come qualsiasi altra programmazione, dipende da diversi fattori.

Questi includono la capacità del bambino di dissociarsi, la regione del paese o del paese in cui il bambino sta crescendo, il livello di abilità degli istruttori con cui il bambino è in contatto, le risorse fisiche e le attrezzature disponibili. Non esiste un'unica "ricetta" adatta a ogni persona e sarebbe ridicolo suggerire che tutti coloro che si sottopongono alla programmazione a onde cerebrali lo facciano allo stesso modo. Sempre più spesso i programmatori si parlano tra loro, condivono le loro conoscenze in rete, sia a livello nazionale che internazionale, e si scambiano successi e fallimenti. Ma non esiste una metodologia standardizzata per la programmazione delle onde cerebrali. Spesso è influenzata dal bambino stesso, oltre che dai capricci dell'istruttore. Gruppi diversi possono organizzare i sistemi in modo diverso o cercare di ottenere effetti diversi.

Che cos'è la programmazione delle onde cerebrali? In parole povere, la programmazione delle onde cerebrali consiste nel far entrare un bambino in uno stato di trance profonda, dove impara a dissociarsi in un determinato schema di onde cerebrali. Si tratta di un'abilità complessa e non tutti i bambini sono in grado di farlo. L'obiettivo è che il bambino raggiunga, ad esempio, uno stato delta coerente, in cui le onde cerebrali delta appaiano sull'eeg, che è collegato alla testa del bambino tramite elettrodi nel cuoio capelluto. Di solito due o addirittura tre istruttori lavorano con un bambino nelle fasi iniziali. Uno di loro "prepara" il bambino utilizzando un farmaco ipnotico per indurre uno stato di trance. Avranno anche posizionato degli elettrodi sulla testa, utilizzando una versione ridotta del metodo usato in un ambiente ospedaliero tradizionale. Se viene indotto lo stato delta, verranno posizionati solo gli elettrodi necessari a captare le onde delta, ad esempio. In questo modo si risparmia tempo.

Il bambino preparato sarà posto su un "tavolo di allenamento" e sarà molto rilassato. Il bambino medio ha circa otto anni quando si inizia questa pratica, poiché la corteccia cerebrale e lo sviluppo neurologico non sono sufficientemente avanzati in età più avanzata (in passato questa pratica è stata provata in età più avanzata, senza molto successo; è stata abbandonata a causa dei danni neurologici e dell'"incapacità di ritmo" che gli addestratori hanno riscontrato). L'istruttore impreparato fa sapere al bambino cosa ci si aspetta che faccia: raggiungere uno stato speciale, chiamato "stato delta". L'addestratore dice al bambino, mentre è in stato di trance, che saprà quando l'avrà raggiunto dalle letture degli elettrodi.

Il formatore dirà al bambino alter ego, a cui è stato chiesto di essere un "modello" o un blocco di costruzione per il nuovo sistema, che il delta è una cosa buona. Sottolineerà questo punto ripetutamente. Il bambino verrà quindi scosso per aumentare la sua ricettività all'apprendimento. Inoltre, il bambino si sveglia dal suo stato di droghe e diventa più vigile. Vorrà compiacere l'insegnante/formatore. L'addestratore dirà al bambino che vuole che faccia determinati esercizi mentali. L'insegnante/formatore darà al bambino degli esercizi di conto alla rovescia, che vengono utilizzati per aiutarlo a raggiungere stati di trance più profondi. Possono essere dati altri spunti verbali per far entrare il bambino in trance. Quando il preparatore o l'istruttore tecnico vede le forme d'onda delta, lo segnala all'istruttore verbale con un movimento della mano. L'addestratore verbale premierà immediatamente il bambino dicendogli "bene, ora sei in delta". Il formatore accarezza il bambino e gli dice che sta facendo un buon lavoro. Se il bambino esce dal delta, l'addestratore verbale diventa immediatamente severo e lo scuote per punizione. Al bambino viene detto che ha lasciato lo stato delta (che è "buono") e che deve ritornarvi.

L'induzione, il conteggio, saranno ripetuti fino a quando non si osserverà nuovamente lo stato delta, quando il bambino sarà ripetutamente premiato per essere entrato in questo stato e per esservi rimasto per periodi sempre più lunghi. Gli istruttori utilizzano i principi del biofeedback per insegnare al bambino a orientarsi in modo coerente verso un modello di onde cerebrali. Quando riesce a rimanere costantemente nello schema delta, viene premiato. Questo processo si svolge nell'arco di diversi mesi.

I formatori hanno quindi un modello ancora in stato delta, che possono iniziare a scomporre e utilizzare come base per formare un nuovo sistema interno. A tal fine utilizzeranno gli strumenti delle droghe, dell'ipnosi e del trauma. Il nuovo sistema creato registrerà le onde delta su un EEG, se fatto correttamente. Il nuovo sistema impara il significato di Delta. Gli istruttori spesso fanno lampeggiare un segnale o un simbolo delta (triangolo) su una lavagna luminosa e "stampano" l'impronta delta. Indossano abiti con segni delta e vestono il soggetto con abiti o vesti con il segno delta. Insegnano agli alter ego, sotto ipnosi, cosa fanno e come agiscono i delta. Li premiano quando si adeguano e li scioccano o li traumatizzano se non si comportano come "delta". Danno loro un lavoro come delta. Guarderanno film ad alta frequenza che mostrano le funzioni delta. Possono costruire una struttura computerizzata per contenere il sistema, mostrando immagini della sua organizzazione mentre il soggetto è in trance profonda, dopo aver fatto tabula rasa del trauma.

Ecco alcuni esempi di come si può indurre la programmazione delta.

Altri stati di onde cerebrali saranno indotti in modo simile. Spesso vengono formati a partire da modelli di bambini interni estremamente giovani, che possono essere spaccati di spaccati di base, come base per la programmazione. Gli stati delle onde cerebrali comunemente utilizzati sono

Alfa: è lo stato di onde cerebrali più facile da raggiungere e comprende anche gli alter ego più giovani e più facilmente accessibili dell'intero sistema. I bambini piccoli hanno lunghi periodi di attività alfa e devono essere addestrati a entrare in altri stati di onde cerebrali per lunghi periodi. Programmazione dell'accesso al sistema: i codici di accesso e gli alter ego sessuali sono spesso collocati in alfa, che in alcuni sistemi può anche essere codificato in rosso.

Beta: è lo stato successivo più facile da raggiungere ed è spesso associato a impulsi aggressivi. Lo stato beta contiene spesso protettori di culti, guerrieri interni e sistemi militari. Può essere codificato come blu.

Gamma: si tratta spesso di alter ego estremamente cultuali e più emotivi degli altri stati, ad eccezione dell'alfa. La programmazione del suicidio è spesso incorporata in questo sistema, poiché questi alter ego preferirebbero morire piuttosto che lasciare la loro "famiglia". Questo sistema può contenere programmi di erudizione, poiché memorizzano facilmente a memoria. In questo sistema possono essere parlate diverse lingue da diversi alter ego, in quanto gli Illuminati amano programmare la lingualità plurale, con un massimo di otto lingue, sia moderne che antiche, parlate.

Delta: è uno degli stati più cognitivi delle onde cerebrali, spesso altamente dissociato. Può anche essere lo stato "dominante" o di controllo degli altri sistemi di onde cerebrali. Spesso lo stato delta può essere configurato internamente come un computer e gli alter ego delta hanno alter ego piatti e privi di emozioni, con ricordi fotografici. Possono detenere la maggior parte dei ricordi cognitivi di altri sistemi, soprattutto se è stata effettuata una programmazione amnesica estesa. Lo stato delta può avere fino a tre livelli di addestramento: delta 1, delta 2 e delta 3, che corrisponde anche all'accesso di sicurezza consentito all'interno del culto, cioè l'accesso a informazioni altamente riservate. Questo sistema può contenere programmi di scienza comportamentale. I sistemi delta possono contenere programmatori interni, programmi di autodistruzione, psicotici e distruttivi e altre sequenze di programmi punitivi progettati per impedire l'accesso esterno o interno ai sistemi. Può avere un codice colore arancione/blu/viola e spesso è la porta d'accesso ai sistemi superiori, come i gioielli o i consigli interni.

Epsilon: si tratta spesso di un "sistema nascosto" che può contenere programmi della CIA e del governo di alto livello. Il programma degli assassini può trovarsi in questo sistema o nel sistema beta, a seconda dell'addestratore. Operazioni segrete, operazioni di corriere, imparare a seguire un soggetto, travestimenti, uscire da situazioni difficili possono essere gestiti da questo sistema, che si considera un camaleonte. Può essere colorato di marrone.

Programmazione Phi/Theta/Omega: si tratta di una programmazione spirituale negativa. Sono gli alter ego rituali "oscuri", che partecipano a rituali di sangue, sacrifici e cerimonie. Streghe interne, maghi, sensitivi, medium, lettori e praticanti dell'occulto saranno inseriti in questo sistema, che ha un cervello destro molto sviluppato e capacità di trance profonda. Spesso sono codificati in nero.

Questa è una panoramica dei sistemi a onde cerebrali più comuni. Spesso vengono implementati per un periodo di anni, dagli 8 ai 21 anni per i primi, con un rinforzo occasionale della programmazione di tanto in tanto.

Suggerimenti

La programmazione delle onde cerebrali è una forma di programmazione molto complessa che crea amnesie automatiche e barriere di comunicazione tra i diversi stati delle onde cerebrali. Questa programmazione sarà rafforzata anche da shock e punizioni per impedirne la "degradazione" o la cancellazione. I controllori e i programmatori del sistema interno cercheranno anche di rafforzare la programmazione, soprattutto di notte quando la persona dorme (fisicamente).

Tutti i sistemi di onde cerebrali avranno dei controllori di sistema, di solito organizzati in gruppi di tre (agli Illuminati piacciono le triadi, perché sono il numero "mistico" e più stabile). Con l'aiuto di un buon terapeuta, il sopravvissuto deve conoscere i controllori e i comunicatori del sistema interno. Sono lì, devono essere lì, perché i formatori li hanno messi lì per comunicare con loro e riferire all'esterno, e spesso hanno una conoscenza completa del loro sistema. Saranno anche piuttosto piatti e dissociati dalla conoscenza del proprio dolore o dell'abuso che li ha generati. Si tratta di un meccanismo di distanziamento e la sopravvivenza della persona dipende dalla capacità del suo controllore di farlo in qualsiasi momento. Spesso sarà molto ostile e non disposta a guardare al proprio abuso; si indignerà all'idea e fingerà di essere cognitiva e "al di sopra" dell'abuso (un'altra bugia raccontatale dai suoi abusatori).

Il tempo, la pazienza, la scoperta dei loro bisogni, l'ascolto della loro frustrazione, il mostrare loro la realtà (cioè che i controllori e tutte le parti sono collegati tra loro, fanno parte della stessa persona e sono stati TUTTI abusati, anche se sono stati in grado di dissociarsi dal loro dolore) e il cercare di aiutarli a soddisfare i loro bisogni di riconoscimento, accettazione e approvazione inizieranno a permettere loro di mettere in discussione la loro precedente lealtà. Questi sistemi sono spesso guidati dalla paura: paura della punizione, paura di ricordare (spesso sono stati i più torturati tra i sistemi dei sopravvissuti e gli è stata promessa l'amnesia in cambio di una collaborazione continua). Le loro paure sono reali e devono essere ascoltate e rispettate, poiché i programmi di scoppio e di allagamento sono minacce reali per il sopravvissuto e possono portare a una perdita di funzionalità.

La programmazione Flood è una sequenza che punisce un sistema se la sua programmazione interna si degrada o se viene consentito l'accesso a una persona non autorizzata, sia internamente che esternamente. Si tratta di frammenti che contengono ricordi molto traumatici, sia emotivi che fisici, che vengono spinti in avanti e la persona viene "inondata" da un'ondata dopo l'altra di ricordi. Se ciò accade, e spesso accade se il sopravvissuto è in terapia, la prima priorità dovrebbe essere quella di rallentare i ricordi. Questo può significare cercare di ragionare con i controllori interni o i delta che permettono l'inondazione; devono sapere che se la parte anteriore, o gli alter precedentemente amnesici, collassano o si rompono di nuovo a causa del trauma, tutti i sistemi saranno indeboliti.

Negoziate con loro. La preghiera è utile in questa situazione. In caso di attivazione di programmi di inondazione o di esplosione può essere necessaria la sicurezza fisica, compresa la terapia ospedaliera. La sicurezza fisica esterna è fondamentale per il sopravvissuto, che deve rendere conto al mondo esterno mentre si difende da queste intense sequenze di programmazione. Può essere utile un frequente orientamento alla realtà e la spiegazione di nuovi e più interessanti lavori. L'annullamento della programmazione delle onde cerebrali dovrebbe idealmente avvenire solo con un supporto esterno ampio e sicuro, che può includere ulteriori sedute di terapia, il ricovero in ospedale se si attiva una programmazione che potrebbe portare alla perdita di funzionalità o al suicidio, e dovrebbe concentrarsi sul miglioramento della comunicazione interna e della cooperazione. I compiti degli alter possono essere cambiati: i programmatori interni possono diventare deprogrammatori interni; i distruttori o punitori interni possono diventare protettori interni; ai reporter interni che riferiscono al culto può essere chiesto di riferire internamente su ciò che il corpo sta facendo e di tenerlo al sicuro.

Alcuni esempi di possibili cambiamenti sono Fare amicizia con i controllori del sistema, che possono diventare validi aiutanti e collaborare con il terapeuta per garantire la sicurezza del sopravvissuto.

CAPITOLO VII

Programmazione militare

Vorrei dedicare un intero capitolo alla programmazione militare e al modo in cui viene realizzata. Perché? Come abbiamo visto nel capitolo 3, gli Illuminati sottolineano sempre più l'importanza dell'addestramento militare come parte del loro piano di conquista. Tutti i bambini dell'attuale generazione sono sottoposti a una qualche forma di addestramento militare come parte di questo piano.

L'addestramento militare inizia molto presto. Spesso inizia all'età di tre anni con semplici esercizi. I bambini vengono portati dai genitori in un'area di addestramento, che può essere un grande auditorium al chiuso o un'area remota all'aperto dove si svolgono le manovre di addestramento. Vengono allestite tende con centri di comando per i vari comandanti militari e gli addestratori.

Ai bambini viene insegnato a camminare a ritmo, mantenendo una linea retta. Se deviano dalla loro posizione, vengono puniti con calci, pungoli o manganellate. Saranno vestiti con piccole uniformi per imitare gli adulti.

Gli adulti ricevono gradi, distintivi e insegne per indicare il livello raggiunto nella setta e nella gerarchia militare. I distintivi e le medaglie vengono consegnati per indicare il livello di addestramento della persona e le prove che ha superato. I comandanti sono spesso brutali e insegnano anche ai bambini più piccoli con misure dure.

I bambini dovranno percorrere lunghe distanze, che aumentano con la crescita, in tutte le condizioni atmosferiche. Devono imparare a superare gli ostacoli. Da piccoli riceveranno armi "fittizie" a salve. Queste armi sono perfette repliche di armi vere, ma sparano a salve. I bambini imparano a caricare e a sparare con tutti i tipi di armi, vere o finte, sotto la stretta sorveglianza di un adulto. Passeranno ore a imparare a mirare e a sparare ai bersagli. All'inizio i bersagli sono occhi di toro, ma man mano che i bambini crescono, i bersagli assomigliano a sagome umane ritagliate dalla polizia. I bambini imparano a mirare alla testa o al cuore. In seguito, passeranno a manichini realistici. In questo modo vengono condizionati a uccidere un essere umano. Verranno proiettati film di guerra violenti, molto più espliciti e grafici dei soliti film di gruppo. Le tecniche di uccisione saranno mostrate al rallentatore. Il motivo "uccidere o essere uccisi" verrà ripetuto più volte. L'insegnante/formatore chiederà ai bambini quali errori hanno commesso le persone uccise. Essere uccisi è visto come una debolezza; essere un assassino è visto come un punto di forza.

All'età di sette o otto anni, i bambini sono costretti a strisciare a pancia in giù con proiettili a salve simulati sparati sopra le loro teste. Non viene detto loro che si tratta di proiettili a salve e che sono estremamente dolorosi se il bambino viene colpito alla schiena o alle natiche. Imparano rapidamente ad abbassarsi sotto il fuoco. Le condizioni di combattimento saranno simulate durante gli anni di addestramento del "campo di addestramento".

Saranno premiati con medaglie al merito per i buoni risultati ottenuti, come il completamento di un percorso a ostacoli o il mantenimento della compostezza sotto il fuoco nemico. In altre parole, il culto crea un microcosmo di addestramento militare reale per i suoi bambini e ragazzi. Vengono simulati campi di concentramento nazisti, con guardie e prigionieri. Le "guardie" sono di solito bambini o ragazzi più grandi che si sono comportati bene. I "prigionieri" sono bambini più piccoli o quelli che vengono puniti per aver eseguito male le manovre. C'è molta pressione per essere una guardia e non un prigioniero, poiché i prigionieri vengono rinchiusi, picchiati, presi a calci e derisi.

I giochi di caccia e di inseguimento, in cui ai prigionieri viene concessa mezz'ora di libertà, sono comuni. Questi giochi possono anche prevedere l'uso di cani appositamente addestrati per stordire la preda, ma non per ucciderla. I bambini più grandi imparano a maneggiare e utilizzare i cani. I giovani imparano ad aiutare gli adulti ad addestrare i cani.

Gli adolescenti possono essere premiati diventando "leader della gioventù" e possono pianificare le attività della settimana. L'addestramento militare seguirà da vicino i principi dell'addestramento militare nazista e delle SS. Gli istruttori parlavano spesso in tedesco ai bambini, che dovevano imparare la lingua. Tutti i comandanti e gli adulti anziani parlano in tedesco durante le esercitazioni. Possono anche parlare francese, poiché le conoscenze linguistiche sono incoraggiate negli Illuminati.

Gli esercizi per i giovani più grandi comprendono giochi in cui i gruppi si sfidano e l'adolescente più grande conduce, con l'aiuto di un consulente adulto. I gruppi vincenti vengono premiati, quelli perdenti puniti. Ai giovani viene insegnato ad abbandonare i membri deboli o lenti. I membri inadatti vengono uccisi o fucilati e al giovane leader viene insegnato come svolgere questi compiti. Si insegna loro a guidare la propria unità in battaglie simulate con altre unità e si premia la logica fredda e cognitiva in queste condizioni. L'obiettivo è creare leader cognitivi all'interno dei sistemi militari, che siano dissociati dalle emozioni sotto lo stress delle condizioni di combattimento.

I giovani e i loro sostenitori vengono addestrati a tutti i metodi di controllo della folla. Guardano filmati speciali che trattano tutte le possibili reazioni a una presa di potere dell'esercito e la risposta della folla. Queste situazioni vengono poi rappresentate in esercitazioni e i giovani leader più anziani e le loro unità devono gestire le diverse reazioni. La "folla" viene addestrata dai suoi istruttori ad agire in modi diversi.

L'obiettivo finale di tutto questo è creare un esercito organizzato di bambini, giovani e adulti che sapranno esattamente cosa fare quando il mondo verrà conquistato. L'addestramento che ho descritto si sta svolgendo non solo negli Stati Uniti, ma in ogni paese del mondo. I migliori centri di formazione si trovano in Germania, Belgio, Francia e Russia. Gli addestratori militari vengono spesso inviati in questi Paesi per imparare nuove tecniche prima di essere rimandati nei loro Paesi d'origine.

Cosa fare:

È importante capire che gli alter ego militari all'interno sono estremamente gerarchici. Spesso sono classificati internamente, con i "soldati semplici" più bassi che fanno capo ad alter ego interni di grado crescente. In generale, più alto è il grado militare, più alto è l'alter nel sistema. Un soldato senza grado può non avere molta conoscenza o influenza sul sistema. Il suo unico compito è quello di obbedire ciecamente agli altri, dopo anni di condizionamento.

Gli ufficiali interni spesso traggono ispirazione da autori, ufficiali o formatori esterni. Un ufficiale

I generali hanno spesso una conoscenza molto più approfondita dei soldati di grado inferiore, e dovrebbero essere accolti come amici perché possono aiutare nella terapia.

Il sopravvissuto e il terapeuta avranno bisogno di tempo, sforzi e pazienza per conoscere questi ufficiali militari. Spesso sono bruschi, arroganti ed estremamente ostili alla terapia. Spesso sono molto fedeli al culto e orgogliosi dei loro distintivi, riconoscimenti e successi, guadagnati dopo anni di traumi e duro lavoro. Spesso sono riluttanti a rinunciarvi a causa della "perdita" percepita nel lasciare la setta.

Saranno anche circondati da una forte programmazione, compresa la programmazione suicida "onore/disonore" (il soldato coraggioso e onorevole morirà piuttosto che tradire il suo gruppo, ecc.) È importante affrontare la programmazione suicida e l'intenso condizionamento limbico a cui molti di questi alter ego sono stati sottoposti, mentre si ragiona con i membri più anziani.

Avranno una memoria fotografica e ricorderanno tutti gli aspetti della storia militare. Fornendo loro attività fisiche sicure e appropriate durante il giorno, si può permettere loro di sfogarsi. Sono alter ego molto in forma che amano correre, camminare, esercitarsi a sparare con pistole e coltelli. Può essere utile fargli fare delle escursioni (con una persona fidata) e permettergli di praticare attività all'aperto.

Può essere utile riconoscere la loro importanza per il sopravvissuto e il trauma che hanno subito, rispettare la loro lealtà, il loro coraggio e fare appello al loro senso dell'onore per aiutare il sistema a rimanere al sicuro (questi alter ego hanno spesso un senso dell'onore molto sviluppato, anche se sbagliato). Si possono organizzare elogi interni per il coraggio, o persino una cerimonia interna di premiazione (sono abituati a farlo) per coloro che hanno deciso di lasciare il culto e proteggere il corpo. Sono abituati a ricevere elogi e riconoscimenti per un lavoro ben fatto e hanno bisogno di questa motivazione. Erano abituati a ricevere questo dalla setta, ma il sopravvissuto può rivolgere il locus of control verso l'interno, piuttosto che verso l'esterno, per rompere i legami con la setta.

I protettori militari possono cambiare il loro lavoro per tenere il corpo al sicuro dagli aggressori. Possono essere la risorsa migliore di un sistema, perché sono molto bravi a "spaccare il culo" e non si spaventano facilmente. Possono essere in grado di dire agli aggressori esterni di lasciare in pace il sopravvissuto e di proteggerlo dall'accesso esterno.

È anche utile permettere loro di esprimere i propri sentimenti attraverso la terapia, il diario, le foto e i collage. Sebbene gli ufficiali superiori siano spesso molto dissociati dai loro sentimenti, possono iniziare a empatizzare con coloro che sono sotto di loro e che hanno subito il loro dolore e il peso di esperienze brutali e punitive. Devono essere disposti a riconoscere di essere stati abusati in qualche momento, di essere stati ingannati e usati. Cercare gli alter ego più giovani da cui sono stati separati li aiuterà in questo processo. Con il tempo e una buona comunicazione interna, oltre alla pazienza del terapeuta e del sopravvissuto, gli alter ego militari possono diventare una delle migliori risorse e alleati per rimanere al sicuro dai culti.

CAPITOLO VIII

CIA, programmi governativi e borse di studio

lcuni sistemi hanno una programmazione interna della CIA. Alcuni dei metodi citati nei capitoli precedenti, come la programmazione delle onde cerebrali e la codifica dei colori, sono stati sviluppati in parte con i finanziamenti della CIA negli anni '50 e '60. Gli ufficiali dei servizi segreti militari che lavoravano a Langley, in Virginia, usavano questi fondi governativi per condurre ricerche su soggetti umani. Essi trasmisero quanto appreso a formatori negli Stati Uniti e in Europa.

La programmazione della CIA può includere alter ego in un sistema addestrati a varie tecniche per trovare un obiettivo e studiarlo senza essere scoperti. Il risultato finale della marcatura della vittima può essere una relazione sessuale con l'obiettivo, oppure persone all'interno del sistema addestrate ad assassinare un obiettivo.

Si tratta di sequenze di programmazione complesse, sviluppate in anni di addestramento, con rinforzi periodici. Gli alter ego possono essere addestrati a diventare iperconsapevoli dell'ambiente circostante e a sentire le conversazioni sussurrate. I registratori interni vengono addestrati a scaricare queste conversazioni, insieme ad altre informazioni. L'enfasi è posta sul ricordo fotografico, in quanto la persona viene ipnotizzata o messa in uno stato delta per "scaricare" le informazioni all'addestratore o all'agente della CIA.

Il sopravvissuto programmato dalla CIA avrà ricevuto un addestramento approfondito su come "gettare un faro" (individuare e abbandonare chiunque lo segua). Questo addestramento inizia nella prima infanzia e continua con la crescita del bambino. I bambini vengono spesso portati in una stanza di addestramento di colore neutro. Possono essere drogati o ipnotizzati, di solito una combinazione di entrambi.

Verranno mostrati loro filmati di formazione su come lavora un agente della CIA. Gli verrà detto che sono "speciali", "scelti", "uno su mille" in grado di svolgere questo lavoro speciale. Viene detto loro che stanno diventando un agente segreto della CIA. Il bambino, che non ha idea di cosa sia la CIA, si concentra sul fatto che è stato scelto perché è speciale, che c'è bisogno di lui e che sarà desideroso di accontentarlo. Il bambino viene portato a una cena o a uno spettacolo teatrale organizzato dall'addestratore. Alla "festa" parteciperà un gruppo di dieci-sedici persone. In seguito, il bambino viene interrogato a lungo dall'insegnante/formatore. Chi era seduto dove? Che vestiti indossavano? Di che colore erano gli occhi? Di che colore erano i loro occhi? Di che colore erano i loro occhi? Chi ha tenuto il discorso? Che cosa hanno detto? Il bambino sarà lodato se risponde correttamente, ma punito e scioccato se non riesce a ricordare i dettagli. L'obiettivo è rafforzare la memoria fotografica naturale e aiutare il bambino a registrare i dettagli. Le volte successive la capacità del bambino migliorerà perché vuole evitare la punizione.

Al livello successivo di formazione, si chiederà al bambino di osservare e capire: chi è la persona più importante nella stanza? Perché? Al bambino verranno insegnati i movimenti del corpo e i manierismi che forniscono indicazioni non verbali. Si può insegnare al bambino ad avvicinarsi ad adulti importanti o a un bersaglio designato, prima in un gioco di ruolo e poi nella vita reale, e a coinvolgerli in una conversazione informale alla ricerca di informazioni che sono stati istruiti a ottenere. Si può insegnare loro ad essere innocentemente attraenti e a vestirsi di conseguenza. Spesso viene insegnato loro ad attirare l'obiettivo e a fare sesso con loro.

A un giovane o a un adulto più grande viene insegnato non solo ad attirare un bersaglio a letto, ma anche a ucciderlo, se è un bersaglio da assassinare, mentre dorme o si rilassa dopo il sesso. Viene insegnato loro a frugare tra gli effetti personali del bersaglio per ottenere tutte le informazioni di cui l'addestratore o il leader della setta hanno bisogno. Spesso, prima di essere incaricato di compiere un assassinio, il membro della setta viene indottrinato sul perché uccidere la vittima sia un servizio all'umanità. Gli viene mentito che è il capo di un giro di pornografia, un pedofilo o un criminale brutale. Questo susciterà la naturale rabbia dell'assassino verso la persona e lo motiverà, aiutandolo a superare la sua naturale riluttanza morale e il senso di colpa per l'uccisione di un essere umano.

Impareranno a camuffarsi, cambiando abiti, sesso (fingendo di essere il sesso opposto), trucco, lenti a contatto e come uscire dalla situazione in modo sicuro. Impareranno a superare le tecniche di interrogatorio grazie a un addestramento approfondito e all'ipnosi, nel caso in cui vengano catturati. Impareranno a suicidarsi con una pillola o un pugnale, se verranno arrestati, nella maggior parte dei casi.

Suggerimenti

La programmazione della CIA prevede l'uso di tecnologie sofisticate per aumentarne l'efficacia e può essere difficile da interrompere. Può comportare che la persona venga traumatizzata in vasche di isolamento (cosa che avverrà anche con la programmazione delle onde cerebrali). Può comportare privazione sensoriale, sovraccarico sensoriale, isolamento, privazione del sonno. Può trattarsi di ascoltare nastri ripetuti per ore e ore in cuffia. Il soggetto viene scosso o punito severamente se cerca di rimuovere le cuffie. Vengono ipnotizzati, torturati, sottoposti a diverse combinazioni di droghe, esposti a suoni armonici, spesso in un orecchio o nell'altro. Saranno esposti a luci stroboscopiche lampeggianti, che possono provocare crisi epilettiche, e gli alter ego saranno programmati per provocare crisi epilettiche se il soggetto cerca di rompere la programmazione. Verranno proiettati film ad alta velocità con tracce diverse, una per l'occhio sinistro e una per l'occhio destro, per aumentare la divisione cerebrale o il pensiero dicotomico.

Il sopravvissuto e il terapeuta devono lavorare lentamente per invertire gli effetti di questo trauma. La persona dovrà accettare, lentamente e con attenzione, il modo in cui è stata effettuata la programmazione. Potrebbe dover imparare i propri codici di accesso (lo stesso vale per le onde cerebrali e altre sofisticate tecniche di programmazione). Dovrà comunicare con gli alter ego e i frammenti traumatizzati all'interno, facendo capire loro che sono stati usati. Dovranno aiutare i giovani alter ego, che sono stati divisi per creare il sistema e che spesso hanno subito i traumi peggiori. Il lutto per gli abusi, i traumi, i calcoli metodici e i metodi scientifici usati per creare questa programmazione richiederà tempo. Sarà importante lasciar andare i sentimenti, compresa la rabbia, in modo sicuro. Il sopravvissuto può avere paura dei sentimenti forti e teme in particolare la rabbia e l'ira, poiché associa questi sentimenti alla necessità di uccidere, ferire o assassinare gli altri. È importante lasciare che i sentimenti vengano fuori lentamente e con attenzione, sapendo che è probabile che emergano sentimenti omicidi e suicidi.

Se la capacità di controllare l'acting out è un problema, il cliente potrebbe aver bisogno di essere ricoverato in una struttura sicura che include programmi di controllo mentale e di culto. Avrà paura di essere etichettato come "psicotico" perché i programmatori gli hanno detto che sarà chiamato così e rinchiuso per sempre. La cosa peggiore che un terapeuta o un ospedale possa fare in questa situazione è giocare su queste paure o etichettare la persona come psicotica. È importante radicare costantemente la persona nella realtà, utilizzando esercizi di ancoraggio, rilasciare lentamente e con attenzione i sentimenti di rabbia e tradimento, rafforzare costantemente l'idea che la persona può ricordare e non diventare psicotica o morire, e credere nella persona e valorizzarla. Il sopravvissuto può avere a volte un comportamento instabile, ma non si tratta di una psicosi, bensì di una reazione naturale a un trauma estremo. Il sopravvissuto deve rendersene conto e sapere che può superare gli effetti con il tempo e una buona terapia. Ha bisogno di speranza e di un buon sistema di sostegno.

Programmazione governativa

I programmi governativi prevedono la formazione per posizioni di leadership o amministrative nel governo. Possono essere addestrati a lavorare in rete con altri membri di governi locali, nazionali e internazionali. L'obiettivo dichiarato degli Illuminati è quello di infiltrarsi in tutti i principali governi del mondo e, in ultima analisi, di provocarne la caduta. Gli agenti governativi imparano a farlo infiltrandosi nei partiti politici locali, candidandosi alle elezioni locali e nazionali, lavorando per i leader chiave come amministratori, consulenti finanziari, finanziando le gare governative e sostenendo la persona simpatica agli Illuminati, o piazzando la propria persona per vincere, creando caos politico e disordini attraverso agenti addestrati al dissenso. Coloro che vengono selezionati per i programmi governativi sono di solito altamente intelligenti e dotati di fascino o carisma naturale. Sono anche abili manipolatori. Queste capacità possono essere potenziate dalla programmazione, incoraggiando la persona a proiettare un "personaggio" che attragga le persone verso di lei.

Viene anche insegnata loro la finanza in modo estensivo. Questa programmazione viene effettuata ipnotizzando la persona, sia essa un bambino, un giovane o un adulto (di solito viene iniziata nella tarda infanzia nei candidati adatti), e inducendo una profonda trance con l'uso di droghe. La persona viene scioccata e poi informata del programma dell'addestratore e della setta nei suoi confronti. Le viene detto che è molto speciale per gli Illuminati e che sarà una delle persone che contribuiranno a cambiare la storia del mondo. Le viene detto che sarà ricompensata con ricchezza, popolarità e potere per aver portato avanti il programma della setta. Viene detto e mostrato loro la punizione per la disobbedienza. Vengono proiettati filmati di formazione sul governo, sul suo funzionamento, sugli affari nazionali e internazionali. Incontrano insegnanti speciali che li istruiscono sul funzionamento politico interno del gruppo in cui vogliono infiltrarsi, compresa la struttura del potere e i punti di forza e di debolezza degli attori principali.

Impareranno tutte le lingue necessarie per il lavoro. Andranno all'università o riceveranno la formazione e l'istruzione necessarie per essere credibili. Se necessario, riceveranno borse di studio speciali per finanziare questi studi.

Hanno l'opportunità di mettere in pratica le loro capacità di infiltrazione, di raccolta di informazioni, di manipolazione delle persone e della politica in un contesto scenico e successivamente in situazioni reali. Se devono imparare a controllare i media, impareranno i metodi per farlo. Ricevono un ampio sostegno e una guida per tutta la durata della loro carriera.

Suggerimenti

La programmazione governativa è piuttosto complessa, poiché è legata alle capacità naturali della persona. Le persone possono trovare difficile staccarsi dal ruolo che stanno svolgendo e spesso si sentono accettabili solo quando fanno il loro lavoro. Possono avere difficoltà a credere che la loro carriera, le loro amicizie, il loro matrimonio e i loro contatti siano stati segretamente guidati dalla setta per la maggior parte della loro vita. Possono sentirsi offesi, traditi o arrabbiati quando se ne rendono conto. Sarà anche difficile per loro non usare le tecniche di manipolazione che gli vengono così naturali, sia sul terapeuta che su se stessi, per alleviare il dolore che la verità potrebbe causare. La persona e gli alter ego che sono stati sottoposti a questo tipo di programmazione hanno molto da perdere se abbandonano il loro ruolo e il loro personaggio, e devono valutare il costo dell'abbandono e riconoscere la difficoltà di farlo. Dovranno soffrire per essere stati usati e per la falsa interpretazione della realtà in cui hanno creduto per tutta la vita. Ascoltare altre parti della persona e riconoscere la realtà dell'abuso del culto saranno passi importanti verso la libertà. Anche il successo di una nuova carriera nella vita quotidiana della persona aiuterà a ripristinare un'immagine di sé distrutta.

Formazione con borsa di studio

Gli Illuminati venerano l'erudizione, soprattutto la tradizione orale. I bambini con buona memoria e intelligenza nativa possono essere addestrati in modo specifico all'erudizione. Questo include un apprendimento indotto dal trauma, con elogi per i successi ottenuti. Comporta anche punizioni o shock in caso di scarso rendimento. Le principali aree di studio includono le seguenti:

Tradizione orale: storia degli Illuminati, in particolare del ramo particolare del bambino, memorizzazione delle genealogie. Apprendimento e padronanza di diverse lingue, moderne e antiche, tra cui, ma non solo: inglese, francese, tedesco, russo, spagnolo, arabo, latino, greco, ebraico, geroglifici egiziani, antico babilonese, antico caldeo e scritture cuneiformi. Alcuni testi antichi e venerati sono scritti in lingue molto antiche e alcune cerimonie possono includere rituali che li utilizzano. Imparare la storia antica e moderna e diventare abili nel pianificare giochi di ruolo e drammi. Imparare a insegnare ad altri le abilità di cui sopra. Ci si aspetta che il bambino che diventa uno studioso diventi anche un insegnante competente e trasmetta le sue conoscenze agli altri. Si eserciterà nell'insegnamento in classe e nelle sessioni individuali.

Suggerimenti

I programmi di studio coinvolgono alter ego intensamente fedeli al culto, in quanto ritengono di essere legati a una lunga e ininterrotta stirpe di persone fin dall'inizio della storia. Spesso sono immersi nella filosofia del culto, avendo letto e memorizzato molti volumi esoterici ad esso relativi. Spesso si fa appello alla loro logica, al loro intelletto, alla loro apertura mentale e si discute con loro dei pro e dei contro dell'abbandono del culto. Disprezzano il conflitto aperto e preferiscono affrontare i problemi in modo intellettuale. Sono bravi a dibattere e sono molto eloquenti. Chiedere loro di leggere libri che trattano della liberazione dalla setta e chiedere loro di testimoniare e ascoltare le storie di alter traumatizzati, sia nel loro sistema che all'interno, spesso li aiuterà a prendere la decisione di cambiare lealtà. Sebbene siano stati immersi in false ideologie e dottrine, sono spesso disposti a essere intellettualmente onesti. Leggono e discutono entrambi i lati di una questione e possono essere tra i primi a prendere la decisione di lasciare la setta una volta che si sono convinti che è abusiva.

CAPITOLO IX

Programmazione legata a storie, film, cartoni animati o giochi di ruolo

In questo capitolo voglio discutere un particolare tipo di programmazione che è universale tra gli Illuminati. Si tratta di una programmazione legata a una storia, a un film, a un cartone animato o a un gioco di ruolo.

Per innumerevoli secoli, gli istruttori e i leader degli Illuminati hanno utilizzato il gioco di ruolo per rafforzare e programmare i bambini, e ancora oggi è una delle modalità di insegnamento preferite. Un tipico gioco di ruolo prevede una "visita nel tempo". Al bambino viene detto, mentre è drogato o ipnotizzato, che lui e gli altri bambini che lo accompagnano (di solito un piccolo gruppo segue questo programma insieme) stanno per viaggiare indietro nel tempo. L'istruttore o l'insegnante è visto come immensamente potente dai bambini, in quanto li trasporta magicamente indietro nel tempo. Entrano in un'altra stanza, dove le persone sono vestite con abiti d'epoca del periodo storico che l'insegnante vuole far scoprire ai bambini. Tutto è storicamente accurato e ben documentato. Ad esempio, se i bambini devono visitare l'antica Roma, saranno portati in una sala del Senato, dove i personaggi sono vestiti con toghe. Parlano tra loro in latino antico e discutono di questioni. Cesare, o un altro re, entrerà nel Senato. Le usanze romane per uno scenario come questo saranno seguite per tutto il gioco di ruolo.

Uno degli obiettivi di questo gioco di ruolo è dare ai bambini uno sguardo dietro le quinte della storia. L'agenda degli Illuminati sarà messa in evidenza e i bambini "vedranno" che personaggi famosi della storia erano in realtà Illuminati. Questo rafforzerà la loro "specialità" e la storicità del gruppo. Inoltre, rafforzerà l'apprendimento delle lingue, dato che le scene possono svolgersi nell'Inghilterra medievale o nella corte francese di Luigi XIV, ecc. Le scene conterranno anche una morale che si baserà sulla programmazione che i bambini hanno seguito. Forse vedranno un "traditore" che viene "ghigliottinato" alla corte francese. Oppure un senatore indegno, che cerca di tradire il suo re, viene pugnalato. Al bambino può essere affidato un ruolo nella rappresentazione, come quello di portare un messaggio segreto al re o alla regina, al fine di rafforzare il programma dei corrieri. Il bambino crede davvero di essere entrato nella storia e di far parte del processo di creazione della storia.

Nei tempi moderni, la programmazione è diventata più sofisticata con l'avvento della tecnologia. Prima della televisione o dei film, i programmi erano spesso "sceneggiati" intorno a fiabe o storie famose, lette ad alta voce da un istruttore mentre il secondo istruttore lavorava con il bambino. Il "lettore" deve avere una buona voce. Al bambino viene letta la storia e, sotto ipnosi e trauma, gli viene detto che è uno dei personaggi della storia. Gli viene spiegato il "vero" significato della storia, il suo "significato nascosto", e gli viene detto che ogni volta che ascolta la storia deve ricordare il suo vero significato.

Oggi i film e i video sono spesso utilizzati nella programmazione. I copioni preferiti sono i seguenti: I film di Walt Disney (Disney era un illuminista), in particolare Fantasia, La bella addormentata, La sirenetta, Cenerentola, La bella e la bestia. Il Mago di Oz, sia i libri che il film sono stati utilizzati. È possibile utilizzare qualsiasi film che incorpori temi illuministi. Negli ultimi anni sono stati utilizzati E.T. e Star Wars.

Come vengono programmati gli script

Il formatore riproduce il filmato per il bambino. Al bambino viene detto che gli verrà "chiesto del film", il che lo incoraggia ad usare il ricordo fotografico di ciò che vede. Il formatore può mostrare al bambino una versione abbreviata del film, con solo alcune parti dell'insieme, oppure può mostrare al bambino una breve scena del film.

Dopo aver visto il film o la scena, il bambino viene drogato per rilassarsi e poi gli viene chiesto cosa ricorda. Il bambino sarà scioccato se non ricorda gli elementi che l'addestratore ritiene importanti e sarà costretto a rivedere le scene più volte.

Quando il bambino ricorda perfettamente i segmenti, il formatore gli dice che quello è uno dei personaggi. All'inizio il bambino può essere molto traumatizzato e si crea una personalità vuota all'interno per diventare il personaggio desiderato. La prima cosa che la lavagna vuota vede è una registrazione del film o della scena. Questo è il suo "primo ricordo". L'addestratore associa poi la scena all'ideologia degli

Illuminati. L'addestratore insegnerà al bambino il "significato nascosto" del film e si congratulerà con lui per essere uno dei pochi "illuminati" a capire il vero significato. La programmazione delle sceneggiature è spesso legata ad altre programmazioni che il bambino sta sperimentando. La programmazione militare può essere collegata a Guerre stellari. La programmazione del richiamo totale può essere collegata a Data in Star Trek. La programmazione informatica può essere collegata ad Hal in 2001: Odissea nello spazio; la programmazione del labirinto interno può essere collegata al film "Labyrinth". Le possibilità sono molto varie e dipendono sia dal bambino che dal formatore per quanto riguarda la direzione che prenderà la programmazione dello scenario. La musica del programma o della scena sarà usata come innesco per accedere alla programmazione interna o per far emergere queste personalità.

Suggerimenti

La programmazione programmata comporta spesso una grande quantità di traumi, al fine di creare le alterazioni desiderate. La programmazione sarà ancorata da ripetizioni, elettroshock, torture, droghe e ipnosi. Gli alter ego che hanno subito questa programmazione sono spesso molto scollegati dalla realtà esterna e possono credere di essere parte di un "copione". Possono essere Dorothy alla ricerca della Città di Smeraldo (o del completamento del dominio degli Illuminati sulla terra). Possono essere un computer o il personaggio Data. L'orientamento alla realtà sarà molto importante. Permettete a queste parti di sperimentare una realtà esterna sicura e di verificare da sole se sono davvero parte di un uomo o di una donna. Guardarsi allo specchio può essere utile quando esprimono il desiderio di farlo. La presenza di assistenti cognitivi che possano condividere con loro i ricordi della vita quotidiana può aiutarli ad ancorarsi alla realtà. All'inizio saranno molto sorpresi, persino indignati o ostili, quando si suggerirà loro di non essere il personaggio. Penseranno che il terapeuta sia un addestratore o una parte dello scenario, poiché questa è l'unica realtà che hanno sperimentato. Sarà necessario riportarli pazientemente, più e più volte, alla realtà presente, aumentare la comunicazione con gli altri all'interno e infine piangere l'intensa quantità di inganni e raggiri che hanno sperimentato. Con il tempo e la pazienza, queste parti saranno disposte a lasciar andare i loro vecchi ruoli "sceneggiati" e a diventare parte della realtà presente della persona.

CAPITOLO X

La sesta fase della disciplina: il tradimento; gemellaggio, pareti interne, strutture, geometria

Questo capitolo tratta la sesta fase della disciplina degli Illuminati:

Tradimento della programmazione

La programmazione del tradimento inizierà nella prima infanzia, ma si formalizzerà all'età di sei o sette anni e continuerà fino all'età adulta. La sesta fase può essere riassunta come segue: "Il tradimento è il bene più grande". Gli Illuministi insegnano questo ai loro figli come un principio spirituale molto importante. Idealizzano il tradimento come il vero stato dell'uomo. La mente acuta, l'adepto, lo apprende rapidamente e impara a manipolarlo.

Il bambino apprenderà questo principio attraverso situazioni successive. Il bambino si troverà in situazioni in cui un adulto gentile e che, in una serie di rappresentazioni, lo "salva", si guadagna la fiducia del bambino. Il bambino vede l'adulto come un "salvatore" dopo che l'adulto è intervenuto ripetutamente e ha protetto il bambino. Dopo mesi o addirittura un anno di legame, il bambino si rivolge all'adulto per chiedere aiuto. L'adulto si tira indietro, prende in giro il bambino e inizia ad abusare di lui. Si instaura così la seguente programmazione: gli adulti tradiranno sempre il bambino e gli altri adulti.

Un altro schema prevede il gemellaggio, che merita una menzione speciale. Gli Illuminati creano spesso legami gemellari nei loro figli. L'ideale è avere gemelli identici, ma non sempre è possibile. Al bambino viene quindi permesso di giocare e legare con un altro bambino del culto fin dalla più tenera età. A un certo punto, il bambino viene a sapere che l'altro bambino è in realtà il suo "gemello" e che è stato separato alla nascita. Gli viene detto che questo è un grande segreto e che non deve dirlo a nessuno o sarà punito. Il bambino, che spesso è solo e isolato, è felicissimo. Ha un gemello, qualcuno che ha un legame speciale con lui a causa della sua nascita.

I bambini fanno tutto insieme. Vanno a scuola insieme, fanno l'addestramento militare insieme. Si raccontano i loro segreti. Spesso sono amici anche durante il giorno. Viene insegnato loro a passare l'uno accanto all'altro, come farebbero dei veri fratelli e sorelle. Ma a un certo punto saranno costretti a farsi del male a vicenda. Se uno dei due "gemelli" è considerato sacrificabile, lo scenario finale prevede che uno dei due gemelli sia costretto a morire di fronte all'altro. Un gemello può raccogliere segreti dall'altro gemello, essere costretto a rivelarli a un allenatore o al leader di una setta e poi essere costretto a uccidere l'altro gemello. Un gemello può essere costretto a colpire o a fare del male all'altro. Se si rifiuta, l'altro gemello viene picchiato dall'addestratore e al gemello che si è rifiutato viene detto che il bambino è stato ferito a causa del suo rifiuto di obbedire. In molti casi, uno dei due gemelli è costretto a tradire l'altro e a rivoltarsi contro di lui dopo la programmazione intensiva. Questo tradimento devasta entrambi i bambini, che imparano la vera lezione: non fidarsi di nessuno. Tradire o essere traditi.

I bambini avranno anche modelli di ruolo adulti in tutte le maniere, poiché il culto è una società molto politica, gerarchica e con pugnalate alle spalle. Gli adulti si tradiscono continuamente, si calpestano a vicenda per fare carriera. I bambini vedranno un adulto che viene lodato, che avanza, perché ha tradito gli altri sotto di loro o li ha messi in condizione di fallire. I bambini imparano rapidamente a imitare gli adulti che li circondano e sia gli adulti che i bambini possono diventare piuttosto cinici nei confronti della natura umana. L'avranno vista nel suo aspetto peggiore, sia nelle sessioni di addestramento, sia nella brutalità di un comandante nell'esercito, sia nei pettegolezzi e nelle pugnalate alle spalle che si verificano prima e dopo i rituali. Inoltre, integrano il messaggio internamente: o si sta al gioco o si viene schiacciati. Anche i bambini più piccoli imparano presto a manipolare gli altri, mentre gli adulti ridono della rapidità con cui apprendono i modi degli adulti. La manipolazione delle persone è considerata un'arte nella setta e chi la pratica meglio, come in ogni gruppo, spesso vince.

Suggerimenti

Il programma di tradimento può aver completamente distrutto la fiducia del sopravvissuto negli estranei. Ci vorrà molto, molto tempo prima che il terapeuta riesca a guadagnare la fiducia del sopravvissuto. Si tratta di persone a cui è stato insegnato ripetutamente che parlare, condividere i segreti sarebbe stato punito severamente. I piccoli all'interno saranno molto cauti all'inizio, non credendo che il terapeuta non sia solo un altro addestratore che un giorno griderà "aha!" e li tradirà se inizieranno a fidarsi. Questa fiducia richiede tempo e pazienza e deve essere guadagnata nel corso di sessioni in cui il terapeuta dimostra di essere affidabile e non abusivo. I sopravvissuti metteranno alla prova i terapeuti più e più volte per vedere se sono davvero chi dicono di essere. È una parte normale del processo terapeutico. I sopravvissuti possono persino cercare di allontanarsi dalla terapia o dal sostegno esterno, poiché un autentico supporto assistenziale li farà "uscire allo scoperto", cioè entrerà incredibilmente in conflitto con la loro visione del mondo e con le esperienze vissute prima di lasciare la setta.

Sia il sopravvissuto che il terapeuta devono capire che una certa dose di sfiducia è sana, basata su ciò che il sopravvissuto ha vissuto, e che può essere salvavita, aiutando a proteggere il sopravvissuto dall'accesso esterno. Rispettate questo bisogno e siate pazienti mentre il sopravvissuto si mette alla prova ancora e ancora. Il sopravvissuto può cercare di ragionare con gli alter ego interiori che sono stati traditi al punto da diventare legittimamente paranoici. Può chiedere loro di osservare e vedere l'aspetto del terapeuta e/o della persona di supporto. Di prendersi il tempo necessario per esaminarli. Di essere consapevoli che ciò che hanno vissuto può amplificare i normali sentimenti di cautela. Aiutandoli a orientarsi verso la realtà esterna, e in particolare verso esperienze positive in cui hanno fiducia e non sono feriti, sarà possibile fare grandi progressi nella risoluzione di questo problema. Il sopravvissuto può provare confusione e conflitto interno quando sperimenta un mondo in cui la fiducia è possibile. Può allontanarsi o, al contrario, diventare molto dipendente dal terapeuta e condividere troppo velocemente la propria esperienza a causa di un desiderio di intimità sicura che non è mai stato soddisfatto. Stabilire confini sani e riconoscere i bisogni aiuterà il sopravvissuto a superare questa fase.

Un altro tipo di programmazione prevede la creazione deliberata di strutture interne al membro della setta.

Strutture interne: tempie, occhi, specchi, caroselli, ecc.

Gli istruttori degli Illuminati cercheranno di creare strutture interne nei sistemi di personalità della persona. Perché? Credono che ciò crei maggiore stabilità. Inoltre, dà agli alter ego e ai frammenti un posto dove stare all'interno e crea un modo conveniente per chiamarli. Se un frammento è indicizzato all'interno di un'elica interna, ad esempio, l'addestratore sa come localizzarlo più facilmente.

Le strutture interne variano notevolmente a seconda del formatore, del gruppo, della regione degli Stati Uniti o dell'Europa e degli obiettivi del singolo. Le strutture interne comuni includono, ma non si limitano a, quanto segue

➤ **Templi:** sono spesso dedicati alle principali divinità degli Illuminati e vi si riuniscono gli altari spirituali. Può trattarsi di veri e propri templi, massonici o privati, che il soggetto può aver visitato.

➤ **Il tempio di Moloch** sarà realizzato in pietra nera con un fuoco che arde all'interno.

➤ **Occhio onniveggente di Horus:** una delle strutture più comuni in un sistema degli Illuminati; universale. Horus è una divinità venerata dagli Illuminati e l'occhio onniveggente rappresenta internamente il fatto che la setta può sempre vedere ciò che l'individuo sta facendo. Rappresenta anche il fatto di essere stato donato a Horus in una grande cerimonia. L'occhio può essere chiuso o aperto, a seconda dello stato del sistema in quel momento. Questo occhio sarà anche collegato alla sorveglianza demoniaca delle attività della persona in un determinato momento.

➤ **Piramidi:** gli Illuminati venerano l'antica simbologia egizia, in particolare la "religione del mistero" e gli insegnamenti del Tempio di Set. Le piramidi saranno collocate all'interno, sia per la stabilità (un triangolo e/o una piramide rappresentano forza e stabilità) sia come luogo per chiamare i demoni. Piramidi e triangoli, così come il numero tre, rappresentano la chiamata al demone nella filosofia illuminista.

➤ **Sole:** rappresenta Ra, il dio del sole

➤ **Figure geometriche:** configurazioni di cerchi, triangoli, pentagoni, ecc. Gli schemi geometrici sono considerati sacri e si basano su un'antica filosofia. Possono essere centinaia e sovrapposti in una griglia di formazione per sistemi complessi, che ospiterà frammenti in ognuno di essi.

> **Griglie di allenamento:** possono essere semplicistiche, come ad esempio cubi a forma di schema, file di scatole, o più complesse, come eliche, doppie eliche, cicli infiniti. Ogni allenatore avrà dei preferiti classificati come semplici, medi e complessi, a seconda del bambino e della sua capacità di ricordare e memorizzare.

> **Colonne:** colonne doriche greche, colonne ioniche. Sono spesso utilizzate nei programmi di "viaggi nel tempo", con un portale tra due colonne.

> **Computer:** sistemi complessi e altamente dissociati con alterazioni e frammenti memorizzati in un sistema informatico.

> **Robot:** possono essere presenti nei sistemi più vecchi

> **Cristalli:** gemme, sfere, sfaccettature. Utilizzati nei sistemi spirituali per potenziare i poteri occulti. Sulle sfaccettature di una grande sfera possono raccogliersi alter ego e frammenti.

> **Specchi:** usati internamente per rafforzare altre sequenze di programmazione, gemellaggio interno e distorsione della programmazione della realtà. Può creare sistemi ombra di sistemi funzionali. Può anche bloccare la programmazione demoniaca.

> **Caroselli:** utilizzati in alcune sequenze di programmazione per confondere gli alter ego all'interno. Spesso sono legate alla rotazione, alla confusione della programmazione interna. Può essere usato per punire gli alter ego interni: se lo dicono, vengono fatti girare sulla giostra.

> **Carte da gioco:** possono essere carte di un mazzo di carte o configurazioni complesse con centinaia di carte all'interno. La programmazione del domino è simile. Tutte le tessere del domino si toccano e se qualcuno cerca di smontare la programmazione, il mazzo cade.

> **Scatole nere:** rappresentano programmi di autodistruzione e scoppio sigillati in una scatola nera per proteggere il sistema. Non deve essere aperta senza un'attenta preparazione e una buona terapia.

> **Mine, trappole:** vedi sopra

> **Ragnatele:** rappresentano la programmazione collegata, con un ragno (programmatore interno) che tesse continuamente la rete e rafforza la programmazione interna e le punizioni. La rete comunica anche con altri sistemi. Può anche rappresentare collegamenti demoniaci interni, intessuti all'interno.

> **Stanze di addestramento interne:** utilizzate come punizione per gli alter ego interni. Rappresenta le sale di addestramento esterne in cui la persona è stata.

> **Pareti interne:** spesso rappresentano barriere amnestiche interne molto grandi. Le pareti possono essere molto spesse, impermeabili o semipermeabili. Un uso tipico di un muro sarà quello di mantenere alti livelli di amnesia tra gli alter ego amnesici del "fronte" o della vita quotidiana e gli alter attivi del "retro" o del culto, che contengono più informazioni sulla storia della vita della persona. La parte posteriore può essere in grado di vedere selettivamente oltre il muro e attraversarlo, ma la parte anteriore sarà completamente ignara dell'esistenza di un muro o di ciò che si trova dietro di esso.

> **Sigilli:** di solito in gruppi di sei o sette, rappresentano il sigillo demoniaco e possono riguardare i tempi finali, il crollo dei programmi e il ruolo all'interno della setta nella nuova gerarchia.

Queste sono alcune strutture di programmazione comuni. Anche in questo caso, esistono molti altri tipi di strutture interne, il cui numero e tipo sono limitati solo dalle capacità creative del formatore e del sopravvissuto.

Il modo in cui queste strutture vengono inserite nella persona è abbastanza simile. Sotto l'effetto di droghe, ipnosi o elettroshock, la persona viene traumatizzata e posta in uno stato di trance profonda. In questo stato di trance profonda, alla persona viene chiesto di aprire gli occhi e di guardare un'immagine proiettata della struttura, un modello 3D o un'immagine olografica utilizzando una cuffia per la realtà virtuale. L'immagine viene avvicinata, grazie a degli ammortizzatori che la avvicinano al campo visivo della persona. Può essere ruotata, se la grafica è disponibile, o si utilizza un'immagine 3D. Si può dire alla persona che sta entrando, se si tratta di un tempio o di una piramide, sotto ipnosi profonda, che ora (l'alter programmato) "vivrà dentro" la struttura, la scatola, la mappa, ecc. Questo servirà anche a rafforzare la programmazione dell'amnesia e dell'isolamento all'interno, poiché la struttura sarà usata per rafforzare i muri tra l'alter/frammento e gli altri alter e frammenti all'interno.

Suggerimenti

Se il sopravvissuto trova delle strutture all'interno, sarà utile innanzitutto cercare di capire PERCHE' sono lì. Qual è il loro scopo? Rafforzare l'amnesia? Isolamento? Programmazione spirituale? Punizione? Contenere sequenze di programmazione pericolose? Questa domanda è importante perché alcune strutture, come muri o barriere interne, potrebbero essere state create non solo dalla setta, ma anche rafforzate dal sopravvissuto come mezzo di protezione interna. Il sopravvissuto potrebbe non voler smantellare troppo rapidamente le strutture interne senza conoscerne lo scopo e il contenuto. Il sopravvissuto e il terapeuta dovranno procedere lentamente. Il primo passo sarà imparare come le strutture sono state messe in atto e quali alter ego sono collegati ad esse. Per esaminare alcune strutture sarà necessaria una preparazione lunga, lenta e attenta, con molta collaborazione da parte del sistema. Questo può avvenire solo dopo anni di terapia intensiva. Ogni sopravvissuto progredirà al proprio ritmo. Se è presente un muro, abbatterlo lentamente, un mattone alla volta, o permettere che una parte di esso diventi semipermeabile può essere un primo passo verso la guarigione. Le apparecchiature nelle aule di formazione possono essere spente e smontate; la stanza può essere trasformata in una stanza sicura, ridipinta e riorganizzata con giocattoli e oggetti sicuri. I computer possono iniziare lentamente a rendersi conto di essere umani e ad assumere gradualmente caratteristiche umane.

I sopravvissuti possono usare la loro creatività per riappropriarsi della loro persona, con il sostegno dei loro terapeuti, e annullare ciò che è stato fatto.

CAPITOLO XI

Programmazione suicida

Ho deciso di scrivere un intero capitolo sulla programmazione suicida, poiché spesso si tratta della programmazione più pericolosa che il sopravvissuto dovrà affrontare nel processo di guarigione. TUTTI I SOPRAVVISSUTI AGLI ILLUMINATI AVRANNO UNA PROGRAMMAZIONE SUICIDA CHE PROTEGGE IL LORO SISTEMA. Ho sottolineato questo punto per ricordare al sopravvissuto la necessità di una buona terapia e di un forte sistema di supporto.

Gli Illuminati sanno e si rendono conto che, con il tempo, i membri del loro gruppo potrebbero iniziare a mettere in discussione il loro operato. Possono anche diventare disincantati dal loro ruolo. Potrebbero persino voler lasciare il gruppo o cercare di smantellare la propria programmazione.

I formatori sono ben consapevoli di questa possibilità e, per evitarla, programmano sempre la suicidalità. La suicidalità, o programmazione suicidaria, può circondare internamente uno o più sistemi. Può essere sovrapposta a più sistemi.

Fin dalla prima infanzia, i sopravvissuti sono stati condizionati a credere che avrebbero preferito morire piuttosto che lasciare la loro "famiglia" (il gruppo degli Illuminati). Questo è il nucleo o la base della programmazione suicida. Sarà strettamente legato alla fedeltà alla famiglia e al gruppo (ricordate che si tratta di un gruppo generazionale e abbandonarlo può significare rinunciare a tutti i contatti con i genitori, i coniugi, i fratelli, gli zii, i cugini e i figli, nonché con gli amici più stretti). Tutte queste persone cercheranno di contattare il sopravvissuto e di attirarlo nuovamente nella setta, chiedendogli "Non ci ami più?" e diventando persino accusatori e ostili se il sopravvissuto non risponde come desiderano. Al sopravvissuto verrà detto che è "pazzo". O che sta delirando. Che la sua famiglia lo ama e che non farebbe mai parte di una setta. I membri della famiglia rimarranno tutti amnesici, a meno che qualcosa non faccia scattare i loro ricordi.

Una delle più comuni sequenze di programmazione suicida inserite all'interno è la programmazione "torna o muori". Un membro della famiglia può attivarla dicendo al sopravvissuto che gli manca e che la famiglia vuole vederlo. Se il sopravvissuto non torna, la programmazione si attiva. Può essere disattivata solo da una parola in codice dell'addestratore o del referente della setta. In questo modo si garantisce che il contatto avverrà di nuovo. Se il sopravvissuto cerca di rompere questa programmazione, avrà bisogno di aiuto, sia interno che esterno, per la sua sicurezza.

Potrebbe essere necessario un ricovero in una struttura sicura che comprenda la DID e la programmazione, nonché la suicidalità, perché gli alter ego interni inizieranno a combattere se la persona cerca di rompere la programmazione. Sono stati programmati per commettere suicidio, per essere spezzati internamente o, per lo meno, per essere puniti severamente, e hanno paura delle ripercussioni di non obbedire. Il sopravvissuto dovrà conoscere questi alter ego interni e rassicurarli sul fatto che non devono più fare il loro lavoro.

La programmazione temporizzata del suicidio è un altro tipo di programma interno. Non richiede il contatto con i membri della famiglia per essere attivato. Infatti, si attiva automaticamente dopo un certo periodo di tempo SENZA contatto con la setta. Gli alter ego di controllo e/o gli alter ego punitivi saranno programmati per suicidarsi se trascorre un certo periodo di tempo senza contatti con l'addestratore. Verrà detto loro che l'unico modo per evitarlo è riconnettersi con l'addestratore, che conosce un codice di comando per interrompere il programma. L'intervallo di tempo può variare da tre a nove mesi, poiché ogni sistema è diverso. I programmi di richiamo possono avere questo tipo di programma come back-up, per garantire che venga rispettato.

La programmazione a sistemi stratificati è una forma particolarmente complessa di programmazione del suicidio in cui diversi sistemi (fino a sei alla volta) sono programmati per innescare simultaneamente la programmazione del suicidio. Questo tipo di programmazione richiede sempre il ricovero in ospedale per la sicurezza del sopravvissuto.

La programmazione dell'onore e del disonore è comune nei sistemi militari. In questo caso, ai militari viene detto che un soldato "onorevole e coraggioso" si suiciderà piuttosto che rivelare segreti o lasciare la sua unità.

L'agenda del "non dire niente" è spesso rafforzata da un'agenda suicida.

Il programma di negazione dell'accesso, che impedisce l'accesso non autorizzato all'esterno e all'interno, sarà spesso rafforzato da un programma di suicidio/omicidio o da entrambi.

Quasi tutti i programmi di suicidio sono impostati per garantire l'obbedienza continua al programma della setta, per assicurare una riconnessione regolare o per impedire all'individuo o a un estraneo di accedere al sistema della persona senza autorizzazione (cioè con i codici di accesso corretti, che i formatori sono attenti a usare all'inizio di ogni sessione). Spesso blocca la terapia, perché il sopravvissuto è giustamente terrorizzato di morire se rivela il suo mondo interiore o la sua storia.

Suggerimenti

In primo luogo, il sopravvissuto e il terapeuta devono determinare quale programmazione suicidaria è presente (è probabile che sia presente, non è necessario chiedere SE è presente). La comunicazione interna e la ricerca degli alter ego o dei frammenti che contengono la programmazione suicidaria saranno importanti. La sicurezza fisica, con un estraneo sicuro o in ospedale, mentre si lavora sulla programmazione suicidaria è estremamente importante, poiché questa programmazione può portare il sopravvissuto a comportamenti autodistruttivi o a rientrare nella setta. Il trattamento della programmazione suicidaria richiede che il sopravvissuto e il terapeuta abbiano un buon sistema di comunicazione interna. Questo è estremamente importante, poiché il sopravvissuto avrà bisogno di una cooperazione interna per smantellare la suicidalità.

Può essere utile far sapere agli alter ego interni che non devono più fare il loro lavoro, che possono cambiare. Anche l'orientamento alla realtà, facendo sapere loro che se uccidono il corpo, moriranno, può essere d'aiuto (spesso queste parti sono state ingannate nel credere che non moriranno, se fanno il loro lavoro. Hanno quindi bisogno di sentire la verità.) Può essere utile se gli alter ego di controllo, alter ego di alto livello che hanno influenza sul sistema, accettano di aiutare il terapeuta a smantellare la programmazione. Ma è importante sapere che verranno messe in atto alcune sequenze interne di suicidio e che nemmeno i controllori saranno in grado di smantellarle. Di grande aiuto sarà anche la creazione di un comitato di sicurezza interno il cui compito principale è quello di garantire la sicurezza del corpo e di chiedere aiuto nel caso in cui la programmazione suicidaria cominci ad instaurarsi, PRIMA CHE AVVENGA L'ATTO.

Man mano che il sopravvissuto sviluppa fiducia nel terapeuta e si rende conto del valore della vita e del fatto che la vita può essere molto migliore di quanto sia mai stata, diventerà più disposto a chiedere aiuto in caso di suicidio. Il sopravvissuto può anche scoprire di trovarsi di fronte a una profonda disperazione. Questa disperazione può essere stata usata dalla setta per mettere in atto un programma suicida, ma non si tratta di un programma vero e proprio. Un nucleo diviso molto giovane può aver assunto molti dei sentimenti di disperazione, impotenza, fallimento e desiderio di morte che il bambino ha provato crescendo in un'atmosfera terribilmente violenta. Non si tratta di programmazione, ma di sentimenti reali, e sarà importante distinguerli dalla programmazione. Se compare la disperazione di base, l'alter che la contiene può anche affermare di essere stato addestrato a non commettere suicidio o a rinunciare. Gli addestratori lo faranno se la disperazione inizia a sopraffare il soggetto in tenera età, per evitare che il bambino si suicidi.

I cognitivi, gli aiutanti e i nutritori del sopravvissuto dovranno essere riuniti per aiutare quella parte del nucleo a guarire. Ci saranno dolore e angoscia intensi e legittimi per l'immenso dolore che il bambino ha sopportato. Si esprimerà disperazione. Può essere utile che gli alter ego con ricordi più felici cerchino di condividere i loro ricordi con questa parte molto giovane. Anche il sostegno e l'attenzione esterni possono fare una grande differenza. La guarigione dell'immenso dolore causato da questa scissione centrale richiederà molto tempo e non deve essere affrettata. Gli antidepressivi possono aiutare, poiché la depressione può essere condivisa da tutti i sistemi. Messaggi di speranza, esperienze nuove e positive possono aiutare il sopravvissuto a superare questa situazione, così come il giornalismo, la poesia, l'arte e il collage di sentimenti. Il tempo, la pazienza, il sostegno, la capacità di esprimere i sentimenti in modo sicuro e la sicurezza fisica, se necessario, saranno di grande aiuto per aiutare il sopravvissuto a superare questi problemi.

CAPITOLO XII

Impedire l'accesso al sopravvissuto

Questo capitolo è di gran lunga uno dei più importanti che ho scritto in questo libro. Perché? La deprogrammazione non può avere successo se la persona è ancora in contatto con i suoi abusatori.

I sopravvissuti fanno un passo avanti, per poi ritrovarsi internamente sconfitti. Tutti gli sforzi fatti in terapia saranno annullati o messi in discussione. I sopravvissuti e il loro terapeuta scopriranno di avere difficoltà a trovare degli alter ego interni. Interi sistemi possono rompersi. Può emergere un sistema di presentazione del bambino.

I confonditori e i disturbatori prenderanno il controllo delle sessioni di terapia e i bloccatori bloccheranno la terapia.

Nessun capitolo potrà mai essere del tutto esaustivo su come evitare un nuovo contatto. Condividerò alcuni dei modi più comuni in cui la setta e i formatori tentano di riaccedere agli individui e fornirò alcune tecniche per evitarli.

La setta ha tutto l'interesse a mantenere i suoi membri. Dopo tutto, ha passato generazioni a dire ai suoi membri che se se ne andranno, moriranno, saranno uccisi o diventeranno psicotici. È molto spiacevole per loro vedere qualcuno che è molto vivo e chiaramente non psicotico andarsene. I membri più riluttanti, inoltre, mettono in dubbio la veridicità di ciò che è stato detto loro se vedono qualcuno andarsene. La partenza di un membro può spezzare la presa di alcuni programmi sugli altri membri. I formatori odiano particolarmente vedere qualcuno andarsene e la notte digrignano i denti su questo argomento. La partenza di un membro dal culto è considerata un fallimento della formazione e i formatori possono essere puniti severamente.

La setta ha quindi trovato alcuni modi per tenere con sé i suoi membri, volenti o nolenti. Questi mezzi includono, ma non si limitano a

E.T. phone home: l'individuo avrà delle personalità il cui unico compito è quello di chiamare e riferire all'addestratore o al leader del culto. Spesso si tratta di bambini piccoli che vogliono solo essere accontentati, hanno bisogno di attenzioni e cure e vengono altamente ricompensati quando richiamano il leader della setta. Ogni sopravvissuto che tenta di lasciare la setta si trova di fronte all'esigenza di telefonare a casa. Di telefonare ai propri abusatori. Di telefonare agli amici che fanno parte del gruppo. Di chiamare i genitori, i fratelli, i cugini o le zie. Questo impulso può talvolta diventare irresistibile e, peggio ancora, il sopravvissuto può essere del tutto inconsapevole del fatto che le persone che sta chiamando sono membri del culto che lo stanno esortando, in codice, a tornare. Le frasi più comuni sono: la tua "famiglia" ti ama, ti manca, ha bisogno di te. Così e così è malato e ha bisogno di vederti. Sei così speciale per noi. Sei molto prezioso. Devi venire a trovarci. Perché sei così distante? Perché non abbiamo avuto tue notizie ultimamente?

L'elenco è lungo. Frasi morbide e gentili con doppio significato, pronunciate durante le sessioni di addestramento. Gli addestratori non sono stupidi e sanno che se i membri della setta dicessero "vieni alla riunione rituale a mezzanotte della prossima settimana", il sopravvissuto correrebbe dall'altra parte per avere la conferma che non si sta inventando tutto. Per questo motivo inseriscono messaggi in codice dietro frasi innocue come quelle descritte sopra.

Questi e altri messaggi hanno lo scopo di attivare la programmazione dei contatti.

Nella programmazione di ricontatto (TUTTI I MEMBRI ILLUMINATI HANNO UNA PROGRAMMAZIONE DI RICONTATTO, NON È MAI LASCIATA AL CASO), la persona ha parti il cui unico compito è quello di avere un contatto con il suo addestratore o con il leader della setta, o con il responsabile (la persona un gradino sopra di lei nella setta). Queste parti sono pesantemente programmate, attraverso droghe, ipnosi, shock, torture, per entrare nuovamente in contatto. L'individuo si sentirà agitato, tremante, lamentoso, spaventato se cerca di rompere questa programmazione. Questa programmazione è spesso collegata o associata alla programmazione suicidaria (si veda il capitolo precedente per maggiori informazioni sulla programmazione suicidaria). Il paziente può sperimentare sintomi di stress post-traumatico, persino programmi di flooding e sequenze di autopunizione interna, mentre lotta internamente con questa programmazione.

I fratelli sono spesso addestrati ad accedere l'uno all'altro utilizzando codici speciali. Ricordate che... Può essere la ragione di questo fenomeno. Si possono usare anche le frasi "Ti voglio bene" o "La tua famiglia ti vuole bene". Le frasi sono personalizzate, a seconda dei membri della famiglia e del background della persona.

Alcuni indumenti o gioielli indossati possono essere utilizzati per enfatizzare un sistema di fedeltà al culto, come un sistema di codici colore o di gioielli. La persona deve assomigliare fisicamente alla persona che le è stata assegnata nella sequenza di programmazione, in modo che una persona che indossa una spilla di rubino, ad esempio, non faccia emergere inavvertitamente degli alter ego. Questo tipo di indizio si baserà sul riconoscimento visivo di una persona, oltre che sul colore dei vestiti o dei gioielli indossati in un certo modo.

Le telefonate di familiari, amici e membri della setta preoccupati inonderanno le linee telefoniche e la segreteria telefonica del sopravvissuto, soprattutto durante la fase iniziale di uscita.

Le chiamate di riaggancio, tre o sei di seguito, o le chiamate in cui si sente una serie di toni, possono essere usate come spunto per richiamare la persona e attivare la programmazione interna.

I biglietti o le lettere di compleanno, di festa o di "ci manchi" possono essere inviati con codici di attivazione.

È possibile inviare fiori con un certo numero di fiori o di un certo colore. Le margherite possono attivare una programmazione interna.

Le possibilità sono quasi infinite, a seconda degli addestratori, del gruppo a cui la persona appartiene e delle persone a cui è più legata nella setta. Verranno organizzate sessioni di addestramento speciali, con parole in codice e indizi incorporati nella programmazione del sistema.

Se tutto il resto fallisce, subentra l'ostilità. Si sentirà dire "non ti piacciamo", anche se il sopravvissuto ha ripetutamente affermato di essere interessato. I limiti stabiliti con i membri della setta saranno interpretati come una mancanza di interesse o un ritiro. Le accuse, il senso di colpa, la rabbia e la manipolazione saranno usati come ganci per far sentire il sopravvissuto in colpa per essersi ritirato dalla setta.

Il programma di isolamento può essere attivato quando il sistema di supporto della setta viene rimosso dalla vita del sopravvissuto e questi si sforza di sviluppare relazioni sane e appropriate al di fuori della setta. Spesso il terapeuta sarà l'ancora di salvezza e l'unico sostegno del sopravvissuto all'inizio. La persona può rapidamente cadere in relazioni di codipendenza o in relazioni con altri sopravvissuti per riempire il vuoto nella sua vita. Nel peggiore dei casi, alla ricerca disperata di cure e sentendosi isolata, stringerà amicizia con la prima persona premurosa che incontra. Questa persona potrebbe essere un membro di una setta, inviato per stringere una rapida amicizia. I sopravvissuti dovrebbero diffidare delle "amicizie istantanee" o dei legami immediati con gli altri. La maggior parte delle buone relazioni richiede tempo e impegno.

Suggerimenti

Uno dei compiti di sicurezza più difficili, ma più importanti, sarà quello di far sì che un sistema di presentazione totalmente amnesico si renda conto dell'identità dei suoi aggressori. Sembrerà incredibile quando parti della schiena si faranno avanti in terapia e riveleranno che membri della famiglia amati, o anche solo tollerati, fanno parte della setta. Credere a queste parti e ascoltarle sarà fondamentale per la sicurezza. I protettori saranno importanti per la sicurezza del sopravvissuto, soprattutto se sono disposti a rinunciare alla loro fedeltà alla setta e ad aiutare la persona a rimanere al sicuro. La responsabilità esterna nei confronti di persone sicure è estremamente importante. Il problema è che i sopravvissuti generazionali degli Illuminati sono stati spesso circondati per tutta la vita da una rete di altri membri della setta. A loro insaputa, gli amici e i familiari più stretti fanno parte del gruppo. L'amnesia è il pericolo maggiore per i sopravvissuti nelle prime fasi, poiché si fidano delle persone prima di ricordare che non sono al sicuro.

Un sopravvissuto può ricordare che il padre lo portava ai rituali e credere che la madre o la nonna siano al sicuro. Solo più tardi, in terapia, ricorderà che la madre o la nonna erano in realtà il suo allenatore, poiché i ricordi più dolorosi tendono ad arrivare più tardi. Il sopravvissuto può ricordare l'abuso rituale solo nella prima infanzia e pensare di essere stato liberato a una certa età. Si tratta di un caso estremamente raro, poiché il gruppo ha compiuto anni di sforzi per addestrarlo. Nelle famiglie generazionali, non si tratta quasi mai di "lasciare andare" qualcuno. A volte, però, vengono forniti ricordi falsi o schermati, soprattutto se sono in terapia, per confondere il sopravvissuto e il terapeuta.

Il cliente dovrà ascoltare e credere alle parti interne che hanno più informazioni di lui e prendere le misure appropriate per proteggersi. A questo punto, probabilmente dovrà interrompere ogni contatto con gli autori del reato. Anche in questo caso, la responsabilità esterna è fondamentale. I rifugi, le case di accoglienza per le donne o le famiglie della chiesa possono essere delle alternative. Una delle cose peggiori che la vittima possa fare è isolarsi, camminare da sola a tarda notte o andare in campeggio da sola nei boschi. Il rapimento avviene spesso in questi scenari, quando la vittima è sola e vulnerabile. Dei coinquilini sicuri possono aiutare a tenere la vittima al sicuro.

Chiudere il telefono nel bagagliaio dell'auto può essere utile se la programmazione telefonica è intensa. Questo permette al sopravvissuto di svegliarsi o di interrompere le telefonate, se un alter ego deve alzarsi, trovare le chiavi dell'auto, accendere la luce, uscire, aprire il bagagliaio dell'auto, riportare il telefono e ricollegarlo prima di fare una telefonata.

Può essere utile anche stabilire un sistema di supporto attraverso gruppi di sostegno sicuri, un buon terapeuta, la chiesa o il lavoro. Se possibile e pratico, può essere utile trasferirsi dalla città o dallo Stato in cui il sopravvissuto era attivo nella setta. Perché? Ricordate che l'intera rete di supporto del sopravvissuto era la setta della sua città. I formatori e/o i membri della famiglia hanno investito tempo e sforzi nel sopravvissuto e hanno un interesse personale al suo ritorno. Se il sopravvissuto si trasferisce abbastanza lontano, il gruppo di culto della sua nuova città o stato non lo conoscerà altrettanto bene e non avrà una lunga storia con lui. Questo può contribuire a ridurre il rischio di riaccedere alla setta, insieme a una buona terapia e a una rete di sostegno sicura.

Il sopravvissuto dovrà comunque ricostruire il suo sistema di sostegno, quindi perché non farlo il più lontano possibile dalle persone che ha conosciuto e che potrebbero fargli del male? Per il sopravvissuto, vedere il suo ex allenatore che cammina per strada verso di lui può essere un'intensa causa scatenante, e il suo doppio interiore può essere destabilizzato o sentirsi insicuro. Questo è un caso in cui la distanza è una buona cosa.

Attenzione, però, anche se il sopravvissuto si sposta, dovrà lavorare intensamente per bloccare la programmazione interna di ricontatto, o rischierà di essere riconnesso rapidamente. Gli addestratori spesso inviano i codici di sistema e le griglie della persona via Internet ai gruppi di culto della nuova città e cercano di inviare qualcuno che assomigli fisicamente all'addestratore o a un familiare per entrare in contatto con il sopravvissuto.

La comunicazione interna e la comunicazione agli alter ego interni della possibilità di cambiare lavoro sono di grande aiuto. Premiate i giornalisti interni che cambiano fedeltà e si impegnano per la sicurezza del sopravvissuto. La setta li ricompensava per aver fatto il loro lavoro; ora il sopravvissuto può ricompensarli per aver cambiato lavoro. Sviluppare nuovi interessi, lavori o hobby che possano aiutare il sopravvissuto a incontrare nuove persone sicure. Il sopravvissuto potrebbe voler mettere in pratica le capacità di amicizia nei gruppi di sostegno, purché siano condotti da terapeuti affidabili e sicuri.

Tenete presente che i giorni festivi sono spesso date importanti per il riaccesso. Esistono calendari che riportano le festività importanti per i gruppi ars. Anche i compleanni sono date in cui ci si aspetta che la persona ritorni e potrebbero esserci dei programmi in merito.

Potrebbe essere necessario interrompere anche i programmi di promemoria (in cui alla persona viene assegnata una data o una vacanza specifica in cui deve tornare al culto, o essere punita). Permettere agli alter ego che sono stati sottoposti a questa programmazione di condividere i loro ricordi, riconoscere i loro bisogni e cercare di soddisfarli in modo sano sono tutti fattori di guarigione.

Il sopravvissuto dovrà attraversare un periodo di lutto per la perdita dei contatti con i familiari e gli amici della setta. A prescindere dall'abuso e dall'antipatia, può essere molto difficile rompere con gli autori, soprattutto se erano le uniche persone vicine al sopravvissuto. Il sopravvissuto deve riconoscere la difficoltà di creare un nuovo gruppo di sostegno sano e non legato alla setta. Il sopravvissuto deve riconoscere che l'apprendimento di nuove abilità e lo sviluppo di amicizie sane richiederanno tempo.

Una domanda spesso sollevata dai sopravvissuti è: fino a che punto dovrei raccontare il mio passato agli altri? Si tratta di una decisione individuale che il sopravvissuto e il terapeuta dovrebbero valutare insieme. In generale, è meglio essere cauti, perché se il sopravvissuto racconta troppo del suo passato, potrebbe attirare a sé le persone sbagliate.

Queste persone possono essere disfunzionali o membri di una setta. In genere è meglio basare le nuove amicizie non di culto sugli aspetti sani della persona all'inizio e condividere gradualmente piccole informazioni man mano che l'amicizia progredisce e la condivisione sembra appropriata. Con il tempo e l'opportunità, il sopravvissuto imparerà l'importanza di confini appropriati e vorrà avere relazioni più sane nella sua vita.

CAPITOLO XIII

Programmazione a guscio, guida interna, sperimentazione umana, codici funzione

Alcune parti di questo capitolo possono essere estremamente scioccanti, si prega di leggere con cautela e solo con un terapeuta se si è sopravvissuti.

La programmazione a guscio è una forma di programmazione utilizzata per creare un "guscio" all'esterno, attraverso il quale si esprimono altri alter ego all'interno. È progettata per nascondere la molteplicità della persona al mondo esterno e funziona molto bene con sistemi altamente frammentati. Richiede inoltre una persona in grado di dissociare ad alto livello.

Come avviene: nel caso della programmazione a guscio, l'addestratore spesso prende una maschera di plastica o di vetro trasparente e la pone davanti al soggetto. Il soggetto sarà estremamente traumatizzato, scioccato, drogato e gli verrà detto che lui (l'alter ego di fronte) è la "maschera" che vede. Il loro compito sarà quello di essere un guscio, o una voce, per coprire gli altri dietro. Queste parti saranno così traumatizzate che si vedranno letteralmente come un guscio, senza sostanza o corpo reale.

Gli altri interni saranno poi invitati ad avvicinarsi agli alter ego del "guscio" e a usare la loro voce per coprire la propria. Questo permette una maggiore frammentazione della persona, pur riuscendo a nasconderla al mondo esterno, poiché gli alter ego interni impareranno a presentarsi attraverso il guscio. Gli alter nel guscio si vedono sempre come "chiari" e non sono codificati a colori se la codifica a colori è presente in altri sistemi.

Suggerimenti

È importante capire che ciò che il sistema sta facendo in realtà è una co-presentazione, anche se non è cosciente. Affinché un programma di shell funzioni, gli alter ego della shell sono stati educati a consentire la co-presentazione con gli altri alter del sistema. Gli altri alter ego che stanno dietro non sono sempre consapevoli di ciò che sta accadendo e gli alter ego che stanno davanti, in particolare, non sanno di essere "controllati" per la co-presentazione.

Riconoscere il trauma che si è verificato e scoprire da dove provengono i frammenti di guscio sarà utile. Consentire agli alter ego del guscio e agli altri alter ego di riconoscere che è così che si sono presentati e perché, è un passo importante. Gli alter ego posteriori possono quindi iniziare a presentarsi senza passare attraverso il guscio e la persona può sembrare "più multipla" di quanto non sia mai stata per un po', con accenti o voci giovanili che emergono. In realtà, ciò che accade è che il retro si presenta senza mascherare ciò che è attraverso il guscio. Nel frattempo, gli alter ego dell'involucro possono decidere di raggrupparsi, per avere più forza, e possono decidere di cambiare lavoro. Ogni sistema deciderà cosa è meglio per lui.

Consulenza interna

I sopravvissuti ai programmi degli Illuminati avranno sempre una forma di gerarchia al loro interno. Questo perché il culto stesso è molto gerarchico e pone tale gerarchia all'interno dell'individuo. Quale modo migliore di ispirare fedeltà a un leader se non quello di collocare il leader nella testa della persona? I formatori sono essi stessi molto attenti alla gerarchia. Sanno che un sistema senza gerarchia e senza un leader all'interno che diriga le cose è un sistema nel caos. Non lasceranno il sistema della persona senza un leader all'interno.

Molti formatori assumono il ruolo della persona, a scapito dei programmatori o dei formatori interni. Questo perché sono egoisti, ma anche perché sfruttano un fenomeno ben noto della natura umana: LE PERSONE TENDONO A INTEGRARE I LORO ABUSATORI. Il sopravvissuto può essere inorridito dal fatto di trovare in sé un rappresentante di uno dei suoi peggiori aggressori, ma si tratta di un meccanismo di sopravvivenza. Uno dei principi del comportamento umano è che le persone spesso puniscono chi li imita meno. Un nazista brutale sarà meno propenso a punire un altro nazista brutale, ma disprezzerà e punirà una persona debole e piangente. Il sopravvissuto, quindi, interiorizzerà il nazismo brutale in lui per evitare di essere ferito. Il sopravvissuto può imitare l'accento, i modi di fare e persino rivendicare la storia della vita del colpevole come propria.

L'ultima forma di interiorizzazione è l'interiorizzazione del consiglio gerarchico. Sotto l'influenza del dolore, dell'ipnosi e delle droghe, la persona impara a incorporare un gruppo altamente dissociato al suo interno per guidare gli altri. Questi gruppi sono spesso creati da divisioni del nucleo, perché gli addestratori vogliono che siano alter ego estremamente forti e stabili nel sistema.

Si possono osservare triadi di tre anziani. I mazzi possono avere un tabellone principale di tre persone.

I gioielli avranno una triade, composta in molti sistemi da un rubino, uno smeraldo e un diamante, a governare sugli altri.

E, naturalmente, si può trovare un "consiglio direttivo" interno, un "sistema dall'alto", "maestri ascesi", un "consiglio supremo", un consiglio regionale, un consiglio mondiale, ecc. I consigli che si trovano variano a seconda dei sopravvissuti.

Questi gruppi interni corrispondono grosso modo ai gruppi esterni. Spesso, all'età di dodici anni, il bambino o il giovane viene introdotto in questi gruppi con una cerimonia formale di passaggio alla maggiore età. Questa cerimonia è considerata un onore e prevede che il bambino venga traumatizzato e accetti la guida del consiglio per il resto della sua vita. Al bambino viene promessa una fedeltà indiscussa. Ci possono essere altre occasioni in cui la persona sarà costretta a comparire davanti ai consigli nel corso della sua vita, per essere giudicata, messa alla prova, punita o educata. Questi consigli saranno visti come detentori del potere di vita e di morte e il bambino o il giovane farà di tutto per ottenere il loro favore. Il bambino lo interiorizzerà. Il formatore aiuterà l'interiorizzazione, utilizzando fotografie o immagini olografiche di persone per "bruciarle". A ciascun membro del gruppo verranno assegnati diversi compiti di leadership.

Non è raro che il sopravvissuto includa uno o entrambi i genitori o i nonni nella gerarchia di leadership interna nel caso di un sopravvissuto generazionale.

Gli alti sacerdoti e le sacerdotesse possono far parte dei consigli di governo interni. Suggerimenti:

I quadri interni sono spesso tra i più resistenti e ostili alla terapia, soprattutto nelle prime fasi. Si scontrano verbalmente con il terapeuta o si rifiutano di parlargli, ritenendo che sia "al di sotto delle loro competenze". Imitano gli atteggiamenti altezzosi e gerarchici a cui sono stati esposti per tutta la vita.

Sono anche quelli che hanno più da perdere se il sopravvissuto lascia la setta e possono combattere questa decisione con le unghie e con i denti. Spesso sono gli alter ego ad avere un "atteggiamento".

Il sopravvissuto e il terapeuta devono riconoscere che queste persone avevano bisogni importanti che venivano soddisfatti all'interno della setta. Ignorare questo aspetto e discutere con loro non farà altro che rafforzare la loro convinzione che i terapeuti siano persone stupide e ignoranti. Riconoscete il loro ruolo interno, ma sottolineate con delicatezza la realtà. Cercate di ottenere il loro aiuto per aiutare il sopravvissuto a diventare più forte. Discutete onestamente dei pro e dei contro dell'abbandono della setta. Si tratta di alter ego altamente intellettuali che hanno bisogno di esprimere le loro preoccupazioni e i loro dubbi. È importante stabilire dei buoni confini e non permettere l'abuso verbale del terapeuta. Questi alter ego sono abituati a "spingere le persone" verbalmente e sono stati premiati per questo prima della terapia. Ora hanno bisogno di imparare nuove abilità e comportamenti di fronteggiamento, e questo processo può richiedere tempo. Permettete loro di esprimere la loro rabbia, insoddisfazione e paura per la decisione di lasciare la setta. Offrite loro un nuovo lavoro con la persona che gestisce i comitati di sicurezza o addirittura i comitati decisionali.

A volte un sistema che si è liberato dal culto e non ha una gerarchia esterna a cui rendere conto attraversa un breve periodo di caos quando si diffonde la notizia: siamo liberi e non dobbiamo più fare quello che il culto ci dice di fare! Possono scoppiare centinaia di discussioni interne su cosa faremo per vivere, dove andremo a vivere, cosa mangeremo, quali sono i nostri hobby. Tutti vogliono uscire, vedere il giorno e vivere questa nuova vita libera. Ma la libertà può causare uno squilibrio con tutti i cambiamenti che stanno avvenendo all'interno. L'aiuto della gerarchia interna e la creazione di una democrazia limitata con regole di base possono essere utili in questo periodo. Non smantellate la gerarchia interna da un giorno all'altro, altrimenti i sistemi saranno senza timone. Cercate il loro aiuto per indirizzare il sopravvissuto nella giusta direzione. Le cose si sistemeranno dopo un po', quando i sistemi impareranno ad ascoltarsi a vicenda, a votare sulle idee e a muoversi insieme nella stessa direzione.

Sperimentazione umana

Questa è una delle cose più gravi che si verificano ancora oggi con gli Illuminati. Gli Illuminati sono famosi per aver deciso, anni fa, di "diventare scientifici" e di incorporare la sperimentazione scientifica nei loro principi di formazione. Si tratta di un'area in cui hanno rotto con altri gruppi più tradizionali, che seguivano ancora "principi spirituali".

Gli Illuminati decisero di utilizzare dati scientifici, in particolare nel campo delle scienze psichiatriche e comportamentali, per guidare le loro pratiche di formazione. Questa pratica divenne apertamente nota durante la Seconda Guerra Mondiale, quando il mondo venne a conoscenza degli esperimenti condotti sugli ebrei e su altri gruppi nei campi di concentramento, ma gli esperimenti sugli esseri umani si erano svolti in silenzio per anni prima di diventare clandestini.

E non si fermò nemmeno alla fine della guerra. Gli addestratori e gli scienziati tedeschi furono sparsi in tutto il mondo e nascosti, dove continuarono a insegnare ad altri i principi che avevano imparato e a continuare i loro esperimenti.

Alcuni di questi esperimenti sono stati finanziati dal governo attraverso gruppi come la CIA e la NSA. Gli Illuminati avevano infiltrati in questi gruppi, che utilizzavano i principi scoperti e li condividevano con i propri istruttori.

La sperimentazione continua ancora oggi. Viene fatta in segreto. Il suo scopo è quello di contribuire a migliorare e creare tecniche di addestramento più sofisticate. Si tratta di prevenire i "fallimenti della programmazione", o "PFS", come vengono chiamati nella setta.

A molti, se non a tutti, i sopravvissuti è stato detto che erano solo un esperimento. Questo può essere vero o falso. Gli addestratori amano dire ai loro soggetti che sono esperimenti, anche se non lo sono, per diversi motivi:

1. Crea nel soggetto un'immensa paura e un senso di impotenza (pensa tra sé e sé che se questo è un esperimento, dovrò lavorare molto duramente per sopravvivere).

2. Questo svaluta enormemente la persona. Sentirà di non avere un vero valore come essere umano, di essere solo un esperimento. Una persona che si sente svalutata non se ne cura e sarà disposta a fare cose che non farebbe se sentisse un certo valore, una certa umanizzazione.

3. Questo dà al formatore un potere extra, in quanto può avviare o interrompere l'"esperimento". Quasi sempre, quando alla persona viene detto che è un esperimento, non è così. Quando gli addestratori e i membri di una setta fanno effettivamente degli esperimenti, i soggetti non vengono mai informati, perché questo potrebbe distorcere i risultati. La paura potrebbe

interferire con gli effetti delle droghe e falsare i risultati. Gli esperimenti di culto più recenti hanno riguardato gli effetti delle droghe: l'uso di diverse droghe, sia da sole che in nuove combinazioni e dosaggi, per indurre stati di trance e aprire la persona all'addestramento. Si cercano droghe che riducano l'intervallo di tempo necessario per indurre lo stato di trance, che siano rapidamente metabolizzate e che non lascino residui rilevabili il giorno dopo.

Scienza comportamentale: osservazione e registrazione dei dati relativi ai diversi parametri ambientali sul comportamento umano. Modificare l'ambiente.

Elogi e punizioni come motivatori

Tecniche di isolamento: registrazione dei dati fisiologici e psicologici di diversi metodi di isolamento. Rimozione, aggiunta, combinazione di diversi metodi di isolamento sensoriale e l'effetto di ciascuno di essi.

Efficacia della realtà virtuale nella programmazione attuativa. Efficacia dei nuovi dischi creati per incorporare la programmazione. Gli esperti di grafica e informatica della setta lavoreranno per creare dischi VR migliori e più efficaci, che saranno testati per verificarne l'efficacia sui soggetti della setta. La setta vuole una standardizzazione sempre maggiore e meno spazio per l'errore umano e la debolezza nelle sue tecniche di addestramento, quindi sta usando attrezzature e video sempre più tecnologici. I tentativi di rompere la programmazione, di far fallire il programma, di registrare ciò che funziona e ciò che non funziona e di sviluppare nuove sequenze per prevenire il PQ. I soggetti sotto ipnosi sono istruiti a cercare di rompere certe sequenze di programmazione interna. I modi in cui lo fanno e ciò che sembra essere efficace vengono riferiti ai formatori, che poi creano nuovi programmi per prevenire la rottura della programmazione.

Armonia/luce, deprivazione sensoriale e sovrastimolazione e i loro effetti neurologici e fisici. Si sperimentano costantemente nuove combinazioni di input sensoriali per determinare quelle che danno i risultati più duraturi e che possono essere raggiunte rapidamente.

Il culto cerca sempre di trovare modi nuovi, migliori e più veloci per scomporre gli argomenti, introdurre la programmazione e impedire che la programmazione fallisca.

Questo è il risultato di molte delle ricerche che ha condotto. I risultati di questa ricerca vengono condivisi in tutto il mondo, sia tramite Internet, sia tramite telefonate e conferenze internazionali di formatori, dove i formatori di tutto il mondo condividono i risultati delle loro ricerche. Le nuove tecniche vengono incorporate da altri gruppi desiderosi di scoprire ciò che viene scoperto.

Suggerimenti

Se avete una programmazione sperimentale, dovete sapere che gli alter ego che sono stati utilizzati sono molto traumatizzati. Si sentono svalutati, meno che umani, e questo è stato fortemente rafforzato dagli addestratori che hanno lavorato con loro. Probabilmente non sono stati usati negli esperimenti iniziali, come descritto sopra, ma potrebbero essere stati usati in esperimenti di secondo livello.

Vi spiego il significato di questi termini.

I migliori formatori e leader avvieranno un esperimento con un nuovo farmaco. Impareranno a manipolare i dosaggi e a registrare tutti i fatti osservabili su centinaia di soggetti. Quando avranno raccolto abbastanza dati, permetteranno che vengano utilizzati dagli addestratori nei gruppi locali. L'esperimento sarà ancora considerato sperimentale, ma sarà un esperimento di secondo livello e non di primo. In questa fase, a tutti i formatori dei gruppi locali verrà chiesto di registrare e segnalare eventuali reazioni avverse ai farmaci, i dosaggi abituali richiesti, ecc. Questi dati vengono raccolti in database (sì, la setta è entrata nell'era dei computer), all'interno di file criptati, che verranno poi inviati a una base centrale a Langley, in Virginia.

Gli alter ego utilizzati negli esperimenti, o a cui viene detto che sono esperimenti, devono capire che hanno un valore. Devono rendersi conto di essere stati sottoposti a un'intensa programmazione e devono avere la possibilità di esprimersi e discutere le loro esperienze. La paura associata alla convinzione di essere un esperimento deve essere affrontata in modo adeguato. Saranno arrabbiati per la disumanizzazione, l'intenzionalità e la freddezza di ciò che hanno vissuto, e a ragione. Potrebbero provare risentimento per gli effetti che le esperienze e le procedure subite hanno avuto nella loro vita attuale, e avrebbero bisogno di elaborare il lutto per la perdita dell'immagine corporea, la perdita di fiducia nelle persone, il senso di tradimento e di impotenza che hanno provato durante le procedure. Potrebbero voler tenere un diario o fare dei disegni delle loro esperienze.

Un terapeuta caloroso ed empatico che ascolti, creda e non minimizzi ciò che si è vissuto è prezioso in questa fase. Anche permettere ai cognitivi interni e agli aiutanti di ancorare le parti che hanno avuto esperienze sensoriali bizzarre e creare "comitati di ancoraggio" interni sarà di aiuto. Potrebbe essere necessario un ulteriore supporto per affrontare esperienze e sensazioni così intense.

Codici funzione

I formatori inseriscono nei sistemi del soggetto un modo speciale di organizzare i frammenti relativi al lavoro per cui sono stati formati. Questi codici sono chiamati codici funzione e ne esistono tre tipi principali:

Codici di comando: sono comandi irreversibili, introdotti al livello limbico del condizionamento. Il primo codice che viene sempre introdotto è il comando "halt", che ferma il soggetto sulle sue tracce ed è il primo codice che ogni nuovo addestratore impara. Impedisce al soggetto di uccidere il suo addestratore, se è stato sottoposto a MK ULTRA o ad altri addestramenti all'omicidio.

Altri codici di controllo includono: codici di distruzione del sistema (suicidio), codici di burst, codici di cancellazione e codici anti-suicidio.

Codici di accesso: si tratta di codici specializzati, spesso codificati come brevi messaggi o codici numerici, che consentono l'accesso al sistema della persona. Un formatore inizierà sempre una sessione ripetendo il codice di accesso personale completo della persona, che le consentirà di entrare nel sistema senza attivare le trappole e le protezioni interne. Questi codici possono anche dipendere dal riconoscimento visivo e vocale della persona che li fornisce. In altre parole, il sistema risponderà ai codici solo se a fornirli sarà una persona apparentemente autorizzata, come ad esempio l'allenatore della persona. Questo per evitare l'accesso non autorizzato o l'uso della persona da parte di altre persone al di fuori del gruppo di culto locale.

Codici funzione: sono i "codici lavoro" o codici di lavoro all'interno del sistema. Spesso diversi di essi sono codificati per essere collegati tra loro e svolgere un compito. Di solito si tratta di una lettera, ad esempio una lettera dell'alfabeto greco, combinata con una sequenza numerica che corrisponde al loro posto nella griglia interna o nel paesaggio.

Suggerimenti

Se il sopravvissuto ha codici di funzione o altri codici interni, sarà utile che i vari controllori del sistema li condividano con la persona. La persona può quindi conoscere i frammenti, ascoltare la loro storia e aiutarli a iniziare a raggrupparsi con altre parti interne. Può essere utile trovare il modello da cui questi codici sono stati frammentati e aiutare il modello a capire come è stato traumatizzato per creare questi frammenti.

A proposito dei deprogrammatori: spesso le persone che si definiscono deprogrammatori cercano di trovare questi codici e di aiutare la persona. Si tratta di una decisione individuale di ogni sopravvissuto e di ogni terapeuta. Ci possono essere eccellenti deprogrammatori, ma io sono sempre stato estremamente cauto e non ne ho mai usato uno per due motivi:

1. Non consegnerò mai più il locus of control a una persona esterna. Sarebbe un ricordo troppo forte dell'abuso che ho subito, e credo che il sopravvissuto debba assumersi il più possibile la responsabilità di se stesso in terapia.

2. Non esistono soluzioni rapide, miracoli o scorciatoie nel processo di disfacimento dei molti abusi commessi nella programmazione degli Illuminati. Anche i migliori deprogrammatori ammettono che, una volta terminato, la persona di solito ha un'idea di ciò che è stato messo dentro di lei, ma che deve finire con anni di terapia per scoprire come si sente rispetto alla programmazione che è stata fatta. Un terapeuta realista si renderà conto che ci vorranno anni di pazienza, sostegno e duro lavoro da parte del terapeuta e del sopravvissuto per annullare una vita di condizionamenti e dolore. Questo non vuol dire che i deprogrammatori non aiutino le persone; è stato riferito che deprogrammatori validi, affidabili e sicuri sono di grande aiuto. Ma la persona può anche intraprendere il processo di annullamento della propria programmazione da sola, e spesso il sopravvissuto è il miglior "deprogrammatore interno" di tutti. Conosce meglio di chiunque altro le persone che ha dentro e le motivazioni che le spingono.

CAPITOLO XIV

Programmazione spirituale

Nota: questo capitolo tratta sia la spiritualità dei culti sia la spiritualità cristiana; non leggetelo se questi argomenti vi disturbano.

* * *

Qualsiasi discussione sulla programmazione degli Illuminati sarebbe incompleta senza affrontare la programmazione spirituale. La maggior parte dei capitoli precedenti ha trattato la programmazione scientifica, organizzata e strutturata.

Ma gli Illuminati non sono principalmente scienziati, bensì spiritualisti. Le fondamenta stesse del gruppo si basano sull'occulto. E si impegnano a fondo per integrare queste credenze occulte nei sistemi del loro popolo.

L'importanza della programmazione spirituale nei sistemi di una persona varia da persona a persona e dipende dal singolo gruppo, dal suo patrimonio religioso, dalle credenze del leader e dai formatori del gruppo.

Tutti i bambini partecipano a rituali in cui vengono consacrati prima della nascita e a intervalli regolari per tutta la vita. Durante questi rituali, vengono invocate entità demoniache per costringere la persona alla servitù, alla fedeltà e alla segretezza, oltre che per rafforzare la programmazione in corso.

I formatori invocano l'overlay demoniaco durante le sessioni di programmazione. Questo avviene dopo un trauma acuto. Si chiede alla persona se vuole soffrire ancora, e questa risponde sempre "no". Il formatore offre allora una soluzione: se accetta uno o più "protettori", non soffrirà più. Gli addestratori vogliono questo, perché sanno che con questi "protettori" possono abbreviare le sessioni di addestramento. I protettori, o guardiani, rafforzeranno la programmazione internamente, senza aiuti esterni. Questo concetto sembrerà controverso alle persone che non credono nelle realtà spirituali, ma sto semplicemente descrivendo ciò che gli illuministi credono e ciò che i loro addestratori praticano.

La programmazione spirituale comprende anche l'obbligo di memorizzare rituali, il LIBRO DELL'ILLUMINAZIONE e altri libri contenenti credenze settarie. La persona sarà saturata con le credenze del culto fin dall'infanzia, nelle classi e nelle sessioni di formazione. Assisterà a rituali in cui gli adulti partecipano a culti spirituali, indossano vesti e si prostrano davanti alla divinità tutelare del gruppo. Moloch, Ashtaroth, Baal, Enokkim sono demoni comunemente venerati. Il bambino può assistere a un sacrificio, reale o simulato, a queste divinità; i sacrifici di animali sono comuni. Il bambino sarà costretto a partecipare ai sacrifici e dovrà subire il battesimo di sangue.

Saranno costretti a rimuovere il cuore o altri organi interni da un animale sacrificale e a mangiarli. Gli adulti e i leader del gruppo mettono le mani sulla testa del bambino, che viene drogato, ed evocano entità demoniache.

Uno dei rituali che viene effettivamente programmato è il "rituale di rianimazione". Durante questo rituale, il bambino può essere pesantemente drogato e scioccato o torturato fino al punto in cui il suo cuore si ferma. Il capo sacerdote poi "rianima" il bambino, usando droghe, rianimazione cardiopolmonare e incantesimi. Quando il bambino si sveglia, gli viene detto che è stato "riportato in vita" dall'entità demoniaca che il gruppo venera e che ora gli deve la vita. Gli viene detto che se lo dice o cerca di far andare via il demone, tornerà allo stato inanimato in cui si trovava prima della rianimazione.

Anche le "guarigioni" spirituali da parte del demone sono comuni. Le ferite causate da torture, sessioni di programmazione o persino esercitazioni militari vengono guarite quasi istantaneamente durante le invocazioni.

La programmazione dei gioielli spesso include demoni che sono fedeli agli spiriti della famiglia generazionale. Questi sono chiamati "gioielli di famiglia". I demoni li "custodiscono" e aiutano a proteggere la programmazione intorno a loro.

In un certo senso, ogni rituale a cui partecipa un bambino piccolo è un'intensa esperienza di programmazione, poiché il bambino osserva gli adulti che lo circondano e ne imita il comportamento. Il bambino viene punito severamente se si addormenta e gli viene detto che i demoni lo uccideranno se si addormenta di nuovo durante un rituale.

Viene insegnato loro a rimanere completamente in silenzio, indipendentemente da ciò che vedono durante i rituali. Il bambino assisterà a cose che sembrano incredibili, come volti trasformati da demoni, canalizzazioni, altre voci che escono dalla bocca di un leader, lettura dei membri, predizione del futuro. I membri che riescono a canalizzare spiriti potenti e a sopravvivere sono rispettati e si chiede loro consiglio.

Alcuni gruppi utilizzano le Scritture in modo negativo o programmano il bambino a odiare i simboli e la teologia cristiana. Altri gruppi incoraggiano il fronte smemorato ad adottare uno stile di vita cristiano, mentre costringono gli ex-altare a negare e bestemmiare le scelte fatte dal fronte, al fine di separare ulteriormente i due gruppi di altari. Agli altari della setta verrà detto che, avendo rinunciato al cristianesimo, hanno commesso il "peccato imperdonabile" e non potranno mai essere perdonati. Verranno mostrati loro testi biblici che dovrebbero sostenere questa affermazione.

Nei momenti di disperazione, durante un'intensa tortura o l'isolamento, una persona spesso invoca l'aiuto di Dio. I formatori o altri membri della setta spesso si prendono gioco della persona dicendo che Dio l'ha dimenticata o chiedendo: "Dov'è Dio adesso? Deve odiarti...".

Ogni esperienza negativa viene utilizzata per rafforzare l'idea che la persona è stata abbandonata da Dio. La setta metterà volentieri in evidenza le contraddizioni tra ciò che la persona sta vivendo e ciò che il cristianesimo insegna che le dovrebbe accadere.

Possono distorcere le Scritture o usare Scritture false. Possono distorcere gli inni cristiani o usarli nella programmazione. Uno degli inni preferiti è "Let the circle be unbroken", perché può avere due significati.

Suggerimenti

La programmazione spirituale può essere una delle più dannose nel sistema di una persona, poiché tenta di tagliarla fuori dalla fonte della vera guarigione. Si tratta di una distorsione intenzionale della verità, con eventi calcolati per insegnare e rafforzare falsi concetti di Dio. Molti sopravvissuti non riescono a sentire i termini cristiani o si sentono intensamente offesi da qualsiasi discussione religiosa.

Il sopravvissuto e il terapeuta devono capire che queste reazioni negative sono il risultato di anni di falsi insegnamenti, dolore, punizione, distorsione e intrappolamento. È importante non giudicare le parti della persona che sono negative nei confronti della spiritualità o che si esprimono proclamando il potere e i benefici della spiritualità di culto.

La parte anteriore del sopravvissuto può essere inorridita nel sentire o nell'apprendere che alcune parti stanno provando questi sentimenti, soprattutto se si tratta di un cristiano impegnato. Queste parti interne condividono l'unica realtà che hanno conosciuto e hanno bisogno di tempo e pazienza per radicarsi e sperimentare la realtà al di fuori del contesto del culto.

Può essere necessario trattare l'oppressione demoniaca, o anche la liberazione, per alleviare un sistema terrorizzato dal demonio.

Ogni terapeuta e ogni sopravvissuto dovranno accettare le proprie convinzioni spirituali. Personalmente, credo che un terapeuta debba considerare la possibilità del demoniaco, poiché è a questo che il sopravvissuto è stato esposto per tutta la vita. La setta è certamente convinta di essere reale, e chiunque sia stato coinvolto in un contesto di setta ha avuto esperienze che non possono essere spiegate dai normali principi scientifici razionali.

Il sopravvissuto ha bisogno di speranza e di guarigione. Una spiritualità positiva basata sull'amore, la gentilezza e il perdono, in opposizione alla spiritualità coercitiva, punitiva e negativa che il sopravvissuto ha sperimentato, sarà di grande aiuto nel processo di guarigione. Un sistema di credenze spirituali che offra speranza, guarigione, grazia, misericordia e affermazione spesso fornisce al sopravvissuto il sostegno necessario per continuare il processo di guarigione, spesso difficile.

CAPITOLO XV

Spaccature del tronco, programmazione della negazione, gli ultimi cinque passi della disciplina

Programmazione della realtà virtuale

La programmazione in realtà virtuale (VR) è una forma di programmazione che si è diffusa negli ultimi decenni. Consiste nel far indossare alla persona una cuffia e una tuta per la realtà virtuale, mentre un disco di realtà virtuale creato da un artista viene utilizzato per eseguire il programma. Può essere utilizzato per creare immagini 3D e olografiche ed è particolarmente utile per la programmazione di copioni e sequenze di esercitazione per l'addestramento di assassini. Sotto ipnosi, la persona crederà effettivamente di trovarsi nella scena.

È possibile ricreare praticamente qualsiasi scenario. Le immagini da "masterizzare" saranno visualizzate sul disco VR e rafforzate ripetutamente durante la sequenza di programmazione. Alcuni formatori ritengono che questo elimini l'elemento dell'errore umano nell'addestramento e lo utilizzano ampiamente. La programmazione VR, come qualsiasi altra programmazione, comporta la necessità di entrare dentro di sé e di scoprire le distorsioni che sono state inserite nelle parti che sono state programmate, permettendo loro di vedere come sono state ingannate e di affrontare il trauma associato alla programmazione.

Programmazione di negazione

La programmazione della negazione inizia con le prime esperienze del neonato. Il bambino è stato orribilmente ferito e traumatizzato, ma la mattina dopo gli adulti che lo circondano si comportano normalmente, come se non fosse successo nulla. Essi modellano per il neonato e il bambino uno stile di vita basato sulla negazione. Questo atteggiamento viene rafforzato in seguito, dicendo al bambino:

"È stato solo un brutto sogno" (come il bambino vuole credere a questa bugia. Allevia il dolore di pensare che non è successo davvero) "è solo la tua immaginazione, non è successo davvero" (che viene di nuovo accettata come una fuga dall'orrore). La negazione è alimentata anche dagli adulti che circondano il bambino e che gli dicono che non sarà mai creduto se lo rivela. Verranno messi in atto dispositivi per insegnare al bambino ciò che vede e sente e per insegnargli a fidarsi degli adulti esterni che gli raccontano la realtà.

Un'installazione tipica è la seguente:

L'adulto tiene in mano un oggetto, ad esempio un'arancia, e chiede al bambino, di due o tre anni, "Cos'è questo? Il bambino risponde subito: "Oh, un'arancia! Il bambino sarà scioccato e gli verrà detto: "No, è una mela". Il bambino sarà confuso perché quello che sta guardando è ovviamente un'arancia. Il colore è arancione, l'odore è arancione, l'aspetto è arancione. La domanda viene ripetuta. Il bambino potrebbe rispondere di nuovo "un'arancia" e rimanere di nuovo scioccato. Infine, il bambino, insicuro e non volendo essere punito, dirà "una mela" e sarà lodato.

Lo scopo di questo esercizio è insegnare al bambino a non fidarsi della propria realtà e a rivolgersi ad adulti o leader esterni per sapere quale sia la realtà reale.

Questa è la base della negazione: la persona impara a non fidarsi della propria realtà, a causa della punizione e della paura che prova quando ha detto la verità.

Man mano che il bambino cresce, vengono creati degli alter ego il cui scopo è quello di negare gli abusi subiti dalla setta. Nel caso di una fuga o di un'evasione, il compito degli alter ego della negazione è quello di creare una spiegazione plausibile: un incubo, un libro letto, un film visto, ecc. Questi alter ego leggono e citano testi che confutano la RSA. QUESTI ALTER EGO SPESSO CREDONO DI SALVARE LA VITA DEL SOPRAVVISSUTO.

È stato detto loro che se il sopravvissuto avesse ricordato e creduto all'abuso, sarebbe stato ucciso, o che il negazionista sarebbe stato severamente punito o spezzato per non aver fatto il proprio lavoro. Questi soggetti hanno un interesse personale nel loro lavoro: credono che la loro stessa esistenza e la sopravvivenza del loro corpo dipendano da loro.

Suggerimenti

Discutere con una persona che nega l'evidenza non funzionerà, perché non è motivata dalla logica, ma dalla paura. Un approccio migliore è quello di chiedere cosa temono se ricordano. Questo aprirà la porta all'inganno e alle bugie che sono state radicate. È possibile che stiano proteggendo il sopravvissuto da alter ego suicidi che sono dietro di loro e sono programmati per intervenire se la negazione viene infranta. È utile permettere loro di esprimere le proprie preoccupazioni e di rivolgersi a persone che li aiutano o che non hanno un programma suicida o di negazione. Mostrare loro la realtà in modo gentile, permettendo loro di "ascoltare" altri che condividono la stessa cosa è un grande passo avanti.

Alcune negazioni sono la naturale conseguenza dell'autoprotezione contro gli orrori dell'abuso; non tutte le negazioni sono programmi. Ma se la negazione blocca costantemente la terapia e la paralizza completamente, se la persona diventa molto suicida ogni volta che la negazione viene brevemente messa da parte, questa possibilità dovrebbe essere presa in considerazione. La sicurezza, la cooperazione interiore e la pazienza contribuiranno a ridurre la negazione. Quando la negazione si ritira, ci si deve aspettare una grande quantità di dolore per l'emergere della verità. La negazione ha protetto il sopravvissuto dall'orribile dolore della verità e deve essere lasciata andare molto lentamente e con attenzione, con molto sostegno durante la fase di lutto.

Spaccatura del nucleo

Le scissioni di base sono scissioni traumatiche intenzionali create dalla personalità di base.

Il nucleo può essere letteralmente "scisso" da un trauma psicologico e fisico/spirituale schiacciante. Il trauma necessario per creare una scissione del nucleo deve essere molto precoce e psicologicamente devastante. Le scissioni fetali possono verificarsi, ma raramente sono una scissione del nucleo; piuttosto, il nucleo crea un'alterazione, ma rimane.

La separazione di base avviene tra i 18 mesi e i 3 anni di età. Di solito almeno un genitore o un caregiver primario è coinvolto nel trauma, poiché questo crea la devastazione psicologica necessaria per la separazione del nucleo. Il trauma fisico da solo raramente provoca crepe nel nucleo. La tortura è intensa e prolungata, fino al collasso del bambino. Può comportare scosse, stiramenti, impiccagioni o una combinazione di più tecniche. Si ricorre anche all'inserimento in "scatole d'urto" o al quasi annegamento.

Anche le tecniche che creano scissioni del nucleo sono pericolose, perché possono causare autismo se il bambino non è in grado di gestire la programmazione. Quando ero nella setta, ho lottato per fermare la scissione del nucleo, perché a volte i bambini venivano persi o la personalità fondante era troppo indebolita.

Il nucleo può dividersi in due, tre o fino a otto parti interne. Ogni divisione sarà un pezzo del "nucleo figlio". Il nucleo originale non riemergerà dopo la scissione. Queste scissioni sono utilizzate dagli istruttori di culto come modelli per la creazione di sistemi all'interno del bambino. Una scissione dal nucleo, o una scissione da un nucleo, sarà un forte alter ego e potrà essere scissa più volte nel processo di programmazione, per creare un sistema sfaccettato e diversificato all'interno del bambino.

Suggerimenti

Le scissioni del nucleo rappresentano un intenso trauma fondante. Costituiscono la base dei sistemi successivi, che col tempo possono essere completamente dissociati dalla scissione. Il lavoro sulle scissioni di base dovrebbe essere fatto molto lentamente e solo alla fine del processo terapeutico, quando c'è un'immensa cooperazione all'interno del sistema. Il sopravvissuto avrà bisogno di tutte le sue risorse interne per affrontare questi traumi, oltre che di un grande sostegno terapeutico esterno.

Ciò può comportare il ricovero in ospedale, a meno che il sopravvissuto non riesca a evitare che il trauma emerga troppo rapidamente e il terapeuta e il sopravvissuto procedano con estrema lentezza.

Altri sistemi e frammenti meno disgiunti dovrebbero essere integrati.

Il riconoscimento cognitivo dell'abuso sarà il primo passo per affrontare il trauma centrale. In seguito si può permettere alle parti più dissociate di elaborare il lutto "sentendo parlare" di ciò che è accaduto. Può essere utile permettere ai sentimenti vicini al nucleo centrale di riunirsi, a poco a poco, con l'aiuto di aiutanti interni e tate di supporto.

Questi sentimenti devono essere misurati ed esplorati un po' alla volta. I bambini possono avere età diverse e hanno bisogno di esprimersi in modi diversi.

Può esserci una "programmazione dei sogni", un "mondo fantastico" o qualche altra forma di fuga dalla realtà che circonda il nucleo diviso, che lo protegge dal contatto con il mondo esterno, percepito come brutale e freddo.

Alcune parti possono essere completamente scollegate dalla realtà esterna per alleviare il dolore.

Una cura lenta e paziente e l'orientamento alla realtà aiuteranno queste parti terribilmente traumatizzate a iniziare a raggiungere la realtà esterna. Alcune parti saranno sempre state consapevoli di ciò che è accaduto, ma non vorranno ricongiungersi al mondo esterno.

La pazienza, permettendo loro di esprimersi, è la cosa più utile.

Fasi della disciplina: settima fase: non preoccuparti

Questa fase lo porterà ad assumere un ruolo aggressivo. Sarà costretto a fare del male agli altri e a dimostrare la sua capacità di prendersi cura degli altri.

Fase 8: Viaggio nel tempo

Al bambino verranno insegnati i principi spirituali del "viaggio" interiore ed esteriore, con drammi, giochi di ruolo ed esercizi guidati rafforzati dal trauma. L'obiettivo è quello di raggiungere l'"Illuminazione", uno stato estatico di dissociazione raggiunto dopo un grave trauma.

Passi nove, dieci, undici

Si tratta di un programma che varia a seconda del futuro ruolo del bambino nella setta. In queste fasi si porrà l'accento sul trauma sessuale, sull'apprendimento della dissociazione, sull'aumento della cognizione e sulla diminuzione dei sentimenti.

Dodicesima tappa: "Diventare maggiorenni"

Una cerimonia di ingresso nella setta all'età di dodici o tredici anni, in cui il bambino viene formalmente introdotto nella setta e nel suo ruolo di adulto in una cerimonia di ingresso nella setta. Il bambino dimostrerà la sua capacità di svolgere il ruolo/lavoro per il quale è stato addestrato, in modo soddisfacente per l'istruttore e i leader, sottoponendosi a una speciale cerimonia di induzione. Il rituale e la cerimonia si svolgono con altri bambini della stessa età, che vengono vestiti di bianco e ricevono un premio come riconoscimento per aver completato con successo le basi della loro formazione.

Continueranno a subire abusi, anche in età adulta, ma il trauma principale e la strutturazione del sistema avranno avuto luogo a questa età. La formazione futura perfezionerà ciò che è già stato messo in atto nel bambino a questa età, o costruirà sulle fondamenta.

Suggerimenti

È importante elaborare il lutto dell'abuso e riconoscere i sentimenti associati al trauma. Sarà necessario affrontare la questione del senso di colpa del perpetratore, poiché a questo punto il bambino sarà un perpetratore e si sarà identificato con i modelli adulti che lo circondano. Questo può essere difficile, poiché l'atto perpetrato fa orrore al sopravvissuto quando lo ricorda. È importante sostenere il sopravvissuto, non giudicarlo e incoraggiare l'accettazione di queste parti. Può essere utile sottolineare che in quel momento non c'erano altre opzioni disponibili. Occorre sottolineare la consapevolezza che gli alter ego dell'autore hanno salvato la vita del bambino e che non avevano altro modo di agire, soprattutto all'inizio, la prima volta. Il sopravvissuto può sentirsi ostile o vilipeso dai doppi dell'autore del reato, ma sono un'espressione dell'abuso e delle scelte limitate che gli sono state lasciate. L'elaborazione del lutto da parte di un abusante richiede tempo e il sostegno premuroso di altre persone.

TESTIMONIANZA DI SVALI, EX ILLUMINATO

Serie di articoli di Centrexnews.com. Pubblicato con il permesso dell'editore statunitense. Fonte: www.educate-yourself.org/mcsvaliinterviewpt1.html

Questo articolo fa parte di una serie di articoli che sono trascrizioni di una serie di interviste esclusive condotte dal Senior Editor di centrexnews, HJ Springer. Egli ha inviato a Svali una serie di domande specifiche sugli Illuminati in America e nel mondo. Svali è una donna che ha ricoperto importanti responsabilità di formazione all'interno del gruppo degli Illuminati. Dopo la sua conversione a Gesù Cristo, ha deciso di testimoniare, ma ha voluto rimanere anonima.

Nota dell'editore di educate-yourself.org, che ha trasmesso questa serie di interviste:

È stato Brice Taylor a portare alla mia attenzione questa serie di interviste. Esse forniscono un'eccellente conferma del comportamento e della natura delle "famiglie" degli Illuminati di cui Brice Taylor parla nel suo libro "Thanks for the Memories". Ma offre anche un'interessante aggiunta, riguardante il lavoro di un programmatore di controllo mentale. Il lavoro di quest'ultimo è più "clinico" (anche se abominevole). Questo lavoro è altrettanto distruttivo per le vittime di questo controllo mentale quanto per gli stessi programmatori, che per la maggior parte del tempo sono in preda a questo stesso controllo mentale. Nessuno dei due è consapevole di essere coinvolto in un'attività così distruttiva. Eppure sono tutti direttamente coinvolti in questo diabolico programma di schiavitù, la cui genesi può essere fatta risalire ai campi di concentramento nazisti, sotto la direzione del dottor Joseph Mengele, il famigerato "angelo della morte" di Auschwitz. È stato lo stesso dottor Joseph Mengele a sviluppare questo programma, proprio qui negli Stati Uniti, grazie all'OSS/CIA e all'Operazione Paper Clip.

H. J. Springer, redattore di centrexnews.com, ha scritto alcune osservazioni introduttive alla sua serie di interviste con Svali. Siamo grati a "Svali" per averci rivelato queste informazioni e a H. J. Springer per aver scritto questi articoli. È possibile leggere altri articoli di Svali e il suo libro di testimonianze sul suo sito web www.suite101.com. Tutte le persone pensanti del nostro pianeta dovrebbero essere consapevoli del programma di potere degli Illuminati. Altrimenti, le loro vite e quelle dei loro figli dovranno sopportare le terribili conseguenze della loro negligenza, ignoranza e inazione.

Introduzione di H. J. Springer, senior editor di centrexnews.com :

Quando abbiamo pubblicato la nostra serie di articoli su "Come gli Illuminati programmano le persone", abbiamo ricevuto una serie di e-mail piuttosto scettiche che chiedevano maggiori informazioni. Inutile dire che anch'io avevo una serie di domande sugli Illuminati e sul loro programma. Ho quindi contattato Svali (è uno pseudonimo), ex programmatore e addestratore degli Illuminati, per chiederle informazioni sulla sua testimonianza. Ho fatto del mio meglio affinché i seguenti articoli vi illuminino (scusate il gioco di parole) e vi forniscano le informazioni aggiuntive che ho potuto ricevere da Svali.

La nostra corrispondenza ha assunto la forma di un'intervista via e-mail. Non le ho modificate quasi per niente. Ho solo modificato l'ortografia e la punteggiatura, eliminando alcune informazioni personali su di me. Passo ora alla prima parte delle nostre interviste.

PRIMA PARTE

Svali si presenta

Caro signor Springler,

Grazie per avermi contattato. Devo dirle che oggi ho ricevuto un'e-mail piuttosto scettica da parte di una persona che ha visitato il suo sito. Sarei molto felice di rispondere alle sue domande, ma con la seguente avvertenza. Scrivo sotto pseudonimo, per proteggere i miei due figli e mio marito. Non voglio che ricevano telefonate ostili, minacce o cose del genere. I miei due figli stanno ancora guarendo dall'esperienza di essere cresciuti in questo gruppo. Non voglio che abbiano altre esperienze traumatiche.

L'argomento che sto per affrontare è a dir poco delicato. Spesso le persone hanno reazioni forti, positive o negative, quando vogliono sapere se gli Illuminati esistono davvero. Detto questo, vi racconterò un po' di me. Poi sarete liberi di vedere se potete diffondere queste informazioni ai vostri lettori. Scrivo regolarmente sul tema degli abusi rituali anche su http://www.suite101.com. Potete anche fare una ricerca su "Svali". Ho scritto diversi articoli su questo argomento, nel caso vogliate saperne di più.

Sono nata nel 1957 ad Alexandria, in Virginia, negli Stati Uniti. Ho vissuto per un breve periodo in una piccola città a circa un'ora di macchina da Washington, D.C. Poi ci siamo trasferiti in una fattoria di 200 acri nel nord della Virginia, dove mia madre ha sposato il mio patrigno. Il mio patrigno e mia madre facevano parte degli Illuminati. È un gruppo in cui si è Illuminati di generazione in generazione. Mia madre faceva parte del Consiglio regionale dell'area di Washington D.C.. Gli Illuminati hanno sei sedie nei loro consigli. Queste sedie corrispondono alle aree di interesse dei loro "Maestri Perfezionati". Le sei cattedre riguardano le seguenti aree: Scienza, Governo, Alta Leadership, Educazione, Spirituale e Militare.

Queste sono anche le aree in cui vengono formati i figli dei membri della setta. Essi ritengono di dover avere figli "ben formati". L'educazione "spirituale" era solo una piccola parte di ciò che veniva insegnato in questo gruppo, poiché l'addestramento era esteso anche alle altre cinque aree. Ho passato più tempo a imparare la storia, le lingue moderne e le scienze che a sottopormi a rituali occulti, anche se questi ultimi erano molto importanti per il gruppo.

Ho frequentato la scuola a Charlottesville, in Virginia, dal 1975 al 1981. Sono un'infermiera diplomata e ho anche una laurea in spagnolo. È una struttura dove avvengono molti abusi e crimini occulti. Si trova in una tenuta a circa 18 chilometri a sud-ovest di Charlottesville, sulla strada per Crowley, in Virginia.

Dopo aver conseguito entrambe le lauree, nel 1981 mi sono recato a San Diego, in California. Fui chiamato dai dirigenti del gruppo locale. Erano molto forti nell'educazione militare, ma deboli nella scienza, che era il mio forte. Fui ammesso al consiglio di leadership. Ero il sesto istruttore in ordine di preminenza, cioè in fondo agli istruttori anziani. Avevo 30 istruttori sotto di me, distribuiti nei gruppi locali. Uno dei suoi nomi in codice occulti era "Mano Nera", perché era solito indossare guanti neri quando lavorava con le persone. Era il capo addestratore di questo gruppo e uno degli uomini più brutali e sadici che abbia mai conosciuto. Ha completamente distrutto quasi tutti gli addestratori che hanno lavorato con lui, tranne me, perché avevo un amico nel consiglio direttivo che lo odiava e mi ha aiutato a minare la sua autorità. Gli Illuminati sono molto politici e amano pugnalarsi alle spalle a vicenda. Combattono come cani, perché tutti vogliono salire più in alto. Il nome segreto della mia amica era Athena.

Dopo dodici anni di lavoro con Jonathan, sono stato promosso alla posizione di secondo istruttore senior della contea. Jonathan si stava preparando a passare al livello regionale e voleva che lo sostituissi. Ma ci disprezzavamo a vicenda e mi ha teso una trappola per farmi cadere. Questa è un'altra storia, ma è stato uno dei fattori che mi ha fatto lasciare il gruppo. Lasciai il gruppo nel 1995, stufo di tutte le bugie, gli inganni e i trucchi sporchi. Temevo anche per la mia vita. Sono fuggita in Texas e mi sono sottoposta alla terapia del dottor Jerry Mundgaze e del suo gruppo. Purtroppo non sapevano come "deprogrammarmi". Come mi disse il dottor Mundgaze: "Lei è a un livello molto più alto di quasi tutti quelli che abbiamo conosciuto, ed è molto più profondamente programmato.

Ricordavo molte cose, che lui non aveva mai sentito, e non sapeva come aiutarmi. La maggior parte dei miei ricordi mi è tornata in mente spontaneamente, a casa. Non sono mai stato ipnotizzato per permettermi di approfondire i miei ricordi. Mi sono tornati in mente nel corso delle mie normali attività quotidiane.

Ho trascorso un anno intero a deprogrammarmi intensamente. Essendo io il capo programmatore, ero in grado di usare ciò che sapevo per annullare tutta la programmazione che avevo subito. Ero in preda alla rabbia, perché mi rendevo conto che tutti gli abusi che avevo dovuto subire, e che avevo fatto subire agli altri, non erano qualcosa di normale, ma erano stati usati per manipolarmi.

Il libro che ho scritto per dare la mia testimonianza si basa sui miei ricordi da adulto nel gruppo degli Illuminati. Ho fatto cose criminali e ora me ne pento profondamente. Il mio modo di fare ammenda, davanti a Dio, è quello di smascherare le dottrine e le pratiche di questo gruppo. Ho scritto questo libro anche per aiutare i terapeuti, per consentire loro di comprendere i metodi di questo gruppo. Perché era abbastanza comune sentire i centri di abuso rituale dire: "Non sappiamo cosa fare...". Ho usato quello che sono riuscita a mettere in pratica io stessa per raggiungere la mia guarigione.

Due anni fa, i miei figli, in visita a casa mia, mi raccontarono degli abusi che avevano subito per mano del padre. Mi sono rivolta ai servizi sociali, ma il mio caso è stato archiviato perché la funzionaria incaricata mi ha detto che non credeva agli abusi rituali! Quando il mio ex marito venne a reclamare i bambini, avrebbe potuto mettermi in prigione per non averli restituiti. Il tribunale di San Diego aveva freddamente dichiarato di non credere alla realtà dell'abuso rituale. In tutti i casi di presunti abusi rituali, i bambini vengono consegnati al genitore accusato di averli commessi!

I miei figli non esitarono ad affrontare direttamente il padre. Lui è diventato bianco come un lenzuolo e ha detto: "Quindi non volete davvero tornare dalla 'famiglia'?" Hanno risposto: "No!" È tornato in California, ha lasciato il lavoro e si è trasferito qui. Ha accettato di andare in terapia per vari disturbi della personalità. Anche i miei figli sono in terapia e stanno guarendo rapidamente. Mio figlio, che ora ha 12 anni, è quasi completamente guarito ed è più felice che mai. Mia figlia, che ha sedici anni, ha alcuni problemi difficili da affrontare perché ha subito abusi sessuali. Ma Dio è stato fedele e vediamo che ci sta guarendo tutti.

Avrei sperato che tutto ciò che abbiamo vissuto non fosse accaduto davvero. Ma è successo. Stiamo ricevendo molte testimonianze confermate su tutto ciò che sta accadendo in quest'area, soprattutto sugli abusi rituali. Potrei inviarvi queste testimonianze. Il mio più grande rimpianto è di essere stato usato da questo gruppo, dopo un'intera carriera di formatore, per perpetrare gli atti più criminali. Ho spesso torturato e abusato di persone che pensavo di "aiutare" con questi mezzi!

Ora mi rendo conto di aver sbagliato. Ho chiesto a Dio di perdonarmi. E sono determinata a smascherare ciò che gli Illuminati stanno facendo attraverso la parola scritta. Professionalmente, scrivo anche articoli in campo medico, avendo lavorato come infermiera registrata per oltre 18 anni. Ora lavoro anche come formatore nel campo della salute.

Spero che questo sia sufficiente per voi come testimonianza personale. Davanti a Dio e agli uomini, dico la verità. Se volete saperne di più, senza mettere a rischio il mio anonimato o la protezione dei miei figli, fatemelo sapere.

Cordiali saluti,

P.S. La mia sorella più giovane ricorda di essere stata imbavagliata e legata a un altare di pietra all'età di tre anni per essere violentata. Ricorda anche che nostra nonna paterna la portò da amici per abusarne sessualmente tra i 3 e i 5 anni. A 13 anni è diventata un'alcolizzata e all'età di 12 anni aveva già commesso 7 tentativi di suicidio. Uno dei miei fratelli, più grande di me, non ricorda nulla prima dei 20 anni. Tutto il suo passato è come un buco nero. Crede però che nostro padre fosse un uomo strano e perverso. Questo fratello ha cercato di impiccarsi nel nostro garage quando aveva otto anni.

Mio fratello maggiore è sempre in movimento. Ha paura di rimanere in un posto per più di qualche mese, perché pensa che "lo vogliano prendere". Anche lui ha spesso tentato il suicidio da bambino.

Queste sono solo alcune delle prove di ciò che sta accadendo in questo gruppo. Potrei anche menzionare il fatto che entrambi i miei figli sognano in tedesco. Questa è la lingua che usano tra gli Illuminati. Eppure non hanno mai sentito parlare questa lingua!

SECONDA PARTE

Chi sono gli Illuminati?

Domanda: *Si sente in imbarazzo a testimoniare su questo argomento?*

Risposta di Svali: Non mi dispiace parlare degli Illuminati. Ho semplicemente spiegato perché stavo usando uno pseudonimo. Recentemente ho ricevuto una lettera in cui si diceva che usavo uno pseudonimo perché ero un impostore, il che non è affatto vero. Poiché scrivo articoli su riviste mediche su argomenti di salute, so che è importante citare fatti che possono essere verificati. Per questo non mi è dispiaciuto affatto che lei abbia voluto conoscere la mia testimonianza. Anzi, mi dimostra che lei è un editore responsabile, che ammiro. Non ho nulla da nascondere. La mia storia è vera al cento per cento.

Non ho guadagnato nulla dal punto di vista economico dando la mia testimonianza. Mi rifiuto di apparire in televisione. Sono sconosciuto e preferisco rimanere tale. Non ricevo alcuna royalty da ciò che faccio. Voglio solo pagare le spese mediche dei miei figli. Questo significa che ho tre lavori part-time! Questo per rispondere agli scettici che dicono che le persone testimoniano per ottenere la simpatia degli altri. Non cerco compassione e non ne ho bisogno. Ho fatto delle scelte nella mia vita e ho commesso degli errori, ma ora sto cercando di rimediare. A proposito di soldi, dirò che guadagno 20 dollari al mese per il mio lavoro sul mio sito Suite 101. Guadagno dai 150 ai 250 dollari per ogni articolo che scrivo sulla salute delle donne. Indovinate di cosa scrivo più spesso? Salute delle donne! E per nulla sull'argomento dell'abuso rituale! I redattori delle riviste sanitarie che pubblicano i miei articoli non hanno idea di cosa scrivo. Questo è anche il motivo per cui scrivo sotto pseudonimo. Non scrivo per diventare famosa. Al contrario, se i miei colleghi sapessero del mio passato, rischierei di perdere il lavoro! Ho tutto da perdere nel denunciare gli Illuminati e tutto da guadagnare nel rimanere in silenzio.

Ma so anche che gli abusi rituali sui bambini devono essere fermati. Come cristiano e come attivista contro gli abusi rituali sui bambini, ho deciso di testimoniare questo abuso da parte degli Illuminati, scrivendo articoli contro di esso. So anche che molte persone molto qualificate hanno già pubblicato la loro testimonianza su questo argomento. Potrebbero essere un'interessante risorsa aggiuntiva per voi. Ma non conosco nessuno di loro personalmente, poiché non ho contatti con i sopravvissuti alle sette, a parte la mia famiglia. Tuttavia, è una possibilità.

Passiamo alle vostre domande.

Domanda: *Svali, credo che i nostri lettori si chiedano se gli Illuminati siano membri di una religione o di una società segreta, se siano coinvolti nel satanismo o se combinino tutte queste attività. Si tratta di qualcosa di diverso o di più sinistro?*

Risposta: Gli Illuminati sono seguaci di una dottrina chiamata "Illuminismo". Sono un gruppo luciferiano che insegna ai suoi seguaci che le loro radici affondano negli antichi misteri di Babilonia, dell'Egitto e dei druidi celtici. Sostengono di aver conservato il "meglio" di queste tradizioni esoteriche, integrandole con una forte disciplina occulta. A livello locale, molti gruppi di Illuminati venerano antiche divinità come El, Baal, Astarte, Iside, Osiride e Set.

Detto questo, i membri del consiglio direttivo a volte deridono le pratiche più "primitive" che avvengono ai livelli inferiori della gerarchia. Quando facevo parte del consiglio di San Diego, ricordo che chiamavano gli alti sacerdoti e le alte sacerdotesse "intrattenitori pubblici" che passavano il loro tempo a "distrarre i membri della gerarchia". Non intendo offendere nessuno, ma semplicemente dimostrare che i leader sono convinti di essere guidati da criteri più scientifici e intellettuali. Ma tutti praticano i principi dell'"illuminismo".

L'illuminazione consiste in dodici fasi, note anche come "dodici stadi della disciplina". Comprende anche l'apprendimento del viaggio astrale, del viaggio nel tempo e di altri poteri occulti. Si tratta di capacità reali o di allucinazioni causate dalle droghe? Non posso dirlo. Ho assistito a cose che non possono essere spiegate razionalmente, cose che mi hanno spaventato. Ma tutto ciò che posso dire è che potrebbe trattarsi di una combinazione di controllo della mente, influenza delle droghe e vera attività demoniaca. In che proporzione? Non lo so. Ma so che queste persone insegnano e praticano il male.

Ai livelli più alti degli Illuminati, non si tratta più di persone in tunica nera che fanno incantesimi attorno a un grande fuoco. I consigli di amministrazione comprendono amministratori che gestiscono le finanze. Credetemi, fanno un sacco di soldi. Se questo fosse l'unico motivo, sarebbe sufficiente per tenere in piedi questi gruppi, per non parlare di tutte le porcherie religiose che ci sono. Tra i leader degli Illuminati ci sono banchieri, uomini d'affari, dirigenti comunali e politici. Sono intelligenti, istruiti e attivi nelle loro chiese. Al di sopra dei consigli direttivi locali ci sono i consigli regionali, che controllano i gruppi locali. Essi contribuiscono a definire le politiche e i programmi a livello regionale e gestiscono l'attività dei consigli locali.

A livello nazionale, ci sono persone estremamente ricche che finanziano le attività del culto e che hanno legami con i leader di altri Paesi. Gli Illuminati sono un gruppo internazionale. Tutte le loro attività sono coperte da assoluta segretezza. La prima cosa che un bambino deve imparare della "famiglia", o "Ordine" come lo chiamano ancora, è la necessità di segretezza. Ecco perché non si sente parlare molto dei sopravvissuti che ce l'hanno fatta. I membri di questo gruppo hanno un braccio molto lungo e sanno cosa fare per terrorizzare coloro che vorrebbero essere un po' troppo loquaci. Ai bambini viene insegnato a non parlare, terrorizzandoli con scene macabre. Ai bambini viene poi detto che coloro che hanno subito questi orribili destini (a volte inventati per scopi "educativi") sono traditori che dovevano essere puniti. La visione di queste scene terribili rimane impressa per tutta la vita nella memoria di questi bambini di 3 o 4 anni. Da adulti, anche quando riescono a lasciare il gruppo, molti di loro non sono incoraggiati a parlare per paura di essere scoperti e puniti.

Io stesso ho partecipato a molte di queste macabre produzioni, come formatore. Sono quindi diventato un po' cinico, ed è per questo che ho scelto di parlare. Tuttavia, provo ancora spaventi molto intensi. Immaginate le reazioni di un bambino di quattro anni chiuso per qualche tempo in una cassa di legno e poi sepolto in una buca! Anche se rimane lì solo per pochi minuti, quei minuti valgono un'eternità per quel bambino! Poi, quando viene liberato, gli viene detto: "Se mai parlerai, ti rimetteremo dentro, e questa volta ti lasceremo dentro!". Quel bambino inizierà a urlare istericamente che non parlerà mai! Questo è ciò che ho sperimentato personalmente. Ora ho deciso di rompere questa legge del silenzio, che mi è stata imposta da questa tortura psicologica. Perché non voglio che altri bambini sappiano quello che ho vissuto e che ho visto fare.

Sì, gli Illuminati sono ben organizzati, molto segreti ed estremamente ricchi ai massimi livelli. Ma non sono stupidi. Non sono persone povere che giocano alla stregoneria. Vi sbagliate di grosso se li vedete così.

Domanda: *Qual è la portata dell'infiltrazione degli Illuminati nella società? Sono molti? Sono presenti in ogni città degli Stati Uniti? Reclutano persone che non sono membri del loro gruppo? Fino a che punto i membri di questo gruppo si spingono per mantenere segreta questa conoscenza?*

Risposta: Credo di aver già risposto alla sua domanda sulla segretezza. Gli Illuminati sono presenti in ogni grande città degli Stati Uniti. Hanno diviso gli Stati Uniti in 7 grandi regioni, ciascuna sotto l'autorità di un consiglio regionale che controlla tutti i consigli locali della propria circoscrizione. Si riuniscono ogni due mesi e in occasioni speciali.

Una regione può avere da 10 a 30 gruppi locali. Nelle zone rurali, i membri si incontrano con i gruppi locali più vicini sotto la guida del loro consiglio regionale. Non reclutano quasi mai persone che non siano membri della loro setta. Tuttavia, a volte acquistano bambini da famiglie asiatiche, ad esempio, e li tengono sotto la loro costante supervisione. In cambio, li proteggono dalle azioni delle mafie locali. Sono minacciati di consegnarli alle mafie se parlano.

Gli Illuminati dispongono anche di eccellenti avvocati che vengono pagati profumatamente per coprire tutte le loro attività. Pagano anche persone che lavorano nei media per tenere le storie fuori dai giornali. Conosco tre persone di San Diego che lavoravano per l'Union Tribune (un giornale locale) e che erano fedeli agli Illuminati. Spesso scrivevano articoli che attaccavano i medici locali che cercavano di curare i sopravvissuti agli abusi rituali. Ricordo di aver sentito alcuni membri del nostro consiglio direttivo vantarsi di aver cacciato l'Un Tel dalla città, a causa di una campagna mediatica, e di esserne molto orgogliosi.

Gli Illuminati credono di poter controllare una regione, se riescono a controllarla:

➢ Banche e istituzioni finanziarie. Sarete sorpresi di sapere quanti Illuminati siedono nei consigli di amministrazione di queste organizzazioni!

➢ Autorità locali. Sarete anche sorpresi di quanti Illuminati vengono eletti nei consigli comunali!

➢ Istituzioni giuridiche, scuole di legge e di medicina. I figli della setta sono incoraggiati a studiare legge e medicina.

➢ Media. Anche i bambini sono incoraggiati a studiare giornalismo. Alcuni Illuminati finanziano anche la creazione di giornali locali.

Domanda: *Gli Illuminati sono gli stessi creati da Adam Weishaupt in Germania?*

Risposta: Non fu Weishaupt a creare gli Illuminati. Lo scelsero semplicemente come figura di riferimento e gli dettarono ciò che doveva scrivere. Furono i finanzieri a creare gli Illuminati, ai tempi dell'Ordine dei Templari. Questi uomini finanziarono i re di tutta Europa. Weishaupt era solo il loro prestanome, che obbediva agli ordini che riceveva.

Domanda: *Avete altre informazioni sugli obiettivi politici degli Illuminati, se ne hanno?*

Risposta: Ho scritto un articolo su questo argomento sul mio sito Suite101.com. (Articolo pubblicato da *Parole de Vie* con il numero A136). Potete riprodurlo, a patto di indicare i riferimenti o di mettere un link al mio sito.

Domanda: *Come si riconoscono gli Illuminati?*

Risposta: Per loro è molto facile, perché sono Illuminati da generazioni. Non è difficile riconoscere i membri della famiglia o gli amici più stretti. Gli Illuminati usano anche reti di numeri telefonici in una struttura ad albero per contattarsi quando è prevista una riunione. Un mese o due prima, il consiglio direttivo fissa l'ora e il luogo delle riunioni dei vari gruppi che fanno capo a loro. Poi contattano i leader locali (sommi sacerdoti e sacerdotesse) con largo anticipo, di solito una settimana prima. Due giorni prima della riunione, i leader locali informano tutti i leader sotto di loro. Questi ultimi, a loro volta, avvisano i membri ordinari. Più una persona è importante nella gerarchia del gruppo, più il preavviso viene dato. In questo modo i membri riconoscono il loro status. Le persone che si trovano in fondo alla gerarchia ricevono poche informazioni perché sono meno fidate. Per questo motivo, le riunioni vengono annunciate con pochissimo preavviso.

Alcuni Illuminati sono tenuti a indossare gioielli speciali, come un anello di rubino o uno smeraldo ovale, quando devono incontrarsi in un luogo pubblico e hanno un compito specifico assegnato loro. Ma la maggior parte dei contatti avviene tramite membri della famiglia o amici intimi.

Quando vivevo a San Diego, tutta la mia famiglia e i miei quattro amici più stretti erano membri degli Illuminati. Quindi non era difficile contattarmi. Anche mio marito era un membro del gruppo. Gli Illuminati hanno una storia di matrimoni combinati. Non permettono a uno dei loro membri di sposare qualcuno che non sia un membro del gruppo. Se qualcuno vi dice che il suo coniuge non è un membro del gruppo, non può essere lui stesso un membro degli Illuminati. Oppure ha lasciato il culto. Questo è un principio immutabile. Il mio matrimonio è stato organizzato dal consiglio direttivo locale, con un altro membro dello stesso rango. Non volevo sposare quell'uomo, perché non lo amavo. Ma non dimenticherò mai quello che mi disse Athena, la mia direttrice di linea all'epoca (era il secondo membro più alto in grado del consiglio): "Questa è la scelta migliore per te, perché lui non potrà mai controllarti o farti del male". Quando avevo dodici anni, mia madre continuava a dirmi: "Non andare mai a letto con qualcuno che è più basso di te. Se lo fai, ti trascinerà in basso. Scegli sempre qualcuno che abbia una posizione più alta di te".

Mia madre era una donna a dir poco ambiziosa. Era determinata a farmi avere successo in questo gruppo altamente politico. Seguii i suoi consigli. Athena era la mia ragazza e mi proteggeva da alcune delle s... D tra i leader di San Diego, soprattutto da Jonathan, il nostro capo. Mi mostrava le sue debolezze e mi insegnava come aggirarlo. Mi difendeva da lui. Altrimenti non avrei potuto sopravvivere.

Queste persone non sono certo "gentili" e sanno come manipolare gli altri in modo crudele. Sono interessati solo alla loro posizione, al potere e al denaro. Ho rinunciato volontariamente a tutto questo quando me ne sono andato. A volte mi manca essere rispettata come se fossi in una posizione di responsabilità nel gruppo! Ma sto imparando a vivere in modo completamente diverso, senza avere questa "famiglia" costantemente alle calcagna, che mi controlla e mi dice cosa fare.

Sapete qual è stata la cosa più difficile da vivere per me quando sono partita? La mia libertà! Non avere nessuno che mi dicesse cosa fare. Ho dovuto attraversare un periodo difficile, in cui ho dovuto imparare ad adattarmi. Mi sentivo sempre instabile e mi chiedevo sempre cosa avrei dovuto fare. È stato difficile, perché per me era un riflesso parlare sempre delle mie decisioni con il mio management, con Jonathan e con mio marito. Credetemi, la libertà a volte è difficile da vivere. Mi ci è voluto molto tempo per trovare un equilibrio. Credo che sia l'incapacità di gestire la propria libertà che a volte spinge alcuni membri della band a rientrare quando non ne hanno più.

Spero che queste informazioni vi siano state utili.

TERZA PARTE

Come gli Illuminati gestiscono Hollywood

Domanda: Penso che la California sia uno dei posti migliori in cui gli Illuminati possano operare. Penso soprattutto a Hollywood. Cosa sa di questo, della produzione cinematografica, dell'uso dei simboli, dei messaggi subliminali e di tutto il mondo dello spettacolo in generale?

Risposta: Mi ci vorrebbe qualche ora per risponderti! Cercherò di essere breve. Gli Illuminati credono che si possa controllare un paese quando si controllano i suoi media. Questa è una delle loro chiare priorità. Ricordate che le aree in cui hanno deciso di investire per dominare meglio la società sono: banche e finanza, media, sistema giudiziario e legislativo, governo e sistema educativo.

Come lo fanno? Non andando da un produttore cinematografico e dicendogli: "A proposito, noi siamo gli Illuminati e vorremmo che tu facessi un film per promuovere il nostro programma". Ricordate che si tratta di persone intelligenti. Al contrario, creeranno una piccola società finanziaria per finanziare i film che promuoveranno il loro programma. Sceglieranno tranquillamente gli attori, i produttori, i registi e le sceneggiature che li interessano, ma non diranno mai pubblicamente chi sono veramente o quali sono i loro veri obiettivi.

Il denaro apre tutte le porte, soprattutto a Hollywood. Se hai i soldi, puoi ottenere quasi tutto. Loro lo sanno bene. Finanziano anche le campagne pubblicitarie dei loro film. Quanti film cristiani hanno potuto permettersi grandi campagne pubblicitarie negli ultimi vent'anni? Pochissimi! Confrontate questo dato con le campagne pubblicitarie dei film dell'occulto! No comment!

Si è trattato di un processo lungo e sottile, perché gli Illuminati sono pazienti. Lavorano in segreto da centinaia di anni. Sanno che il pubblico è lento ad accettare nuove idee e che bisogna farlo gradualmente. Lo chiamano "guida delle pecore". È uno dei termini che usano per coloro che non sono "illuminati". Se si considera il numero di film sull'occulto usciti solo negli ultimi dieci anni, questo dovrebbe essere sufficiente a far riflettere!

Perché tanti film sull'occulto? Perché tanta consapevolezza dell'occulto e della magia tra i giovani americani? Basta guardare i cartoni animati del sabato mattina in televisione! Non permetto ai miei figli di guardarli, a parte qualche volta Bugs Bunny! Preferiamo noleggiare video di vecchi film classici con Audrey Hepburn o John Wayne. Potrei inviarvi alcuni eccellenti articoli che hanno indagato a fondo su Walt Disney. Era un membro degli Illuminati e il suo film Fantasia è stato progettato appositamente per programmare i bambini.

Alcuni film sono progettati per promuovere l'agenda degli Illuminati, come "Matrix". Quando ho visto questo film, ho perso la testa! Si riferisce direttamente al processo di condizionamento degli Illuminati, e non è stato divertente da guardare! O "Fight Club". Mi piacciono Brad Pitt e Ed Norton, ma questo film mostra chiaramente il piano dei militari per prendere il controllo della società. La maggior parte delle persone non si rende conto di ciò che sta accadendo. Si noti che il personaggio che incarna il culto del simbolo militare è il più forte della sceneggiatura.

Per quanto riguarda il film "The Labyrinth", io non l'ho visto, ma mio marito sì. Tutto ciò che mi ha detto corrisponde esattamente alle tecniche di programmazione infantile utilizzate dagli Illuminati. Tutti i film che hanno un tema occulto, o che presentano fenomeni soprannaturali paranormali o contatti con il mondo degli spiriti sono tutti progettati per favorire l'agenda degli Illuminati. Non vado a vedere questi film. Ho avuto abbastanza contatti con l'occulto nella mia vita passata!

Un altro esempio è la presentazione sensazionale di riti segreti e altri rituali occulti in televisione. O le storie di fantasmi e streghe. I libri per bambini sulle streghe e sull'addestramento delle streghe sono molto popolari!

Gli Illuminati credono fortemente nell'ideologia ariana. Un film come "Starship Trooper" contiene molti riferimenti a questa ideologia e molti simboli occulti. Ne ho contati almeno 100 e mi sono quasi messo a ridere! Qualcuno si è davvero divertito a spingere l'agenda degli Illuminati quando ha realizzato questo film!

Molti attori e attrici famosi vengono utilizzati in film finanziati dagli Illuminati. Alcuni di loro lo sanno. La maggior parte probabilmente non sa nulla, purché riceva lo stipendio. Alcuni di loro sono anche Illuminati, anche se non ne conosco molti personalmente. Non farò i nomi di quelli che conosco. Non voglio rischiare una denuncia per diffamazione!

In ogni caso, ero troppo occupato con il mio lavoro di formatore, oltre che con l'apprendimento degli effetti delle droghe e di altre sostanze sulle persone, per avere il tempo di tenermi al corrente di ciò che accadeva nel mondo dello spettacolo. Mi dispiace, ma non ricordo molti nomi famosi. La mia vita di formatore e programmatore senior era piuttosto noiosa. Parlavamo raramente dei media, a parte il fatto che sapevamo che erano uno dei modi in cui gli Illuminati stavano creando il loro Nuovo Ordine Mondiale. Questa era la loro vera motivazione.

Vorrei anche sfatare un'altra idea sbagliata: gli Illuminati sanno di fare del male. Quando ero un membro degli Illuminati, eravamo completamente convinti che il nostro programma fosse molto benefico. Come formatore, credevo sinceramente di aiutare gli altri a sviluppare il loro pieno potenziale.

Credo che dopo anni di duro lavoro, la mia intelligenza mi abbia permesso di essere un leader eccellente. Potevo oppormi a Jonathan e agli altri leader del nostro gruppo quando ritenevo che le loro decisioni non fossero giuste, e difendevo i miei sottoposti. Altri hanno fatto lo stesso. Pensano onestamente di fare del bene. Se si dicesse loro che stanno sbagliando, sarebbero molto sorpresi.

Ho dovuto sottopormi a una lunga terapia e deprogrammarmi. Ho ripreso contatto con la realtà incontrando persone che non facevano parte di questa setta e capendo finalmente che era tutta una menzogna. È stato un colpo terribile! Avevo dedicato tutta la mia vita ad aiutare gli altri a entrare in questo glorioso Nuovo Ordine Mondiale, e ora stavo scoprendo che era tutto sbagliato, un orribile sfruttamento degli esseri umani. Ho passato molto tempo a piangere e a lamentarmi!

La maggior parte degli Illuminati che ho conosciuto non erano intrinsecamente malvagi. Erano sedotti e ingannati. Solo i leader più importanti, ai livelli più alti, erano probabilmente consapevoli che stavano effettivamente facendo del male.

QUARTA PARTE

Il rapporto tra Illuminati e Massoni

Domanda: *Svali, sono sicuro che la maggior parte dei lettori vorrebbe conoscere il rapporto tra gli Illuminati e i massoni. Lei cosa ne sa? Gli Illuminati si sono infiltrati negli ordini massonici?*

Risposta: Gli Illuminati e i massoni lavorano fianco a fianco. Non importa se ciò che dico è inquietante, è un dato di fatto. Il Tempio massonico di Alexandria, in Virginia, è un centro educativo e di formazione per gli Illuminati nell'area di Washington. È un centro molto importante per le attività degli Illuminati. Io stesso dovevo recarmi al tempio massonico a volte, per esami, promozioni, formazione o cerimonie importanti. Anche i capi di questa loggia massonica erano Illuminati.

Era la stessa cosa in tutte le grandi città in cui ho vissuto. I massoni più importanti erano anche Illuminati di alto livello. I miei nonni materni erano massoni di spicco nella città di Pittsburgh, in Pennsylvania (erano del 33 grado). Erano anche leader degli Illuminati in quell'area.

Tuttavia, non credo che tutti i massoni siano Illuminati, soprattutto ai livelli più bassi. A questo livello, credo che non sappiano nulla di ciò che accade intorno alla mezzanotte nei loro templi principali. Molti massoni sono anche uomini d'affari competenti e "buoni" cristiani. Ma non ho mai conosciuto un massone che non fosse anche un Illuminato, dal 32 grado in su. Sono stati gli Illuminati a creare la Massoneria per "coprire" le loro attività.

Domanda: *Che cosa significa esattamente la piramide sul retro della banconota da un dollaro USA? Mi riferisco alla piramide con un occhio nella parte superiore staccata. È un simbolo massonico o degli Illuminati?*

Risposta: La piramide e l'"occhio di Horus" sulla banconota da un dollaro sono simboli degli Illuminati. La piramide è una figura geometrica basata sul numero 3, un numero sacro negli antichi misteri religiosi. È il 3, e non il 6, a essere considerato il numero più sacro dell'occultismo. La piramide è anche una struttura utilizzata soprattutto per invocare i demoni. È un punto di attività occulta.

L'occhio rappresenta l'occhio di Horus, "l'occhio che tutto vede". Gli Illuminati danno grande importanza alle pratiche magiche egizie (*il Libro dei Morti*, ecc.) L'occhio rappresenta anche il fatto che nessuno può sfuggire al controllo della magia. Gli Illuminati considerano quest'occhio un occhio demoniaco o l'occhio della divinità. Nella mitologia degli Illuminati, questo occhio può essere aperto o chiuso, a seconda del periodo spirituale dell'anno o dello stato spirituale della persona. Ai bambini piccoli viene praticato un intervento chirurgico occulto per aprire il loro occhio "interiore". Viene anche detto loro che Horus prenderà la loro anima o che l'occhio esploderà se lasceranno il gruppo o se parleranno. Il simbolo sulla banconota da un dollaro serve come messaggio di rinforzo per tutti i bambini Illuminati che vedono queste banconote. Ricorda loro che qualcuno li sta osservando.

Sulla stessa banconota si legge anche in latino: "Novus Ordo Seclorum", che significa "Nuovo Ordine Mondiale". Questo corrisponde all'agenda degli Illuminati. Pensate che i nostri antenati pensavano già a questo Nuovo Ordine Mondiale all'inizio del 1800! Non vi ho detto che gli Illuminati sono intellettuali pazienti che guardano lontano? Thomas Jefferson, Benjamin Franklin, Franklin Roosevelt e altri erano dei veri Illuminati. Il nostro Paese è stato fondato su principi di libertà, ma anche sui principi del Nuovo Ordine Mondiale.

Domanda: *Quando è nato il concetto di Illuminati? Sembra che siano attivi da molto tempo. Prima operavano con altri nomi? Cosa ne sa lei?*

Risposta: Mi è stato insegnato che gli Illuminati affondano le loro radici in antiche pratiche conosciute fin dall'inizio dei tempi storici, dall'epoca dei Babilonesi, che eressero ziggurat per le loro divinità, quelle che gli Illuminati venerano tuttora. Sono orgogliosi di aver ereditato una tradizione presumibilmente ininterrotta da quel tempo. I nomi sono cambiati, ma il nucleo centrale è rimasto lo stesso.

Gli Illuminati affondano le loro radici nelle misteriose pratiche delle antiche religioni egiziane, con tutta la loro magia nera e il culto di Set, Osiride, Horus e Ra. Gli Illuminati ritengono inoltre di essere discendenti diretti dei Faraoni dell'antico Egitto.

È difficile per me sapere quanto di tutto questo sia propaganda e quanto di ciò che affermano sia vero.

Durante il Medioevo, i Cavalieri Templari erano anche predecessori degli Illuminati, così come i Rosacroce, i Celti e i loro druidi. Quelli che hanno costruito Stonehenge in Inghilterra.

QUINTA PARTE

Il rapporto tra gli Illuminati e la CIA, oltre che con la Russia e la Cina.

Svali: Voglio solo che i vostri lettori sappiano che non sono un esperto degli Illuminati, né voglio esserlo. Sono solo un sopravvissuto, che ha fatto parte del loro gruppo, in una posizione di leadership, ma a un livello locale non molto alto. Non frequentavo i ricchi e i famosi. Ma sentivo parlare di ciò che accadeva ai livelli più alti. Anche nelle sette si spettegola molto. Sono pur sempre esseri umani!

Anche altre persone sono uscite allo scoperto e hanno fatto delle rivelazioni. Non le conosco personalmente, ma ne ho sentito parlare. C'è Brice Taylor, che vive in California e in North Carolina. C'è anche Neil Brick di smartnews. Penso che possiamo fidarci di lui, è una brava persona. Ci sono anche Caryn Stardancer, di Survivorship.org, e Annie McKenna. Credo che abbia scritto un libro sulle sue esperienze, un libro molto bello, pubblicato da Paperclip Dolls. Ce ne sono altri, e se consultate Suite101.com, troverete i link a tutte queste risorse e ad altri sopravvissuti. Potete trovare collegamenti anche su Survivorship.org.

Alcuni di questi sopravvissuti hanno pubblicato le loro testimonianze su Internet, per aiutare il pubblico a sapere cosa sta succedendo. Quindi non sono l'unico ad aver parlato delle mie esperienze. Ma le mie esperienze si limitano all'area di Washington D.C. e all'area di San Diego tra il 1957 e il 1995. All'epoca ero al servizio degli Illuminati, completamente sedotto. Ora mi pento profondamente di essere stato coinvolto in tutte queste cose.

Domanda: Come possono i sopravvissuti rimanere anonimi se cercano aiuto? Gli Illuminati non potrebbero mettere a tacere in modo permanente i programmatori o i membri che hanno lasciato il gruppo? Fino a che punto sono disposti a spingersi per mettervi a tacere?

Risposta: Sul mio sito web Suite101 e nel mio libro ho scritto un intero capitolo su come stare al sicuro. Sì, gli Illuminati cercano di contattare coloro che sono fuori. Innanzitutto attraverso le loro famiglie.

Ricordate, siamo negli Illuminati di generazione in generazione. Quattro anni fa, mia madre mi chiese di scegliere tra il "ritorno o la morte". Questo ha innescato un programma di autodistruzione mortale, che avevano impiantato in me. Credo che mia madre sperasse che sarei tornato, ma si sbagliava. Sono stato molto vicino alla morte, ma Dio mi ha risparmiato. Poi ho dovuto lavorare per smantellare questo programma. Quando lasciai gli Illuminati, il mio capo mi trattò in modo molto arrogante. Mi disse che sarei morto entro sei mesi, se ricordo bene. Mi disse che "nessuno potrebbe ricordare nulla, con quello che gli ho messo dentro, e vivere ancora". Questa è una citazione diretta di Jonathan M., il mio capo, e spero che legga questo articolo!

Ma molti ex membri vengono ricatturati o rapiti perché continuano a telefonare ai loro ex amici o a uscire da soli di notte. Non credereste mai ad alcune delle storie che ho sentito dai sopravvissuti che sono usciti a fare la spesa alle due o alle tre del mattino, da soli, in luoghi deserti. Che cosa mai pensano?

Tre anni fa ho aiutato una sopravvissuta a lasciare il gruppo. Era letteralmente perseguitata e si stava opponendo con forza. Alla fine ha minacciato con una pistola l'uomo che voleva rapirla. Anche lui aveva una pistola in mano e la stava minacciando, ma lei disse: "Chi di noi due pensi che abbia una mira migliore? Era una tiratrice provetta! Lui si arrese. È rimasta con me per sei mesi e ora è libera.

Di solito, dopo un po' di tempo, rinunciano a inseguire chi se ne è andato e si stancano di cercare di farlo tornare. Ma non potrei mai vivere a Washington o a San Diego. Correrei troppo il rischio di imbattermi in una delle mie vecchie conoscenze. È meglio mantenere una certa distanza. Gli Illuminati che vivono dove vivo ora non mi conoscono e non si preoccupano di me. Anch'io conosco molte persone. Agli Illuminati piace la segretezza. Di solito non fanno nulla in pubblico, se sei con persone che non fanno parte del loro gruppo. Ma ho sentito parlare di persone uccise. Questo è uno dei motivi per cui mi rifiuto di andare in televisione o di parlare in pubblico. Conduco una vita molto tranquilla e anonima.

Il più delle volte, quando gli ex membri vengono ricatturati, è perché essi stessi si sono riavvicinati alla setta. La tentazione di tornare è a volte molto forte. Bisogna combatterla con forza, soprattutto nei primi anni. Se volete sapere perché le persone che hanno subito abusi vogliono tornare dai loro abusatori, leggete un articolo che ho scritto intitolato "Trauma Bonds: The Torturer's Attraction". Si trova sul mio sito web (in inglese: "Trauma Bonding: The Pull to the Perpetrator").

Domanda: *Vorrei parlare di nuovo dell'agenda politica degli Illuminati. Qual è il loro rapporto con la CIA, l'FBI e altri servizi segreti? Qual è il grado di infiltrazione di questi servizi? Quali sono i veri obiettivi di questi servizi segreti?*

Risposta: Sono tutti infiltrati. Non credo che siano tutti Illuminati, ma molti dei loro leader lo sono. Per esempio, mia madre era amica di Sid Gottlieb, che era nella CIA. La fattoria in cui sono cresciuto distava solo mezz'ora dalla sua casa di Culpeper, in Virginia. Conosceva anche la famiglia Dulles (Foster Dulles è stato Segretario di Stato americano). Molti investigatori della CIA fanno parte degli Illuminati... MK-Ultra (programma governativo di controllo mentale)[2] è stato in parte finanziato con denaro degli Illuminati. Tutte queste persone usano le più avanzate tecniche di controllo mentale, credetemi, e iniziano ad usarle sulla loro stessa gente.

Quando vivevo a San Diego, facevamo sempre esperimenti sugli esseri umani. Jonathan e io sperimentavamo gli effetti di alcune droghe che provocavano stati di trance, combinati con metodi di programmazione. Prendevamo tutti i dati dei nostri esperimenti e li caricavamo in un database. Sì, gli Illuminati sono molto bravi a usare la tecnologia avanzata! Poi avremmo spedito i dati a Langley (il principale centro informatico degli Illuminati in Virginia).

Anche molti direttori e dirigenti dell'FBI sono Illuminati. La CIA ha contribuito a portare in America gli scienziati tedeschi dopo l'ultima guerra mondiale. Molti di loro erano anche leader di alto livello tra gli Illuminati e furono accolti a braccia aperte dai loro colleghi americani. Essi condividevano tutte le informazioni in loro possesso con i colleghi americani.

Domanda: *Se i sistemi politici, bancari e militari in America sono in gran parte controllati dagli Illuminati, presumo che lo stesso debba valere anche per l'Europa orientale, la Russia e gli altri Paesi dell'ex blocco comunista. E che dire delle relazioni tra Est e Ovest? La Russia,*

---

[2] Cfr. *MK Ultra, abuso rituale e controllo mentale*, Alexandre Lebreton, Omnia Veritas Ltd, www.omnia-veritas.com.

*che all'epoca era l'URSS, era davvero l'avversario che sembrava?
C'era un piano machiavellico dietro questa apparente inimicizia con la
Russia?*

Risposta: La Russia non è mai stata una vera minaccia per l'America.
Il marxismo è stato fondato dagli Illuminati per controbilanciare il
capitalismo. Gli Illuminati credono fermamente nell'importanza delle
forze contrapposte, nella necessità di forze contrapposte. Vedono la
storia come un complesso gioco di forze, come una partita a scacchi.
Così finanziano una parte e poi l'altra per approfittare del caos e della
divisione per far progredire le cose. Vanno ben oltre il gioco dei partiti
politici e ne ridono. Durante tutti quegli anni (della Guerra Fredda), i
grandi finanziatori occidentali si incontravano segretamente con i loro
"avversari" russi o comunisti, e ridevano insieme di come tutte quelle
"pecore" potessero essere ingannate. Condivido qui ciò che mi è stato
insegnato e che ho osservato personalmente.

Quando i due principali gruppi di formazione degli Illuminati si
riunivano in Europa (DELPHI per il Nord America e ORACLE per
l'Europa), tutti gli istruttori lavoravano insieme, che fossero russi,
tedeschi, francesi, inglesi, canadesi o americani. Questo è uno dei
motivi per cui gli Illuminati cercano di sviluppare al massimo
l'apprendimento delle lingue. Da bambino ho dovuto imparare sei
lingue e imparare a conversare con persone di tutto il mondo. Gli
Illuminati sono un gruppo veramente internazionale. Gli obiettivi
nazionali devono passare in secondo piano rispetto ai loro obiettivi
sovranazionali. Gli Illuminati hanno anche l'abitudine di viaggiare
molto per scambiare competenze. Così un istruttore russo potrebbe
venire negli Stati Uniti per un po' di tempo per svolgere un compito
specifico, e poi tornare nel suo paese, o viceversa.

*Domanda: La Cina ha emesso forti rumori e ha acquisito armi nucleari
che minacciano le città americane. Tutto questo rientra negli obiettivi
degli Illuminati? Ci sono aree che sfuggono al controllo degli
Illuminati, fattori di incertezza?*

Risposta: Sono passati cinque anni da quando ho lasciato gli Illuminati.
Quindi le mie informazioni sono un po' vecchie. Ma lo sviluppo della
potenza militare cinese fa parte del loro piano. Ci sono membri del loro
gruppo che sono asiatici e sono molto opportunisti. Le mafie orientali
sono molto legate alle attività degli Illuminati. L'unico fattore di
incertezza per gli Illuminati è la reazione dei cittadini comuni. Non
possono prevederlo. Tuttavia, la leadership degli Illuminati elabora

diversi scenari e cerca di prevedere la risposta appropriata, nel caso in cui i cittadini si comportino in modo inaspettato.

Mi è stato detto che gli Illuminati hanno intenzione di rendere pubblico il loro intero programma entro il 2020. Non so se questa informazione sia affidabile o se sia solo propaganda. È anche possibile che abbiano cambiato questa data da quando facevo parte di questo gruppo.

Domanda: Svali, lei ci ha già parlato delle tecniche di controllo mentale e dei sopravvissuti che hanno pubblicato la loro testimonianza. Una di queste testimonianze recenti è quella di Cathy O'Brian

(www.vegan.swinternet.co.uk/articles/conspiracies/cathyansmark.html e www.trance-formation.com).

Sembra che sia una delle vittime dei programmi di controllo mentale della CIA. La sua storia è molto simile alla sua, in termini di tecnologia e tecniche. Pensa che ci possa essere un collegamento con gli Illuminati?

Risposta: Come ho già detto, la CIA e gli Illuminati lavorano insieme. È chiaro. I leader della CIA sono anche Illuminati di alto livello. Vi ho parlato di Foster Dulles e Sid Gottlieb, che ho conosciuto personalmente durante la mia infanzia e da giovane adulto. Gli scienziati che hanno sviluppato il programma MK-Ultra e altri programmi governativi di controllo mentale erano Illuminati provenienti dalla Germania nazista. Ecco perché le vittime del controllo mentale parlano sempre tedesco o hanno una parte dissociata della loro personalità che parla con accento tedesco. Imitano i loro aguzzini, cosa molto comune.

Si può dire che la CIA e gli Illuminati lavorano fianco a fianco. So che vari gruppi di Illuminati in tutti gli Stati Uniti inviano i dati raccolti nei loro esperimenti al centro di calcolo centrale di Langley, in Virginia. Sì, vengono ancora condotti esperimenti sugli esseri umani, soprattutto nel campo del controllo mentale! Non si sono fermati con la fine della Seconda Guerra Mondiale!

SESTA PARTE

Perché i media si occupano così poco degli abusi rituali e del controllo mentale ?

Domanda: Trovo molto sorprendente che questi temi dell'abuso rituale e del controllo mentale siano poco riportati dalla stampa, data la grande quantità di prove disponibili.

Risposta: La mia risposta sembrerà molto cinica. Ma la cosa non mi sorprende. Perché gli Illuminati si vantano che la loro migliore protezione è l'ignoranza e l'incredulità del pubblico. Sanno anche come condurre le loro campagne stampa, che sono molto efficaci. Per esempio, conoscevo un giornalista del San Diego Union Tribune (le iniziali del suo nome sono M.S.) che scriveva di abusi rituali e controllo mentale. Faceva parte degli Illuminati. I suoi articoli erano un tipico modello di come operano gli Illuminati.

Stava intervistando medici che si supponeva fossero rispettati specialisti del settore. Questi uomini erano laureati. Hanno espresso l'opinione razionale e ponderata di un esperto e sono giunti alla conclusione che nessun essere umano ragionevole e logico può credere all'esistenza dell'abuso rituale. Inoltre, ritengono che i medici e i terapeuti che curano le cosiddette vittime di abusi rituali non siano altro che ciarlatani che si approfittano della povera gente, dei poveri ingenui che vengono sfruttati da queste persone particolarmente viziose e interessate.

Ha poi denunciato coloro che sostenevano l'esistenza di abusi rituali, facendoli passare per malati di mente dalla mentalità ristretta. Denunciò anche il comportamento "fraudolento" e "sfruttatore" dei medici e dei terapeuti che li curavano. Li dipingeva come praticamente avidi, avidi di guadagno e immersi in ogni sorta di delirio mentale. E ritrasse tutte quelle povere famiglie fatte a pezzi da quei terapeuti terribili, accusati di aver iniettato queste idee di abuso rituale nelle teste di quelle povere vittime.

Tutto questo è stato racchiuso nei commenti apparentemente razionali, logici e compassionevoli di un membro dei servizi sociali federali, che ha detto quanto fosse tragico tutto questo, concludendo che bisognava fare qualcosa.

M.S. non menziona mai che i medici che curano i sopravvissuti agli abusi rituali vengono pagati pochissimo, e addirittura lavorano gratis, per aiutare queste persone a spezzare le catene di una vita. M.S. non intervista mai l'85% degli operatori psicologici che sanno che l'abuso rituale esiste o che credono nella sua esistenza. Intervista solo la piccola minoranza di loro che è d'accordo con le sue idee.

Sappiamo quindi che i media sono spesso molto parziali!

Domanda: *Ma visto che ci sono così tante prove, perché non ci sono più persone interessate agli Illuminati?*

Risposta: Semplicemente perché la gente non può e non vuole credere che gli Illuminati esistano e che tutto ciò che vi sto raccontando stia realmente accadendo. Sono un cristiano convinto. Nel libro dell'Apocalisse, si dice che poco prima del ritorno di Gesù, la gente vivrà come se nulla stesse per accadere, e dirà che tutto è normale, nonostante le chiare prove del contrario. Anche se si mostrasse a qualcuno un video girato durante un abuso rituale, direbbe: "Deve essere un falso. Le persone non fanno cose del genere". Se si mostrasse a qualcuno un luogo dove ci sono ossa sepolte, pentagrammi e altri simboli satanici, direbbe: "Oh, sono solo bambini che si divertono! Potreste mostrare loro le immagini dei tunnel costruiti vicino a Los Alamos, e direbbero: "È irrilevante. Deve trattarsi di qualche progetto governativo! Mostrate loro le cicatrici che i sopravvissuti hanno sul corpo, i segni delle bruciature di sigaretta di quando erano bambini, o i segni di frusta sulla schiena, e diranno: "Siete sicuri che non se lo siano fatto da soli?

Le prove ci sono. Ma, a mio parere, la gente, in generale, non vuole sapere. Anche quando gli si mettono davanti le prove, distoglie lo sguardo.

Il caso Franklin ne è un esempio. Eppure le prove non mancavano! O tutti i documenti sul progetto MK-Ultra che sono stati resi pubblici e che si sono rivelati veri. La gente li ignora. Penso che i media che rifiutano di ammettere gli abusi rituali stiano approfittando del fatto che molte persone, nel profondo, non vogliono conoscere la realtà. Infatti, come possono ammettere che la natura umana è così intrinsecamente malvagia, a meno che non credano davvero in Dio o non abbiano prove inconfutabili? Gli uomini vogliono ancora credere che la loro specie sia sempre capace del meglio, non del peggio!

Domanda: *Probabilmente avete sentito parlare del "Bohemian Grove". Cosa ne sapete? C'è un legame con gli Illuminati?*

Risposta: Non ho mai sentito parlare del "Bohemian Grove". Ricordate che la mia posizione non mi permetteva di sapere tutto! La maggior parte dei miei contatti erano in Germania. Non mi sono mai prostituito. Sono stato piuttosto io a insegnare ad altri a farlo. Non sono mai stato in Boemia e non so nulla di questo "Grove". Mi dispiace di non poterle rispondere.

Ma se mi chiedesse del tempio massonico di Alexandria, in Virginia, o dell'"Istituto" di Charlottesville, o del boschetto che conosco in Canada con una statua di bronzo di Baal, potrei risponderle. Mi dispiace di non avere nulla da dirle su questo argomento. Ma se il "Bohemian Grove" ha qualcosa a che fare con l'occulto, gli Illuminati ne sanno certamente qualcosa!

PARTE SETTIMA

Simboli e marchi degli Illuminati
Grado di infiltrazione nella società

Domanda: Sì, ci parli di tutto questo: dei suoi contatti in Germania, del tempio massonico, dell'"Istituto" e della statua di Baal in Canada! Ci dica anche quali sono i principali simboli e segni degli Illuminati, oltre alla piramide e all'occhio di Horus. Gli Illuminati possono talvolta agire in modo sconsiderato?

Risposta: Per risponderti completamente, dovrei farti leggere la mia biografia completa! A volte ho avuto l'idea di scriverla, ma non credo che molti la leggerebbero. Sono seria, non si tratta di falsa modestia. Inoltre, non credo che la gente voglia avere a che fare con gli Illuminati, anche se ne ricava qualcosa. Perdonate il mio cinismo, ma questa è la mia esperienza di vita!

Gli Illuminati non si preoccupano delle prove che vengono scritte e di chi le riporta, perché contano sul fatto che la maggior parte delle persone non crede a chi le scrive. Sanno come fare campagne stampa! Avete letto i recenti articoli di *Newsweek* e *Time*, che considerano l'esistenza degli Illuminati una ridicola cospirazione immaginaria? Sapete chi possiede il capitale di queste riviste?

Cinque anni fa, durante una riunione del consiglio di amministrazione, ho sentito gli Illuminati deridere tutte le rivelazioni che stavano venendo alla luce. Non credo che ora abbiano cambiato idea. Se la gente cominciasse a credere a tutto questo e se cominciasse ad agire, sarei molto sorpreso e molto felice.

Vi faccio un esempio. Due anni fa, stavo cercando di trovare un editore per il mio libro, in cui racconto come gli Illuminati programmano le persone. Volevo che il libro aiutasse i medici che curano i sopravvissuti. Ma non riuscivo a trovare nessuno disposto a pubblicarlo! Mi hanno detto che era un argomento troppo controverso e che "non c'era un mercato abbastanza grande per questo tipo di libro". È triste, ma è quello che è successo!

Eppure credo che Dio abbia il pieno controllo della storia del mondo. Ho denunciato gli Illuminati e ho pubblicato il mio libro gratuitamente su Internet. Voglio che coloro che hanno a che fare con i sopravvissuti si rendano conto di ciò che i sopravvissuti hanno passato. È difficile aiutare coloro che ne sono usciti, se non si comprende il trauma fisico ed emotivo che hanno dovuto affrontare.

Torno ora alle vostre domande.

Il Consiglio nazionale degli Illuminati in Germania si chiama "Bruderheist". Si riunisce nella Foresta Nera. Questa regione è considerata da loro il centro del mondo e un intenso centro di energie psichiche e spirituali. Ho incontrato lì alcune delle persone più depravate e malvagie che abbia mai conosciuto! Sostengono i nazisti. Ma in confronto a loro, i nazisti sembrano brave persone! Sono ancora lì, manipolano ancora le persone, gestiscono ancora le banche, incanalano ancora il loro denaro sporco a Bruxelles, in Svizzera, al Cairo, in Egitto.

In Canada c'è anche un gruppo molto numeroso di Illuminati e Templari. Si tratta di due gruppi che lavorano fianco a fianco. Venerano antiche divinità. La statua di bronzo (o d'oro?) di Baal si trova al centro di un boschetto sacro in una grande proprietà privata tra Quebec e Montreal. Avevo 12 anni quando ci andai. Quindi non ricordo bene tutti i dettagli. Ma le cerimonie attiravano una grande folla, gente vestita tutta di bianco. C'erano molti fiori e frutta, offerte votive, canti e poi il sacrificio finale tra le braccia della statua.

Per quanto riguarda i simboli e i marchi degli Illuminati, vi ricordo innanzitutto che sono le persone più attente della terra! Cercano di non lasciare mai una traccia! Ma potete vedere la maggior parte dei loro simboli in televisione o nei film. Sono anche molto legati all'idea di un governo militare. Queste persone sono estremamente militariste.

Uno dei loro simboli principali è la fenice (l'uccello mitico che muore nel fuoco e risorge dalle ceneri). È uno dei loro principali simboli militari e spirituali. Anche l'aquila tedesca è un segno importante. Alcune aziende utilizzano la fenice nel loro logo, rossa su sfondo nero, o viceversa. Si tratta di un segno molto importante, perché gli Illuminati utilizzano molti rituali che evocano la resurrezione. In questi rituali, le persone vengono portate in uno stato molto vicino alla morte. Poi vengono "resuscitate" e viene detto loro che Baal o un altro dio ha "dato loro la vita" e che devono a lui (e al gruppo) essere vivi. La fenice è quindi un segno molto importante.

Inoltre, utilizzano spesso le farfalle e l'arcobaleno. Perché le farfalle? Perché gli Illuminati hanno inventato, insieme alla CIA, un metodo di programmazione mentale chiamato "Monarch", come il nome di queste grandi farfalle. Usano anche alcuni gioielli speciali come simboli. I videogiochi (come Ultima, ad esempio) sono pieni di simboli degli Illuminati, come le gemme magiche. Non gioco a questi videogiochi...

Il diadema, o corona, con 13 pietre preziose e un diamante al centro, è il simbolo dell'imminente regno del "prescelto".

Un altro simbolo degli Illuminati è la Stella di Davide. Credetemi, è uno dei loro simboli religiosi più potenti. La rappresentano all'interno di un cerchio. La chiamano "il grande sigillo di Salomone". Viene utilizzata nelle cerimonie più importanti, per evocare i demoni.

Anche la terra, l'acqua e il fuoco sono importanti. Questi tre elementi sono utilizzati in molte cerimonie. Controllate e vedrete che molti cartoni animati utilizzano spesso questi simboli. Sarete sorpresi di scoprirlo! Il film "Il quinto elemento" si basa su questo concetto.

Gli Illuminati fanno ampio uso di segni e simboli che si rifanno alle mitologie greca e romana. Anche i loro metodi di programmazione mentale attingono a piene mani da queste mitologie. La maggior parte delle persone "programmate" ha una struttura interna con un tempio greco o romano.

Utilizzano anche il simbolo del fulmine. Molti loghi moderni presentano un fulmine. Ho visto una recente copia della rivista *Time*, le cui pubblicità erano piene di simboli degli Illuminati. Un altro simbolo importante è una testa con dentro un computer. Rappresenta la "programmazione delta".

Domanda: *Ci parli di cose di cui non abbiamo parlato in queste interviste, forse di cose che mi sono sfuggite, per esempio del Nuovo Ordine Mondiale...*

Risposta: Gli Illuminati sono pedofili. Torturano e abusano dei bambini piccoli. Insegnano loro fin da piccoli a diventare a loro volta dei criminali. Solo questo dovrebbe essere assolutamente fermato!

Controllano l'industria pornografica, con la Maffia. Fanno un sacco di soldi con il traffico di droga e di armi, e con il traffico di esseri umani, cioè con la schiavitù! Sì, ancora oggi, all'inizio del XXI secolo, compriamo e vendiamo esseri umani!

Gestiscono tutto ciò che produce denaro e tutto ciò che è malvagio! Se c'è un profitto da realizzare sulle spalle della sofferenza umana, ci sono gli Illuminati!

Poiché hanno molti soldi, possono permettersi avvocati in grado di condannare facilmente chiunque cerchi di smascherarli.

Si sono infiltrati nel nostro governo e in tutti i governi del mondo. Si sono infiltrati anche nel sistema giudiziario e nel sistema legislativo. Hanno infiltrato anche i media. Gestiscono tutte le nostre istituzioni finanziarie.

Non hanno scrupoli e sono molto ambiziosi. Non esiteranno a sopprimere chiunque si opponga a loro. Sono loro che hanno inventato la programmazione mentale, insieme alla CIA.

Volete saperne di più? Lasciate che vi dica come sono fatti!

Stanno lavorando per preparare la venuta di un nuovo leader mondiale, che porterà il mondo in un nuovo regno di gioia, prosperità e ricompense per i loro seguaci. Quasi una sorta di paradiso in terra! Naturalmente, sarà ancora un regno di brutalità. Coloro che si opporranno a questo regno saranno cacciati. Dovranno convertirsi o essere messi a morte. Ma i loro seguaci saranno così felici e contenti di questo nuovo regime che saranno convinti che tutti verranno a unirsi a loro. Sembra incredibile, ma è vero!

In questo Nuovo Ordine Mondiale, alle persone verranno assegnati nuovi lavori e posizioni di responsabilità. Gli Illuminati ritengono che i loro figli siano i migliori, i più brillanti e i più istruiti. Essi formeranno l'élite intellettuale che guiderà le masse di coloro che sono meno intelligenti e meno "dotati".

Questo è ciò che gli Illuminati credono veramente. Venerano la Repubblica ideale di Platone, che è il modello del loro Nuovo Ordine Mondiale.

Ma c'è anche l'altra faccia della medaglia!

Sono molto arroganti, il che potrebbe essere la loro rovina. Considerano la maggior parte delle persone come "pecore" prive di intelligenza. Sono pieni di orgoglio e pensano di essere invulnerabili. Considerano tutto ciò che la stampa dice su di loro come una semplice puntura di zanzara. Ma le persone arroganti commettono errori. Al giorno d'oggi sono sempre meno riluttanti a rivelarsi.

Pensano di poter sconfiggere Dio, il che è un errore enorme da parte loro! Dio può cambiare il corso della storia. Lo ha già fatto, nella speranza che alcune di queste persone ne escano. Dio è misericordioso. La maggior parte degli Illuminati sono essi stessi vittime ferite e sedotte. Essi stessi hanno subito molti abusi. Non sanno che è possibile lasciare questo gruppo. C'è molto malcontento nei ranghi degli Illuminati. Se sapessero che è possibile fuggire, senza essere messi a morte, assisteremmo a un esodo di massa. Molti degli addestratori che ho conosciuto non erano affatto contenti di quello che facevano, pur essendo dei feroci pedofili. Lo capivo dai segni, quando sospiravano in silenzio, o dagli sguardi, che non approvavano quello che gli veniva chiesto di fare. Facevano il loro lavoro con rassegnazione, sperando in una promozione. Sapete qual è una delle più grandi carote offerte a chi vuole una promozione in questo gruppo. È la consapevolezza di poter evitare di torturare le persone o di essere torturati a loro volta. E questo è vero! Si può essere torturati solo da qualcuno la cui posizione è più alta della propria. Quindi tutti vogliono fare carriera. Più si sale, meno persone ci sono sopra di noi! È vero che ci sono persone che torturano gli altri per scelta, e questo li spinge a cercare una promozione. Ma non è così per tutti!

Man mano che sempre più persone abbandonano gli Illuminati, sempre più medici, terapeuti e leader ecclesiastici si rendono conto dei sofisticati metodi di controllo mentale utilizzati per controllare queste persone. Stanno quindi imparando a deprogrammare questi sopravvissuti.

Ma è la preghiera che può portare alle vittorie più grandi. La mia più grande speranza è che tutti coloro che ho conosciuto in questo gruppo, compresi tutti i leader e tutte le persone che a volte mi hanno ferito così tanto, possano un giorno andarsene. Se potessero sapere che è possibile, credo proprio che se ne andrebbero!

Domanda: *A volte ho visto Clinton, e anche il principe William d'Inghilterra, fare un certo segno con la mano (indice e mignolo estesi, le altre dita chiuse). Questo gesto ha un significato nascosto?*

Risposta: Questo è un antico segno di saluto e riconoscimento tra satanisti. Ma gli Illuminati sono generalmente più sottili e non fanno questo gesto in pubblico.

OTTAVA PARTE

Il Quarto Reich

Domanda: *Quando descrive gli Illuminati, sembra molto simile a ciò che accadeva in Germania durante il Terzo Reich. Riconosco chiaramente in loro il comportamento e gli obiettivi dei nazisti. Sembra che la Germania stia riprendendo un ruolo dominante nell'unificazione europea. Stiamo assistendo alla formazione di un esercito europeo, di una Forza di intervento rapido europea e di un Tribunale internazionale. Fino a che punto si spingerà tutto questo?*

Risposta: Gli Illuminati hanno un termine per definire il Nuovo Ordine Mondiale. Lo chiamano "Quarto Reich". Sono serio. Molti Illuminati sono mentalmente programmati per questo Quarto Reich. Sì, la Germania e l'Europa domineranno l'economia mondiale. L'economia statunitense regredirà per un po', poi si riprenderà con l'aiuto dell'Europa.

Domanda: *L'Apocalisse dipinge un quadro piuttosto cupo di come finirà tutto questo. Ma questo ha qualche effetto sull'agenda degli Illuminati? Sicuramente conoscono le profezie della Bibbia, che parlano della loro sconfitta finale. Stanno cercando di usare queste profezie a loro vantaggio, ingannando gli esseri umani?*

Risposta: In realtà, essi negano le profezie. Credono che la storia possa essere cambiata e che le rivelazioni dell'apostolo Giovanni siano solo una possibile interpretazione del futuro. Conoscono la Rivelazione, ma non le attribuiscono molta importanza.

Ricordate che alcuni dei principali Illuminati sono già al potere. Controllano le finanze del mondo e dispongono di immense ricchezze. Alcuni di loro possiedono diverse grandi proprietà in tutto il mondo, hanno tutto ciò che desiderano, per non parlare del piacere di controllare milioni di esseri umani. Credono nel loro potere intellettuale e sono convinti che costituiranno l'élite del Nuovo Ordine Mondiale. Saranno le "brave persone" di domani. Ma sono luciferiani. È quindi normale per loro credere che la Bibbia dica cose false.

Se parlaste loro apertamente di queste cose, vi ridereste in faccia e direbbero: "Ma il Nuovo Ordine è già in atto! È solo che non si è manifestato completamente!

Gli Illuminati sono al potere nel mondo da diverse centinaia di anni. Vi diranno che nessun Dio li ha ancora colpiti. Potrebbero persino credere di fare la volontà di Dio sulla terra. Ricordate, credono di servire "Dio", come potrebbero credere i cristiani!

Vi direbbero: "Perché Dio avrebbe dato all'uomo queste capacità latenti, se non avesse voluto che le scoprisse e le usasse pienamente? Non è forse criminale trascurare e non sviluppare tutte queste capacità? Non è forse criminale non aiutare la razza umana a progredire e a diventare migliore?" è quello che vi direbbero, cercando di persuadervi.

Credono di essere fondamentalmente buoni e di fare un buon lavoro, anche se i mezzi utilizzati sono talvolta molto difficili da sopportare. "Estirpano le erbacce" sbarazzandosi dei deboli e degli inadatti. Vogliono produrre una razza umana superiore. So che quello che sto dicendo sembra cibo per gatti, ma gli Illuminati sono sinceramente convinti di essere nel giusto. Per potersi vedere sotto il giudizio dell'Apocalisse, dovrebbero iniziare a capire che sono malvagi e sbagliati, cosa che non sono.

Spero che ciò che sto dicendo vi aiuti a capire meglio. Credo che gli Illuminati si vedano in sella a cavalli bianchi e non neri. Capisce il potere della seduzione? Ma ora sono cristiano e ho rifiutato completamente tutto ciò che credevo in questa setta.

PARTE NOVE

Sacrifici rituali
Rapporti con i demoni
Cambiamenti di forma fisica

Domande: *Svali, ci hai già parlato dei sacrifici rituali. Ha parlato di sacrifici di animali. Può darci maggiori dettagli su questi argomenti?*

Risposta: Odio fare sensazionalismo fornendo dettagli terribili, ma ne parlerò un po'.

Innanzitutto, ricordiamo che gli Illuminati si occupano di sei aree principali. I sacrifici sono praticati nel "regno spirituale". Ma il regno spirituale è solo uno dei loro domini d'azione. Il mio dominio era la scienza. Ridevo di quelli di noi che si erano specializzati nel regno spirituale. Eppure tutti noi dovevamo sottoporci a certi rituali "spirituali" in occasione di certe feste speciali. Ma io cercavo di andarci il meno possibile. Erano sempre cose orribili, crude e brutali. Ma erano considerate importanti.

Nel ramo celtico di questo regno spirituale, si crede che il potere venga trasmesso quando si passa dalla vita alla morte. Per questo motivo gli Illuminati hanno alcuni rituali in cui un bambino, o un adulto, viene legato e un animale viene dissanguato fino alla morte, appoggiato sul suo corpo. Credono che la persona legata riceva un potere, quando lo spirito dell'animale morto "entra" in lei. È già abbastanza traumatico avere un animale che muore dissanguato sul proprio corpo! Immaginate l'impressione che fa un bambino piccolo, soprattutto se viene minacciato di morire dissanguato se parla!

Devo anche parlarvi dell'apertura di "portali" per entrare in "un'altra dimensione". So che sembra fantascienza, ma gli Illuminati credono davvero che esistano altre dimensioni spirituali e che, per entrare in una di esse, si debba compiere un grande sacrificio rituale solo per "aprire il portale". Di solito devono essere sacrificati diversi animali. Ho visto anche sacrifici di animali per essere protetti dai demoni. Viene tracciato un cerchio con il sangue, in modo che i demoni non possano entrare nel cerchio.

Gli Illuminati credono assolutamente nell'esistenza di un mondo spirituale. Per centinaia di anni hanno codificato i loro rituali, basati su antichi rituali occulti. Credono di poter controllare questi poteri. Credo che siano stati sedotti (sono loro a essere controllati).

Fanno anche sacrifici durante alcune feste annuali. Ho assistito all'uccisione di un animale, direttamente con la forza del pensiero. Non posso spiegare ciò che ho visto. Ho assistito anche a sacrifici umani, ma sono molto rari. Credo di aver visto due o tre sacrifici umani in tutto. Gli altri sono stati inscenati.

Gli Illuminati non vogliono sacrificare i loro figli in generale. Vogliono che la nuova generazione cresca e continui le loro pratiche. Ho anche sentito dire che comprano bambini in altri Paesi per sacrificarli, o che rapiscono i senzatetto a questo scopo, ma non l'ho mai visto personalmente.

Il più delle volte, durante i loro rituali vengono sacrificati animali. Questo è ciò che ho visto. Come addestratore senior, ho dovuto assistere a sacrifici umani, ma molto raramente. Sono rari, ma orribili. In genere, gli addestratori non spingevano le persone a morire, ma osservavano alcuni segni di stress. I loro medici sapevano anche come usare alcune nuove droghe per creare stati di stordimento e per controllare o sopprimere i segni più evidenti di stress (aumento del battito cardiaco e della respirazione, tremori, dilatazione delle pupille).

Alcuni addestratori inesperti potrebbero non essere in grado di vedere questi segnali e lasciare che qualcuno vada completamente in crisi. È una cosa terribile "lavorare" con qualcuno e fargli perdere completamente la testa! Queste persone diventano poi vegetali o urlano per ore e ore.

A volte dovevamo "sbarazzarci" di questi "fallimenti" durante l'addestramento, iniettando loro aria o insulina. La morte veniva poi fatta passare per un "incidente mortale", oppure i loro corpi venivano lasciati bruciare in un incendio indotto. Che Dio mi perdoni per le poche occasioni in cui sono stato coinvolto direttamente in queste cose e sono stato costretto ad agire. Oggi me ne pento profondamente. Alcune persone possono essere gentili e comprensive. Inoltre, l'addestratore stesso sapeva che questo poteva accadere anche a lui. Quindi ha cercato di fare bene il suo lavoro.

Tutti i fallimenti venivano puniti severamente. Uno dei miei compiti come addestratore era quello di addestrare i giovani addestratori a usare le varie droghe per mascherare gli effetti dello stress e a riconoscere i sottili segnali di disagio (Sigh!). Questi fallimenti sono visti anche come "sacrifici"? Penso di sì, anche se non si trattava di rituali veri e propri, perché tutto veniva fatto in laboratorio, in camice bianco e con attrezzature mediche.

Domanda: *Svali, vorrei porle un'altra domanda. Circolano storie secondo cui gli Illuminati sarebbero controllati dagli alieni, in particolare da una razza rettiliana proveniente da un'altra dimensione. Cosa ne pensa?*

Risposta: La mia risposta farà sicuramente arrabbiare le persone, ma non voglio offendere nessuno! Non ho mai visto gli alieni. Ma ho assistito a una programmazione mentale per far credere alle persone di aver visto gli alieni. Gli Illuminati volevano coprire i loro esperimenti di programmazione mentale, se le vittime ricordavano qualcosa. Nessuno degli alti funzionari che conoscevo credeva nell'esistenza degli alieni. Ma non ho mai chiesto loro nulla.

Personalmente credo che questa cosa della razza rettiliana sia in realtà solo una manifestazione dei demoni. Ho anche assistito a cambiamenti nella forma fisica, sotto l'influenza dei demoni, e ad altre cose simili. Alcuni potrebbero rimproverarmi di credere nell'esistenza dei demoni e che questo sia assurdo come credere negli alieni.

Vorrei quindi ricordarvi ciò che gli Illuminati credono veramente. Sanno che esistono esseri spirituali o soprannaturali. Ma credono di poterli controllare. So che alcuni lettori mi diranno che i cambiamenti di forma fisica erano solo allucinazioni causate dalle droghe assunte durante un rituale. Lascio che ognuno decida cosa vuole credere, nei limiti del proprio benessere personale. Ma posso assicurarvi che nessun alieno ha visitato Washington o San Diego quando ero lì. Almeno, non ne ho mai visto uno personalmente.

PARTE DIECI

Ulteriori dettagli sui cambiamenti fisici causati dai demoni

Domanda: *Mi parli di questi cambiamenti nella forma fisica. Ne ho già sentito parlare. Non avviene solo durante i rituali? Ho sentito dire che alcuni politici possono muoversi nello spazio. Quando dice che questi cambiamenti sono causati dai demoni, sta parlando di demoni particolari? È possibile che questi "demoni" siano in realtà alcuni alieni che influenzano gli Illuminati?*

Risposta: Dato che si parla di cambiamenti nella forma fisica, vi darò alcune informazioni aggiuntive. Ma le dirò anche ciò in cui personalmente credo. Non posso fare a meno di parlare di alcuni aspetti fondamentali della mia fede cristiana quando si parla di demoni.

Sono cresciuto in un gruppo che glorifica tutto ciò che è demoniaco. Poi, qualche anno fa, sono diventato cristiano. Credo sinceramente che senza la mia fede in Gesù Cristo non sarei mai uscito dagli Illuminati. Uno dei motivi per cui non temo per la mia vita quando testimonio è che credo che Dio sia in grado di proteggermi.

Il suo amore è l'opposto della crudeltà e della malvagità che ho visto in questo gruppo. La sua infinita compassione, la sua tenerezza e la sua purezza sono l'opposto dell'oscurità e degli abusi sessuali che accompagnano i rituali degli Illuminati. Credo che Dio abbia perdonato il mio passato. Gli ho chiesto sinceramente perdono. Senza di esso, non avrei mai potuto continuare a vivere, ricordando tutte le cose che ho fatto agli altri, come drogare giovani ragazze per farle prostituire per il culto, per citare solo un esempio.

Ho rinunciato a tutta la mia vita passata. Solo con Cristo potevo ricevere l'amore, il perdono e la guarigione di cui avevo bisogno. La mia anima era disgustata fino al midollo per aver vissuto negli abissi della vita e per aver visto la crudeltà di cui gli esseri umani sono capaci nei confronti dei loro simili.

Credo certamente che i demoni esistano nel mondo dell'occulto.

Esistono eccome. Sono organizzati in una gerarchia spirituale, una gerarchia che gli Illuminati cercano di imitare sul piano fisico.

Ci sono principati e demoni inferiori. Controllano le porte di accesso ad altre dimensioni spirituali, che non dovrebbero essere di alcun interesse per gli esseri umani. Queste cose sono estremamente distruttive.

I cambiamenti di forma fisica avvenivano di solito durante una cerimonia occulta. Chi cambiava forma in questo modo si abbandonava completamente all'attività dei demoni. Questi uomini si trasformavano in animali per un certo periodo di tempo, o in altre creature orrende, che non erano certo alieni! Era l'attività dei demoni che permetteva agli esseri umani di rivelare il regno demoniaco in questo modo, distorcendo anche ciò che vedevano.

Ho anche visto persone diventare temporaneamente "cieche" a causa dell'influenza dei demoni. Ho visto animali uccisi da un potere spirituale, quando diverse persone hanno fatto un cerchio e hanno concentrato la loro energia per uccidere l'animale. Queste persone non erano alieni. Sono cresciuto con alcuni di loro. La mia stessa madre lo faceva. Ma non era un'aliena. Io stesso ho partecipato a volte a queste cose. Non sono un alieno, ma un essere umano ferito.

Credo anche che i demoni possano avere rapporti sessuali con gli esseri umani, perché il Libro della Genesi ne parla. Dio lo proibisce totalmente.

Infatti, le alleanze divine presentate nella Bibbia sono l'opposto delle alleanze oscure praticate dagli Illuminati. Ho trovato un'abbondante fonte di guarigione quando ho visto nelle Scritture come Dio vede il nostro mondo e come tratta il mondo spirituale. Egli avrà l'ultima parola. Sta vincendo la battaglia.

Vi racconto un sogno che ho fatto due anni fa. Mi trovavo in una grande stanza circolare con file di sedie. Sulla parete c'era una grande rappresentazione del mondo, con una ghirlanda. La stanza era piena di persone in lunghe vesti. Sapevo di trovarmi di fronte al Supremo Consiglio Mondiale, colui che governerà il mondo quando sarà installato il Nuovo Ordine Mondiale. Mi indicavano, dicendomi che avevo tradito la loro causa e che dovevo morire.

L'oscurità e l'oppressione in quella stanza erano intollerabili. Stavo soffocando in quell'atmosfera. Uno dei capi si fece avanti e mi disse che avrei dovuto morire come un traditore se non fossi tornato nel seno della "famiglia". Combattei la malvagia tentazione di cedere, per salvarmi la vita. Dentro di me, gridai al Signore e dissi: "Gesù, salvami!

Immediatamente l'amore e la pace del Signore hanno invaso il mio cuore. Non avevo più paura. Ho detto: "No, perché tu sei sconfitto, anche se non lo sai. Puoi uccidere il mio corpo, ma io servo un Dio che ti ha sconfitto e che ha sconfitto tutti i presenti in questa stanza.

Mi sono svegliata in quel momento, piena di gioia. Potete capire perché non ho paura di rispondere alle vostre domande sul mio passato. Credo in un Dio che è più grande di tutti i piani di questi uomini malvagi. Possono tramare quanto vogliono. Ma tutti i loro piani alla fine saranno distrutti.

Quindi chiedetemi tutto quello che volete e vi dirò tutto quello che ricordo. Non mi dispiace rivelare ciò che fanno queste persone. So però che non mi faccio illusioni su ciò che il pubblico in generale farà delle mie rivelazioni.

Rispetto il suo desiderio di indagare e la sua apertura a tutte le mie risposte. Ma quello che posso dirle, e che tutte le mie esperienze passate hanno confermato, è che ho visto demoni all'opera, non alieni o una razza rettiliana proveniente dallo spazio! Anche se gli alieni esistessero, mi chiedo se potrebbero essere così malvagi e crudeli come i demoni che ho visto all'opera, specialmente contro i cristiani legati alla Bibbia.

PARTE UNDICESIMA

Prove degli Illuminati e delle loro debolezze

Domanda: *Svali, ha mai raccontato pubblicamente la sua storia o è la prima volta che lo fa?*

Risposta: Non ho mai parlato molto di tutti gli aspetti demoniaci, perché è un argomento controverso. Ho già parlato delle mie esperienze a mio marito, al mio medico e a un amico intimo. Non sono un "personaggio pubblico". Ho solo pubblicato alcuni articoli su Suite101.com, per aiutare coloro che volevano uscire da questa setta.

Odio il sensazionalismo perché ci distoglie dalle questioni reali, in particolare da quella dei bambini che vengono torturati e abusati e dalla necessità di fermare tutti questi abusi. Che si parli di demoni o di alieni, l'importante è che ci siano persone piene di malvagità che usano i bambini e che traggono profitto dalla loro sofferenza. Ecco perché ho testimoniato contro gli Illuminati.

Domanda: *Sono sicuro che molti lettori vi diranno che questa è solo fantascienza e si chiederanno se è tutto vero. Vorrebbero che lei fornisse loro delle prove specifiche. Cosa direbbe loro?*

Risposta: Gli dirò: "Organizzatevi per assistere a una delle loro cerimonie e avrete molte prove! Solo che non voglio che nessuno assista a questi orrori! Inoltre, gli esseri che sono spiriti non lasciano tracce fisiche. Ma credo sia interessante che nel corso della storia ci siano persone che hanno scritto testimonianze di questi fenomeni. È possibile che tutto ciò che hanno scritto fosse sbagliato? È possibile che queste persone siano state tutte bugiarde patologiche nel corso dei secoli? Se andate in Africa, sentirete parlare di stregoni che cambiano forma fisica e si trasformano in animali. In Africa non si parla di "dissociazione della personalità"! Potete chiedere alle persone, ed erano pienamente consapevoli quando hanno assistito a queste cose!

Questo accade anche in Sud America e in Asia. Come è possibile che queste cose accadano allo stesso modo, in tutto il mondo, in gruppi che non hanno contatti tra loro?

I demoni lasciano tracce, segni o prove fisiche? Io dico chiaramente: "No! Ma lasciano un'impronta indelebile in tutti coloro che hanno assistito alla loro azione e manifestazione. Esistono testimonianze scritte di queste cose, anche prima del Medioevo. Non ho mai scattato fotografie quando sono accadute. Quindi la gente deve accontentarsi di testimonianze orali. Che ci credano o meno, per me non ha molta importanza. So cosa ho visto.

Domanda: *Per concludere questa prima serie di interviste, potrebbe parlarci dei punti deboli degli Illuminati? Quali sono le aree in cui sono vulnerabili? C'è un modo per fermarli? L'umanità sarà mai in grado di dire: "È finita!*

Risposta: La loro principale debolezza è l'arroganza. Credo di averne già parlato in precedenza. Queste persone pensano di essere intoccabili. Questo può far loro compiere azioni sconsiderate.

L'unico modo per fermarli, alla fine, sarebbe che i cristiani prendessero davvero sul serio il problema e cominciassero a organizzarsi per impedire agli Illuminati di prendere completamente il controllo. Ma ci vorrebbe un miracolo. Ci vorrebbe la preghiera e la guida di Dio. Forse allora potrebbero essere fermati. Lo spero con tutto il cuore.

Sarebbe anche necessario fermare la pornografia, la prostituzione infantile, il traffico di droga e di armi, perché sono questi i settori in cui gli Illuminati fanno più soldi. Forse li rallenterebbe, perché toglierebbe loro un'enorme fonte di profitto. Ma onestamente credo che sarebbe difficile fermare tutto questo come lo sarebbe fermare gli Illuminati stessi.

Ad essere sincero, non so cosa possa davvero fermarli. Ho testimoniato contro di loro per cercare di fermarli. Mi sono recata alla polizia in diverse occasioni, e ho persino rilasciato la mia testimonianza video durante un processo. (Sono stata interrogata da cinque avvocati ed è durata tre ore). Sapevo che il mio ex capo avrebbe ricevuto una copia di questo video. Per un attimo sono stato anche tentato di sorridergli e salutarlo dicendo: "Ciao, Jonathan". Ma ho pensato che stavo esagerando.

Ho incoraggiato altri Illuminati a uscire allo scoperto e ho aiutato alcuni dei sopravvissuti a uscire e a trovare rifugio da qualche parte. Credo che tutti noi dobbiamo fare qualcosa per combattere gli Illuminati, lasciandoci guidare dal Signore. Come scrivo facilmente, questo è uno dei modi in cui ho scelto di combattere.

Domanda: *Avete commenti da fare su argomenti che non ho menzionato o che vorreste affrontare voi stessi? Sentitevi liberi di farlo.*

Risposta: Se poteste sentire i singhiozzi di un bambino torturato, brutalizzato o violentato dagli adulti, o le urla di terrore di un bambino vittima di abusi psicologici, fareste di tutto per fermare gli abusi! Usano bambini, a volte anche di tre o quattro anni, per girare film pornografici. Questi bambini vengono picchiati a sangue se si rifiutano. I bambini che hanno appena iniziato a camminare sono costretti ad assistere alla brutalità. Poi viene data loro una frusta e viene detto loro di colpire le vittime, altrimenti verranno frustati a loro volta. Spesso i bambini esitano, si rifiutano di farlo e gli adulti presenti li colpiscono finché non obbediscono. Grosse lacrime scorrono sulle loro guance e fanno con riluttanza ciò che gli adulti comandano. È insopportabilmente crudele!

Mettono collari elettrici al collo dei bambini piccoli e danno loro una scossa elettrica se cercano di scappare. Vengono trattati come animali. Gli adulti e gli altri bambini che li vedono ridono di loro e ridono di gusto. Questi poveri bambini vomitano in un angolo, in preda alla paura e al disgusto per se stessi.

Sono ricordi che tutti i sopravvissuti che hanno lasciato gli Illuminati conservano nel loro cuore. Ecco perché scrivo e testimonio contro queste persone, per smascherarle. Prego con tutto il cuore che possano essere fermati. Vorrei liberarmi di questi ricordi, ma ci sono. Vorrei non avere queste immagini nella mia memoria, ma non se ne vanno.

Domanda: *Svali, sarebbe disposto a rispondere alle domande dei lettori, che potrebbero portare a ulteriori articoli? Penso che avrebbero delle domande da porle, probabilmente su alcuni dettagli della sua testimonianza.*

Risposta: Preferirei che ti inviassero le loro domande e che tu le inoltrassi a me. Non voglio ricevere lettere ingiuriose o minacciose! Perché gli argomenti che tratto sono controversi. Sono cose considerate "politicamente scorrette" e non dovrebbero essere discusse in generale.

Sono certo che qualcuno mi criticherà perché cerco di catturare l'attenzione. Certo, quando parlo agli studenti o quando tengo delle conferenze, gli ascoltatori sono catturati e, inoltre, è più piacevole per me! Attiro già l'attenzione su di me con i vari articoli che pubblico (su argomenti diversi da quelli di cui abbiamo parlato!) Inoltre, con questi articoli guadagno denaro, cosa che non accade quando testimonio contro gli Illuminati...

Quindi potete essere certi che non sto cercando di attirare l'attenzione su di me. Quello che voglio è denunciare queste persone. Alcuni lettori mi crederanno, altri no. Lo accetto senza problemi. Se alcuni vogliono dare sfogo alla loro incredulità, sono affari loro. Ma personalmente non voglio ricevere insulti e maledizioni. Perché a volte ricevo lettere del genere, scritte da persone con cattive maniere!

Ho due lauree. Ho dovuto prenderle perché facevo parte di questa setta. Non lasciano che gli ignoranti li gestiscano. Quindi non ritratterò nulla di ciò che vi ho detto! Potete inviarmi tutte le e-mail che volete con le domande dei lettori, e sarò più che felice di dirvi di cosa sono capaci tutti questi s....ds, e cosa sono. So che sto usando un termine poco cristiano, ma Dio apprezza l'onestà, non è vero? Li sto solo descrivendo come sono realmente. So che ho ancora un po' di strada da fare in termini di perdono, come potete vedere!

Domanda: Svali, grazie per aver trovato il tempo di condividere le sue esperienze con noi. Sono certo che non sia stato facile o piacevole per lei. Auguro a lei e alla sua famiglia il meglio. Forse molte persone leggeranno questi articoli e li trasmetteranno ad altri. Forse riusciremo a fermare tutte queste atrocità e gli abusi sui bambini. Forse un giorno riusciremo a porre fine agli Illuminati. Non è mai troppo tardi. Grazie mille per queste interviste, Svali.

DODICESIMA PARTE

Il vertice della piramide

Domanda: Svali, sono sicuro che tutti i nostri lettori si stanno ponendo una domanda molto importante: Chi guida gli Illuminati? Chi sono coloro che stanno in cima alla piramide?

Risposta: Non so da dove cominciare a risponderti! Dipende dal livello in cui ci si trova. Vorrei attingere ai miei ricordi per fare una piccola mappa degli Illuminati. Ma non sono ricordi molto piacevoli! Cercherò di darvi anche qualche nome, ma voglio essere molto cauto. Se faccio troppi nomi, potrei scatenare gravi attacchi da parte dei membri di questo gruppo!

Per descrivere la struttura degli Illuminati e la loro struttura gerarchica, inizierò dalla base della piramide.

Il primo livello è quello della città. Ci sono Illuminati in ogni città. Nella maggior parte delle aree metropolitane, essi formano da dieci a tredici gruppi "fratelli". Ciò dipende dalle dimensioni della città. Più grande è la città, più gruppi fratelli ci sono. Ci sono gruppi di Illuminati in ogni grande città americana e in ogni grande città europea. Questo primo livello è chiamato "livello basso", o "livello anarchico" (etimologicamente parlando, il livello più basso). Ogni gruppo è sottoposto all'autorità di un sommo sacerdote o di una somma sacerdotessa. Comprende anche due o tre formatori. Gli altri sono responsabili di varie funzioni. I diversi gruppi di fratelli si incontrano in rare occasioni. Si conoscono, ma ogni gruppo è relativamente indipendente. Tutti i gruppi fanno capo a un consiglio direttivo metropolitano.

Il secondo livello è il Consiglio direttivo metropolitano. Ha autorità su tutti i gruppi locali della sua circoscrizione, nonché sui gruppi più piccoli sparsi nelle aree rurali.

Un consiglio di amministrazione metropolitano è composto da 13 membri: un "Baal" (capo), due assistenti del capo, quattro amministratori che gestiscono le finanze e gli affari quotidiani e sei formatori senior, che dirigono e formano tutti i formatori dell'area metropolitana. I "Baalim" e i loro assistenti fanno capo a un consiglio direttivo regionale.

Al terzo livello si trovano i consigli direttivi regionali. Gli Stati Uniti sono stati suddivisi in sette regioni distinte. Ogni regione è guidata da un consiglio di tredici membri, che supervisiona tutti i consigli metropolitani nella sua giurisdizione. L'organizzazione degli Illuminati è molto simile a quella di Amway o a quella di aziende ben organizzate. Ogni membro riceve i dettagli dei compiti specifici che gli vengono assegnati. In generale, questi consigli regionali comprendono tredici seggi, o sedie, in base alle varie aree di interesse degli Illuminati: militare (2 sedie), spirituale (2 sedie), conoscenza (2 sedie), finanza (2 sedie), formazione e istruzione (2 sedie) e scienza (2 sedie). Con il presidente del Consiglio, i membri sono 13.

Questi consigli regionali rappresentano le diverse aree di interesse di cui si occupano gli Illuminati. I titolari delle cariche cambiano in base alle promozioni o alle retrocessioni.

I presidenti di tutti i consigli regionali fanno capo a un Consiglio nazionale. Anche tutte le nazioni europee hanno un Consiglio nazionale, così come Messico, Canada, Russia e Cina.

Il Consiglio Nazionale si occupa delle stesse aree di interesse, ma con un'importante differenza: di solito è composto da membri di vecchie dinastie finanziarie, come le famiglie Rockefeller, Mellon, Carnegie, Rothschild, ecc. So che non dovrei nominarli, ma lo faccio. In Francia e in Inghilterra, la famiglia Rothschild ha un seggio permanente nei Consigli nazionali di quei Paesi, così come i discendenti delle famiglie reali o i membri delle famiglie reali regnanti. Anche un discendente della dinastia degli Asburgo ha un seggio permanente nel suo Paese. Negli Stati Uniti, la famiglia Rockefeller ha un seggio permanente nel Consiglio nazionale.

Tutti i Consigli nazionali dipendono dal Supremo Consiglio Mondiale. Questo Consiglio è il prototipo di quello che dominerà il mondo quando il Nuovo Ordine Mondiale sarà pienamente stabilito. Si riunisce regolarmente per discutere di questioni finanziarie, politiche e per risolvere eventuali difficoltà. Anche in questo caso si trovano membri delle vecchie dinastie finanziarie.

Ora potete capire perché gli Illuminati sono stati praticamente intoccabili per secoli! I membri principali, ai massimi livelli, sono estremamente ricchi e potenti. Spero che quanto vi sto rivelando vi permetta di comprendere meglio questo sistema.

Dove ho trovato queste informazioni? Ero membro di un consiglio di amministrazione metropolitano, in qualità di formatore senior. Quindi mi incontravo con i membri del consiglio regionale a cui facevo capo. Inoltre, a tutti i bambini degli Illuminati viene insegnato chi sono i loro capi anziani. Viene anche chiesto loro di giurare fedeltà a loro e al Nuovo Ordine Mondiale.

Domanda: *Qual è il grado di coinvolgimento delle famiglie reali europee negli Illuminati? Qual è il loro potere reale e qual è il loro rapporto con gli Stati Uniti, soprattutto in campo politico e finanziario? Siamo ancora governati dai re?*

Risposta: Non è facile rispondere, ma ci proverò. I leader degli Illuminati sostengono di discendere da famiglie reali, oltre che da famiglie che sono state costantemente coinvolte nell'occulto per generazioni.

Esistono quindi due definizioni di ciò che intendiamo per "famiglie reali". Innanzitutto, ci sono le famiglie reali che tutti conoscono. Ma ci sono anche le famiglie reali segrete, quelle con sangue blu, che possiedono un grande potere occulto. A volte le due linee si fondono, come nel caso del Principe di Galles.

Non so quale di queste due linee abbia davvero il potere. Ero solo una piccola schiava che faceva seriamente il suo lavoro. Ma ecco cosa ho capito: in Germania, sono i membri delle famiglie Hannover e Asburgo a governare il "Bruderheist" (Consiglio Nazionale Tedesco). Si ritiene inoltre che abbiano il potere occulto più forte da generazioni. La famiglia reale britannica è appena sotto di loro nella gerarchia. Occultamente, in Gran Bretagna, i Rothschild sono superiori alla Famiglia Reale. Governano la Gran Bretagna, insieme alla Famiglia Reale, anche se il Parlamento governa ufficialmente!

In Francia, sono i discendenti della famiglia reale a detenere il potere sul piano occulto. Ma anche in questo caso la famiglia Rothschild è più potente di tutti. Gli Illuminati americani sono considerati più "giovani" e meno potenti dei loro colleghi europei. Per questo motivo, i figli degli Illuminati americani vengono sempre inviati in Europa per una parte della loro formazione. La formazione europea è considerata migliore. Inoltre, le famiglie degli Illuminati americani vogliono rinnovare la loro affiliazione con i loro anziani europei.

Tutti gli Illuminati d'Europa sono guidati dagli Illuminati di Germania, Francia e Gran Bretagna. Questi tre Paesi formano un triumvirato che governa l'Europa. La Russia è considerata importante perché ha la maggiore potenza militare e ospita i più importanti gruppi militari degli Illuminati. Gli Illuminati hanno promesso alla Russia il quarto posto nel Nuovo Ordine Mondiale, addirittura prima degli Stati Uniti. Perché la Russia e l'ex URSS sono state più collaborative degli Stati Uniti nel portare avanti l'agenda degli Illuminati negli ultimi decenni.

Nella leadership mondiale degli Illuminati, quindi, si trovano membri di antiche famiglie dominanti, così come membri di famiglie più recenti. Il marxismo non esiste per gli Illuminati. Nell'ordine di preminenza globale, troviamo la Russia, poi la Cina, quindi gli Stati Uniti. Ma molti dei leader americani degli Illuminati emigreranno in Europa quando il Nuovo Ordine Mondiale sarà stabilito. Molti hanno già delle proprietà lì. Cambieranno la loro nazionalità da un giorno all'altro.

Vi ho raccontato il poco che ricordo. Avrei voluto studiare di più quando ero nella setta, ma ero troppo impegnato a mantenermi in vita!

PARTE TREDICI

Le Nazioni Unite, o il Supremo Consiglio Mondiale

Domanda: Svali, che ruolo avranno le Nazioni Unite in futuro e come lo vedi? Qual è il calendario degli Illuminati?

Risposta: Le Nazioni Unite sono state create per superare uno dei maggiori ostacoli all'attuazione del Nuovo Ordine Mondiale. Questo richiede un ordine militare e l'imposizione della dittatura degli Illuminati. Questo ostacolo è il nazionalismo e il patriottismo. Ecco perché il concetto di Nuovo Ordine Mondiale non era popolare quando è stato introdotto per la prima volta. Ci sono voluti anni perché i media facessero il lavaggio del cervello e distruggessero il senso di orgoglio nazionale attraverso sottili campagne mediatiche.

L'agenda degli Illuminati prevede la creazione di un'organizzazione che prefiguri ciò che accadrà quando il Supremo Consiglio Mondiale prenderà ufficialmente il potere. Ogni ambasciatore alle Nazioni Unite ha fatto qualcosa per ingraziarsi gli Illuminati e ricevere una ricompensa da loro. Oppure sono persone di alto profilo che sono state nominate per mettere in buona luce l'organizzazione. Gli Illuminati e i leader mondiali decisero di creare le Nazioni Unite e lavorarono duramente per imporle al mondo. Franklin Roosevelt era il loro uomo negli Stati Uniti, poiché fece molto per convincere gli americani ad accettare le Nazioni Unite. Lui e sua moglie Eleanor erano illuministi convinti. Anche Shirley Temple Black lo era. In effetti, la maggior parte dei nostri Presidenti, dall'inizio del secolo scorso, sono stati Illuminati, o hanno giurato di sostenere il loro programma, in cambio di fondi per la campagna elettorale. Credo che oggi sia impossibile vincere un'elezione presidenziale senza il sostegno degli Illuminati. La famiglia Kennedy è stata "punita" perché ha cercato di disobbedire agli Illuminati. I Kennedy avevano una mentalità indipendente ed erano troppo difficili da "controllare".

Ufficialmente, la missione dell'ONU è lavorare per la pace nel mondo. Vuole svolgere sia funzioni di mantenimento della pace che di dominio militare. L'attribuzione di questo ruolo all'ONU ha lo scopo di ridurre il potere militare delle nazioni e di incoraggiarle ad affidarsi sempre più a organizzazioni esterne o internazionali. In questo modo opporranno meno resistenza quando avverrà la presa di potere degli Illuminati.

Mi era stato detto che il Nuovo Ordine Mondiale sarebbe stato ufficialmente rivelato prima dell'anno 2020. Ma questa potrebbe essere solo propaganda degli Illuminati, che continuano a cambiare le date. Personalmente credo che gli Illuminati si riveleranno apertamente prima della metà di questo secolo. Ma questa è solo un'opinione personale.

Domanda: *Qual è il piano degli Illuminati per il Medio Oriente e quali saranno le conseguenze per il resto del mondo? Assisteremo a una terza guerra mondiale?*

Risposta: Il conflitto in Medio Oriente è tutto a vantaggio degli Illuminati. Essi odiano Israele. Sperano che un giorno Israele venga distrutto e stanno aspettando il momento giusto. Useranno le Nazioni Unite per proporre un piano di pace in Medio Oriente, che sarà accolto con favore da molti.

Ma allo stesso tempo, sono gli Illuminati che armano segretamente le parti in guerra, per mantenere il conflitto. Si tratta di persone ambigue. Per esempio, in passato hanno usato l'URSS per contrabbandare armi in Palestina in nome dell'"amicizia" tra l'URSS e le nazioni arabe. Nel frattempo, gli Illuminati americani hanno contrabbandato armi in Israele per motivi analoghi.

Agli Illuminati piace giocare a scacchi. Favoriscono le guerre tra le nazioni per far emergere un nuovo ordine dal caos. La Russia tornerà ad essere potente. È troppo forte militarmente per accettare di essere ridotta a un ruolo secondario. Tutti gli Illuminati che sono stati addestratori militari sono andati in Russia per essere addestrati a loro volta. Nel Nuovo Ordine Mondiale, i russi saranno più forti e meglio posizionati degli americani.

Volete sapere quale sarà il gioco finale, come mi hanno insegnato gli Illuminati. Era propaganda, ma ecco come credono che sarà impostato il Nuovo Ordine Mondiale: ci sarà un conflitto continuo in Medio Oriente. Queste ostilità culmineranno in una seria minaccia di guerra nucleare.

Ci sarà un crollo economico negli Stati Uniti e in Europa, proprio come nella Grande Depressione. Uno dei motivi per cui la nostra economia continua a zoppicare è la manipolazione della valuta da parte della Federal Reserve, che gioca artificialmente con i tassi di interesse. Ma un giorno questo non funzionerà più. O sarà costretto a smettere di funzionare e scoppierà la crisi economica. Tutti i creditori, a partire dal governo, vorranno essere pagati. Ci saranno fallimenti di massa.

L'Europa si stabilizzerà per prima. Germania, Francia e Gran Bretagna avranno le economie più forti. Questo potrebbe essere una sorpresa per quest'ultimo Paese! Questi tre Paesi chiederanno alle Nazioni Unite di istituire una moneta unica mondiale. Anche il Giappone farà bene, ma la sua economia sarà indebolita.

Forze internazionali, sotto la bandiera dell'ONU, saranno inviate in varie località per prevenire le rivolte. I leader degli Illuminati si riveleranno. Chiederanno al popolo di impegnarsi a servire lealmente in questo periodo di caos e devastazione.

Non è un piano molto piacevole, vero? Non conosco il calendario esatto di tutti questi eventi e non voglio nemmeno cercare di scoprirlo. Quello che posso dire è che chi non ha debiti, chi non deve nulla al governo o alle banche, chi non ha crediti sul groppone e chi è in grado di mantenersi da solo, probabilmente se la caverà meglio degli altri. Se avessi dei soldi, non investirei in azioni. Comprerei invece oro! È l'oro che tornerà a essere un valore forte nel mondo. I nostri dollari non varranno molto. Ricordate cosa è successo dopo la nostra guerra civile. La nostra moneta non varrà più di quella dei Confederati dopo la loro sconfitta!

Detto questo, ammetto che potrebbe essere tutta propaganda degli Illuminati, per spaventarci. Forse non accadrà nulla di tutto ciò. Lo spero sinceramente. Credo anche fermamente che Dio sia in grado di trattenere la mano dei malvagi e di prendersi cura della nostra nazione, così come di altre nazioni, se ci rivolgiamo a Lui.

Domanda: *Direbbe che gli Illuminati sono razzisti, nel loro complesso? Le faccio questa domanda perché mi sembra che il loro programma sia molto incentrato sulla supremazia bianca!*

Risposta: Gli Illuminati sono razzisti. A loro piace il tipo "ariano". Credono fermamente che i "puri" e gli "intelligenti" (secondo i loro standard) domineranno il mondo. Occasionalmente sacrificano alcuni membri di minoranze etniche nelle loro cerimonie. Si sforzano di creare geneticamente una "razza superiore", che dominerà il mondo con i propri figli e discendenti. Ammirano anche la Repubblica di Platone e credono che riusciranno a stabilire questa utopia con il loro Nuovo Ordine Mondiale. Credono che le loro élite intellettuali governeranno e che le masse seguiranno i loro leader come pecore. È così che vedono il mondo. Pensano che gli occultisti che li governano siano "illuminati" e intelligenti, e che le persone comuni siano "pecore" da condurre per il naso.

Domanda: *Perché hanno messo un nero a capo delle Nazioni Unite?*

Risposta: Perché, per il momento, serve ai loro piani. Sono bugiardi. Sono disposti a dare un ruolo di primo piano a un personaggio popolare per migliorare l'immagine delle Nazioni Unite. Vogliono farsi passare per un gruppo che lavora per l'"armonia razziale", l'"unità" e la "pace".

I veri leader non si permettono mai di rivelare in pubblico ciò che pensano veramente. L'ONU sta solo preparando il terreno per ciò che accadrà. Non è l'ONU che esercita il vero potere nel mondo. L'ONU sarà un organismo relativamente irrilevante quando il Nuovo Ordine Mondiale sarà stabilito. Coloro che esercitano il vero potere si riveleranno allora. L'ONU è attualmente solo un mezzo per addestrare l'opinione pubblica mondiale ad accettare l'idea di una "comunità mondiale" e di un "mondo unito". L'ONU è solo una tappa del loro programma.

Domanda: *Stanno cercando di limitare la popolazione mondiale? Penso in particolare all'epidemia di AIDS in Africa. Gli Illuminati potrebbero aver causato questa epidemia?*

Risposta: Ho letto che gli Illuminati potrebbero aver diffuso alcuni virus mortali. Ma dubito che siano stati loro a diffondere il virus dell'AIDS. Perché no? Perché molti dei leader degli Illuminati sono apertamente omosessuali e pedofili, e si sarebbero messi in pericolo, perché questo virus è abbastanza comune negli Stati Uniti. La maggior parte dei leader che conoscevo erano omosessuali. Lo ero anch'io. È accettato come stile di vita in questi ambienti, e persino incoraggiato.

Quando gli Illuminati diffondono i virus, si tratta di virus che possono essere trattati, in modo da proteggere i leader in caso di epidemia. So, tuttavia, che alcuni gruppi di Illuminati stanno sviluppando armi batteriologiche per minacciare le persone che si rifiutano di accettare il Nuovo Ordine Mondiale. A volte se ne è discusso nelle riunioni dei leader. Non posso dire a che punto siano questi progetti, perché sono passati diversi anni da quando ho lasciato gli Illuminati.

PARTE QUATTORDICESIMA

Storia e futuro degli Illuminati

Domanda: Ho ricevuto nella mia e-mail inviti da parte di gruppi neonazisti. Ho letto la loro letteratura. Sostengono abilmente, utilizzando "fatti" storici, che gli Illuminati sono solo una cospirazione ebraica e che Hitler ha dovuto combatterli. Sappiamo cosa è successo dopo. La mia domanda è semplice: si tratta di una cospirazione ebraica?

Risposta: Assolutamente no! Infatti, Hitler e i suoi simili, in particolare Himmler e Goebbels, erano Illuminati di alto livello. Gli Illuminati sono estremamente razzisti. Quando ero bambino, sono stato costretto a giocare al "campo di concentramento", sia nella nostra fattoria in Virginia, sia in Europa, in campi isolati in Germania.

Storicamente, gli ebrei hanno combattuto l'occultismo. Nel Deuteronomio e nell'Antico Testamento vediamo come Dio, attraverso il popolo ebraico, abbia cercato di purificare la terra d'Israele da tutti i gruppi occulti che vi operavano, come quelli che adoravano Baal, Astarte e le altre divinità cananee e babilonesi.

Poiché gli Illuminati traggono la loro origine da queste divinità della fertilità, sono per natura profondamente contrari agli ebrei. Non mi fiderei mai della letteratura dei neonazisti o di altri gruppi estremisti, perché le loro opinioni si basano sul razzismo e sulla nozione di razza superiore. Sono cose a cui gli Illuminati sono molto legati. Quindi questo gruppo neonazista vi stava dicendo delle bugie. Pensavano che non sapeste che il nazismo è stato fondato dagli Illuminati tedeschi!

Domanda: Ovviamente, questo sogno dell'uomo di dominare il mondo non è nuovo, storicamente. La storia è piena di tentativi falliti di conquistare il mondo e dominare gli uomini. Quanto è vecchio il sogno degli Illuminati di un Nuovo Ordine Mondiale?

Risposta: Gli stessi Illuminati insegnano che esistono da secoli e secoli, addirittura dai tempi dei Romani, e che Alessandro Magno era uno dei loro "prototipi". Il loro prototipo moderno è Hitler. Ma gli Illuminati, come li conosciamo oggi, sono stati fondati nel XVII secolo, sotto l'influenza del cattolicesimo, cioè dei Cavalieri Templari e dei Rosacroce. L'idea di un Nuovo Ordine Mondiale iniziò a diffondersi all'inizio del XVIII secolo, con le idee di Weishaupt e altri. Dalla metà del XVIII secolo, i Rosacroce lavorano per raggiungere il loro obiettivo attuale.

Domanda: Gli Illuminati manipolano la società utilizzando la storia, come quella dell'Egitto, di Roma o dell'Impero britannico? Quanto risale la storia degli Illuminati, anche se le loro azioni hanno avuto forme diverse da quelle attuali?

Risposta: Gli stessi Illuminati affermano di risalire a Babilonia, intorno al 3900 a.c.. Probabilmente si tratta di propaganda. Sostengono di basarsi sulle dottrine segrete di tutte le religioni antiche e sulle pratiche occulte ed esoteriche. Ma sembra che discendano più direttamente dai Cavalieri Templari, un ordine cavalleresco medievale, e dai Rosacroce, la cui fondazione risale più o meno allo stesso periodo. Non so quanta "programmazione" fosse coinvolta in ciò che ci veniva insegnato sulla storia della setta quando ero bambino. Non so se questa sia una verità storica. Quindi non posso essere una fonte obiettiva di informazioni. Come ovunque, gli Illuminati tendono a voler idealizzare le loro radici.

Domanda: Dal momento che sono così intelligenti, gli Illuminati devono sapere che gli imperi, come le civiltà, in genere non sono durati molto a lungo. Forse 200 anni in media. La fine di tutti questi imperi è stata naturale o è stata pianificata? Gli Illuminati sono stati responsabili della caduta degli imperi? Hanno distrutto intenzionalmente le civiltà per crearne di nuove, al fine di estendere il loro dominio?

Risposta: Quando ero bambino, mi è stato insegnato che gli Illuminati hanno consigliato e finanziato tutti i monarchi della storia antica, proprio come fanno per quelli della storia moderna. Sostengono di essere stati loro a manipolare la storia negli ultimi 2000 anni. Ma io credo che anche le persone abbiano il libero arbitrio. Nessun Illuminato può controllare completamente la natura umana. Non sanno esattamente come si comporteranno le persone.

Non credo che abbiano ottenuto tutto ciò che sostengono di aver ottenuto. Tuttavia, è vero che hanno esercitato una profonda influenza, soprattutto negli ultimi 200 anni, su tutti i governi del mondo e sulla vita internazionale. Lo dico sulla base di ciò che io stesso ho osservato tra di loro.

Domanda: Svali, lei ha detto che gli Illuminati stanno lavorando duramente per raggiungere il loro obiettivo di un Nuovo Ordine Mondiale. Vogliono essere i leader di questa nuova società. Quando gli Illuminati riterranno di aver raggiunto i loro obiettivi? Qual è la loro visione di questo "glorioso" nuovo ordine? Che tipo di politica applicheranno? Sarà dittatoriale, comunista o democratica? Il loro desiderio di controllare il mondo avrà successo?

Risposta: Mi è stato insegnato che in questo Nuovo Ordine Mondiale, prima di tutto, ci sarebbe stato un governo altamente dittatoriale e militarista. Ecco perché sottopongono tutti i loro membri a un intenso addestramento militare, a tutti i livelli, per poter imporre le loro politiche. Perché lo fanno? Perché non tutti accoglieranno a braccia aperte la loro dittatura "illuminata". Avranno degli oppositori.

Stanno addestrando il loro esercito alle tecniche di controllo della folla. Ci saranno campi in cui invieranno gli oppositori. Pensate alla Germania di Hitler, che era il prototipo del Nuovo Ordine Mondiale. Il Supremo Consiglio Mondiale istituirà un governo estremamente autoritario, gerarchico e centralizzato, come la loro attuale organizzazione.

In una seconda fase, istituiranno un governo semi-marxista, vicino al socialismo militarista dell'URSS. Marx era un Illuminato. Ciò che ha scritto gli è stato dettato. Le decisioni finanziarie saranno prese a livello nazionale e internazionale. Alle persone verrà chiesto di lavorare per un salario ridotto, per la gloria di servire il Nuovo Ordine Mondiale. A seconda della loro fedeltà e delle loro prestazioni, riceveranno ulteriori compensi, proprio come nella Russia marxista e leninista.

Una volta che gli oppositori saranno stati messi a tacere e sottomessi, gli Illuminati ritengono che non avranno più bisogno di lottare per controllare il mondo. Lo terranno in loro potere! A questo punto attueranno programmi di "selezione genetica", in modo che solo i più brillanti e i migliori possano procreare. Coloro che sono considerati "scarti genetici" saranno sterilizzati. In questo campo hanno le stesse idee di Hitler. È triste, ma è quello che insegnano. I bambini con capacità occulte saranno individuati e riceveranno un addestramento speciale per sviluppare queste capacità. Lo stanno già facendo ora, ma in segreto. Una volta al potere, lo faranno apertamente.

Domanda: *Gli Illuminati hanno nemici naturali, predatori o concorrenti nel loro obiettivo di controllo del mondo?*

Risposta: No. Almeno io non li conosco. Sanno che ci sono altri gruppi oltre a loro, come i moderni Templari, o l'Oto (Ordo Templi Orientis, una società segreta cattolica che lavora con i Templari), gruppi che sono coinvolti come loro in molte attività occulte e illegali. Su alcune questioni, questi gruppi sono in disaccordo con gli Illuminati. Ma in genere vanno molto d'accordo e si scambiano informazioni.

A mio parere, i loro unici veri nemici sono i veri cristiani e la Chiesa, che si oppongono a tutto ciò che fanno. Poiché si basano su una spiritualità occulta, gli Illuminati disprezzano tutto ciò che è ebraico o cristiano (mi riferisco ai veri cristiani). Sono i loro nemici mortali. I veri cristiani, infatti, sono impegnati in una guerra spirituale che ostacola notevolmente la loro azione.

Domanda: *Come vede il ruolo della Cina e della Russia, alla luce degli eventi recenti e sulla base di ciò che sapeva quando era nella setta?*

Risposta: La Russia sarà la base militare degli Illuminati e la fonte del loro potere in quest'area. Gli Illuminati considerano i capi militari russi i migliori e i più disciplinati del mondo. La Cina sarà considerata una potenza più importante degli Stati Uniti, poiché anch'essa affonda le sue radici nell'occultismo orientale. Ma il vero potere degli Illuminati verrà dall'Europa. Questo è ciò che mi è stato insegnato in questo gruppo.

La Cina amministrerà l'Oriente e la Russia l'emisfero settentrionale. Vi dico quello che ho imparato. Ma non dimenticate mai che c'è stata una certa "programmazione"! Uno dei miei compiti più difficili da quando ho lasciato gli Illuminati è stato quello di valutare cosa c'era di vero in ciò che mi è stato insegnato e cosa invece era solo idealismo o propaganda. Non sono un esperto di Illuminati. Non consideratemi un'autorità in materia. La posizione che ricoprivo non era affatto elevata. Ho fatto parte del consiglio di amministrazione dell'area metropolitana di San Diego per diversi anni, ma avevo pochi contatti a livello internazionale.

PARTE QUINDICI

La televisione, perfetto strumento di controllo mentale

Domanda: Svali, che ruolo ha la televisione? Lei è stato addestratore e programmatore per gli Illuminati. Che ruolo ha avuto la televisione come strumento di controllo mentale? Come agisce sul cervello? Perché la televisione è lo strumento perfetto per il controllo mentale delle masse? Ci dia qualche dettaglio.

Risposta: È importante capire che quando guardiamo la televisione, il cervello inizia a emettere onde "alfa", che sono le onde del rilassamento e del riposo. In questo stato mentale, si è molto suscettibili alla suggestione. Avete mai notato gli occhi vitrei delle persone che hanno appena guardato la televisione? Ciò è dovuto al fatto che si è rimasti a lungo in uno stato di onde alfa, in uno stato mentale simile allo sdoppiamento della personalità. E ancora, sto parlando solo di persone che non sono state cresciute sotto il controllo mentale degli Illuminati!

Ricordate anche tutti quegli studi che hanno dimostrato, qualche anno fa, che "la violenza in televisione non influisce sul comportamento dei bambini". Indovinate chi li ha finanziati! Sono un branco di bugiardi. Non c'è dubbio che ciò che i bambini guardano in televisione influisce sul loro comportamento. Gli psicologi degli Illuminati lo sanno! Usano consapevolmente la televisione per influenzare le "masse". Non possono cambiare completamente la personalità della maggior parte dei cittadini, ma possono desensibilizzarli a una crescente accettazione della violenza, della pornografia e dell'occulto, influenzando le percezioni dei bambini più piccoli.

La maggior parte dei cartoni animati veicola un messaggio sottile, oltre che subliminale, volto a influenzare la prossima generazione e a distruggere i valori familiari e la morale tradizionale, facendoli apparire superati e "politicamente scorretti". La televisione oggi ha una profonda influenza sulla nostra società, soprattutto sui bambini piccoli. Quanti genitori hanno permesso alla televisione di fare da babysitter ai loro figli, senza avere la minima idea di cosa stiano guardando?

A volte rimango inorridito quando mio figlio di 12 anni mi parla dei film che i suoi coetanei hanno visto in televisione, film che ritraggono omicidi di massa, violenza e orrori occulti. Non permetterei mai a bambini impressionabili di guardare film come Matrix, Fight Club o il nuovo Esorcista, per esempio, o come i film che piacciono tanto ad alcuni adolescenti.

Gli Illuminati giocano anche con i suoni e le immagini. Utilizzano il bombardamento di immagini, come si vede in molte pubblicità moderne. Alcuni programmi televisivi glorificano apertamente l'occulto o mostrano giovani e graziose streghe, vampiri e maghi mutaforma.

Domanda: *Quali sono i principali programmi televisivi di ispirazione illuminista o che trasmettono idee illuministe? Quali sono le loro caratteristiche?*

Risposta: I media sono così infiltrati che bisognerebbe piuttosto chiedersi quali programmi non trasmettono le loro idee! Guardate anche i cartoni animati del sabato mattina, pieni di occultismo e stregoneria, che esaltano il paganesimo, o i film che usano apertamente tecniche di controllo mentale. Guardate la maggior parte dei videogiochi, che mostrano scene di "programmazione mentale" e di tortura. Mi ha rattristato molto vedere questo. L'eroe doveva "salvare" la vittima prima che venisse torturata a morte...

Direi che il 90% dei cartoni animati ha temi occulti, studiati per catturare l'attenzione dei bambini. È così che vengono sottilmente indottrinati ad accettare spiriti "guida" o animali "guida", o ad abituarsi a tecniche di addestramento occulto. Anche i "simpatici" Pokémon, quelle docili creature, possono diventare veri e propri demoni, una volta che il loro "allenatore" li ha "programmati" per cambiare la loro personalità. È troppo simile a ciò che gli Illuminati fanno ai bambini docili per farmi sentire meglio!

Personalmente, non guardo molta televisione. A volte guardo servizi geografici o film comici. Ma, in generale, evito di guardarla. Ho sentito troppe discussioni negli Illuminati, nelle riunioni dei dirigenti e con gli psicologi del gruppo, su come usano la televisione per influenzare sottilmente le masse, senza che queste se ne accorgano! Così ho scelto di non farmi influenzare. Confrontate i programmi televisivi degli anni '50 con quelli attuali e vi farete un'idea del declino morale della nostra società!

Domanda: *Che dire dell'influenza della musica pop? È anch'essa utilizzata come mezzo di controllo mentale? Credo che Cathy O'Brien, una sopravvissuta ai metodi della CIA, abbia accusato la musica country e alcuni cantanti di essere coinvolti in questa manipolazione mentale, e indica Nashville, nel Tennessee, come il centro di questa manipolazione.*

Risposta: La musica country è probabilmente influenzata, ma è soprattutto la musica rock a essere controllata dagli Illuminati. Una volta ho assistito a uno spettacolo rock e non potevo credere a ciò che stavo vedendo! Non potevo crederci! Alcuni rocker hanno tatuaggi di farfalle su tutto il corpo (la farfalla è un segno del metodo di controllo mentale chiamato Monarch). Ho sentito uno di loro cantare: "Vieni, farfalla... Scappiamo in un mondo migliore...!".

Questa canzone era piena di simboli "programmatori". Credo che Britney Spears, Eminem e altri cantanti siano usati dagli Illuminati per cantare canzoni che piacciono alla gente. Alcuni di loro hanno un aspetto neonazista e recano testi carichi di odio. Non è un caso. Infatti, molti dei cantanti pop di punta sono ex compagni del "Mickey Mouse Club", un altro ramo dell'impero del buon vecchio Illuminato Walt Disney! Credo che sia stato offerto loro lo status di star, in cambio della loro sottomissione o della loro accettazione di essere usati per controllare mentalmente la popolazione.

Quante canzoni inneggiano al suicidio, alla violenza, alla disperazione o alla spiritualità New Age nella musica pop e rock di oggi! Prendetevi la briga di leggere i testi di queste canzoni (ma chiedo ai sopravvissuti al controllo mentale di fare attenzione e di non lasciare che certi testi scatenino in loro reazioni "programmate").

Domanda: *Cosa si può fare per riparare i danni già causati dalla televisione e dalla musica?*

Risposta: smettere di guardarlo o ascoltarlo! Ma è più facile dirlo che farlo! Tuttavia, quando si smette di guardarla o ascoltarla, il rinforzo del condizionamento cessa. Ma quante persone sono completamente dipendenti dal loro "momento televisivo"! Credo anche che uno dei modi migliori per riparare i danni subiti sia quello di sostituire i messaggi negativi o fuorvianti con la verità. Studio quotidianamente la Parola di Dio per "rinnovare la mia mente", come dice Romani. Trovo che questo studio sia infinitamente più rinvigorente e rigenerante di qualsiasi cosa si possa ascoltare in televisione o alla radio!

Domanda: *Svali, sono certo che ricordi che qualche anno fa è stato detto che alcuni cartoni animati giapponesi, come i Pokémon, avevano causato crisi epilettiche in centinaia di bambini. I produttori di questi film non lo sospettavano fin dall'inizio, oppure si trattava di una prova di controllo mentale della popolazione? I programmatori degli Illuminati ne sono consapevoli? Lo stanno facendo per controllare la popolazione? Cosa ne pensate?*

Risposta: Non so se sia stato intenzionale o meno, dato che è successo dopo che ho lasciato gli Illuminati. Non ne avevo mai sentito parlare. Ma posso dire che non ho mai permesso a mio figlio di guardare i Pokémon, anche quando mi dice che "tutti i suoi amici li guardano". Penso che questi cartoni animati abbiano una forte connotazione occulta. Basta guardare gli occhi dei Pokémon che diventano "rossi" quando cambiano personalità. Questo è simile a ciò che accade alle persone che sono state controllate mentalmente dai demoni.

Non sopporto questi film, nonostante la loro popolarità. Mi dispiace molto vedere l'effetto che hanno sui bambini. Vorrei ricordare l'effetto onda alfa, per dire che i bambini sono totalmente "immersi" in questi film.

Avete mai osservato i bambini piccoli che guardano i cartoni animati in questo modo? I loro occhi diventano vitrei, le loro mascelle si abbassano, diventano completamente passivi e persino il loro respiro rallenta. È per questi motivi che non sono affatto un fan della TV, soprattutto per i suoi effetti sui bambini piccoli. A quanti di loro è stato insegnato a ridere della violenza gratuita e a trovarla "divertente"! So persino di una serie di programmi molto popolare in TV, che mostra giovani che abusano dei loro genitori, filmando la scena "solo per divertimento"!

Domanda: *Sto leggendo un articolo che probabilmente vi interesserà: Del 20 aprile 2001:*

"Il $^{25°}$ hit" scoperto nei cartoni animati dei Pokémon! Gli psicologi della città russa di Krasnodar hanno chiesto al governo russo di bandire i cartoni animati dei Pokémon dalla televisione. Questi cartoni erano già stati trasmessi sul canale nazionale statale ORT. Hanno ricordato che questi filmati erano già stati vietati in molti Paesi, tra cui lo stesso

Giappone. Gli psicologi di Krasnodar sostengono che in questi film viene applicato il "sistema delle [25] mosse", che influisce negativamente sul subconscio dei bambini. Questo sistema introduce una vera e propria "programmazione neuro-linguistica". I bambini diventano come "zombie". Gli psicologi parlano di "genocidio intellettuale". Secondo loro, questi cartoni animati incoraggiano la crudeltà e l'aggressività, e i vestiti degli eroi portano molti segni che simboleggiano la morte.

Risposta: Non so esattamente cosa sia questo "sistema del [25°] movimento", ma mi sembra ovvio che i russi abbiano individuato un metodo subliminale di controllo mentale che ha effetti negativi sui bambini. Non sono sorpreso. Ho già detto cosa penso dei Pokémon. Conosco anche un altro gioco di carte ancora peggiore, chiamato Magicke. Non dimentichiamo i giochi di ruolo che ipnotizzano i giovani, come Dungeons and Dragons Online, Diablo e tanti altri. L'elenco è lungo!

PARTE SEDICI

Gli "assassini solitari

Nota dell'editore americano: Attenzione! Questa sezione include descrizioni piuttosto crude dei metodi di "programmazione" degli assassini e della brutale tortura dei bambini da parte degli Illuminati. Svali mi ha chiesto di pubblicare la sua testimonianza e ho deciso di non modificare nulla della sua storia.

Domanda: Svali, hai sentito parlare di questi "assassini solitari", come Timothy Mcveigh (il killer di Oklahoma City), Lee Harvey Oswald (l'assassino del presidente Kennedy), Sirhan Sirhan (l'assassino di Robert Kennedy), John Hinkley (che ha tentato di assassinare il presidente Reagan), Eric Harris e Dylan Klebold (gli assassini della Columbine High School). Sono sicuro che potreste citarne altri. Cosa ne pensate? Molti di questi assassini hanno legami con l'esercito, direttamente o attraverso le loro famiglie. Si dice che siano schiavi del controllo mentale. Si dice persino che Mcveigh avesse un microchip impiantato nel corpo.

È possibile che questi uomini fossero schiavi del controllo mentale? Può dirci quanto è facile programmare questi schiavi del controllo mentale? Come vengono programmati? Quali sono i segni che potrebbero indicare che questi criminali potrebbero essere stati "programmati"?

Risposta: Sono abbastanza sicuro che alcuni di questi assassini abbiano subito una programmazione mentale di tipo MK ULTRA. Potrebbero essere stati vittime di programmi militari di controllo mentale e "diventati cattivi". In effetti, so che alcuni di questi scagnozzi lo hanno fatto. Se leggete la loro storia, vedrete che sono quasi sempre associati a gruppi nazisti o occulti, e che su di loro sono stati spesso trovati simboli nazisti.

Perché sono convinto che fossero programmati mentalmente? Innanzitutto perché questi uomini non hanno deciso un giorno di prendere una pistola e uccidere. Hanno dovuto imparare a mirare e a sparare in modo sicuro. Dove hanno ricevuto questo addestramento? Dove hanno sviluppato le loro capacità di uccidere?

Quando ero un addestratore degli Illuminati, c'era un ordine che gli addestratori dovevano imparare a usare prima di lavorare con i loro soggetti. Dovete sapere che negli Illuminati tutti i bambini vengono addestrati per diventare assassini. Io stesso ho seguito questo addestramento e non ho mai conosciuto un bambino degli Illuminati che non l'abbia fatto. Che cos'è questo ordine? Il comando "Alt!" è il primo comando che viene impartito ai futuri assassini, siano essi bambini o adulti. Sono programmati per fermarsi, per bloccarsi sul posto, non appena sentono il comando "Alt!

Perché gli istruttori dovrebbero insegnare ai loro studenti a obbedire a questo ordine? Perché corrono il rischio concreto di essere uccisi dai loro stessi allievi. La programmazione di questo comando "Alt" permette di controllare completamente qualsiasi desiderio di vendetta. Fin dall'infanzia, queste persone sono state sottoposte a ogni sorta di atroci torture per insegnare loro a obbedire senza fare domande. Fin dall'età di cinque anni viene insegnato loro a sparare, prima con armi ad aria compressa e poi con armi vere. Vengono anche addestrati con apparecchiature informatiche che simulano la realtà (programmi di realtà virtuale).

Si tratta quindi di persone addestrate fin dalla prima infanzia a uccidere con freddezza, senza mostrare alcuna emozione. In queste simulazioni al computer, viene ordinato loro di uccidere il proprio fratello o la propria sorella. Poiché in quel momento sono anche sotto ipnosi, si convincono che questa sia la realtà. È così che viene testata la loro obbedienza. Hanno sottoposto mio figlio a questo orribile addestramento. Piangeva e mi raccontava di quanto fosse terribilmente ansioso il giorno dopo, pensando di aver ucciso sua sorella. È quasi morto per lo shock quando l'ha vista viva. Se non l'avesse vista, sarebbe stato completamente convinto di averla uccisa durante la simulazione!

Dopo essere state torturate, abusate e violentate per tutta la vita, queste povere vittime provano una terribile rabbia contro i loro aguzzini, che sviluppano in loro questo odio per renderli migliori assassini. Queste persone vengono così addestrate e programmate per eliminare i "nemici" e i "deboli" al primo comandamento, per il bene della "famiglia" e per la propria gloria. Ma a volte questi bambini o adulti in "formazione" diventano difficili da controllare, a causa dell'intenso odio che li guida.

Ho conosciuto addestratori che sono stati uccisi da alcuni dei loro "studenti" durante la notte, perché si sono spinti troppo oltre o non si sono protetti a sufficienza. Questo era considerato uno dei "rischi del mestiere". Io sono sempre stato molto attento. Tutti gli addestratori sanno che durante la notte alcuni studenti possono perdere il controllo. Succede sempre. Questi ribelli venivano allora puniti molto severamente, imprigionati per diversi giorni e torturati, in modo da insegnare loro come comportarsi. Chi diventava particolarmente disturbato e instabile poteva finire per essere considerato "irrecuperabile" ed eliminato. Potevano anche essere mandati in un manicomio, dove nessuno credeva ai loro "deliri paranoici" quando dicevano di essere stati "educati all'omicidio".

Di conseguenza, gli addestratori troppo brutali a volte avevano difficoltà a controllare i loro studenti e alcuni finivano per essere uccisi. Questi "incidenti" venivano accuratamente mascherati. Ora si capisce perché l'FBI non si preoccupa di ordinare la chiusura dei siti web che esaltano l'occulto, né di indagare su coloro che sono accusati di appartenere a un gruppo occulto organizzato!

Le persone non diventano semplicemente assassini. Sono state istruite con cura e gradualmente per superare l'orrore che si prova naturalmente quando si uccide un altro essere umano. Questo processo di apprendimento inizia nell'infanzia con gli Illuminati. Costringono i bambini a imparare a uccidere.

Ecco come lo fanno. Ecco come hanno fatto con me: prendono un bambino di due anni e lo mettono in una gabbia metallica collegata a degli elettrodi. Gli danno forti scosse elettriche. Lo tirano fuori dalla gabbia e gli mettono in mano un gattino. Poi gli ordinano di torcere il collo al gattino. Il bambino piange e di solito si rifiuta. Lo rimettono nella gabbia e lo fulminano fino a fargli perdere quasi i sensi. Lo tirano di nuovo fuori dalla gabbia e gli ordinano di nuovo di uccidere il gattino. Il bambino inizia a tremare e a piangere, ma uccide il gattino per paura della tortura. Poi va a vomitare in un angolo, mentre l'adulto si congratula con lui per aver "fatto un buon lavoro".

Questo è solo il primo passo. Man mano che cresce, al bambino vengono dati animali sempre più grandi da uccidere. Poi gli viene ordinato di uccidere un bambino, in un "esercizio di realtà virtuale" o nella vita reale. Prima dei nove anni, questi bambini sanno come armare una pistola, mirare e sparare a un bersaglio, non appena viene loro ordinato di farlo. Vengono poi addestrati con manichini che imitano perfettamente gli esseri umani. Poi con animali. Poi con esseri umani, di solito "irrecuperabili". Vengono anche addestrati con programmi di simulazione di realtà virtuale. Se fanno un "buon lavoro", vengono altamente ricompensati. Ma vengono torturati se si rifiutano di obbedire.

Più i bambini diventano grandi, più vengono addestrati. Prima dei 15 anni, la maggior parte di questi bambini è costretta a combattere tra loro in presenza di spettatori. Illuminati di alto livello vengono ad assistere a questi "giochi", come ai tempi degli antichi gladiatori. Questi combattimenti raramente finiscono con la morte. Si fermano quando uno dei bambini viene sconfitto e messo al tappeto. Usano tutte le armi possibili e devono imparare a combattere per la loro vita. Se un bambino perde un combattimento, viene severamente punito dal suo allenatore, perché ha "perso la faccia". Se vince, viene premiato per la sua "forza" e "abilità" nel maneggiare le armi.

Quando raggiungono i 21 anni, questi giovani sono diventati vere e proprie macchine per uccidere. Hanno ricevuto un'intera serie di messaggi in codice e vengono costantemente messi alla prova per vedere se obbediranno al primo ordine. È così che vengono cresciuti i figli degli Illuminati tedeschi. Io stesso ho dovuto seguire questo addestramento.

Domanda: Svali, ci hai già detto che imparare il comando "Alt! Che cos'è esattamente questo comando? È solo una parola in codice o è qualcosa di più complicato?

Risposta: di solito, questo comando consiste in un codice che paralizza completamente il bambino o l'adulto che viene programmato. Di solito si tratta di una breve serie di numeri, come "354! Questo è solo un esempio, non è il codice esatto! Oppure è una parola tedesca seguita da una combinazione di numeri.

Tutti i bambini cercano di vendicarsi di ciò che gli addestratori fanno loro. Questo accade sempre quando sono piccoli. Vengono quindi puniti severamente, imprigionati e isolati, persino picchiati e fulminati, per insegnare loro a non farlo più.

Viene poi insegnato loro il comando "Alt!" sotto ipnosi, dopo averli drogati e sottoposti a traumi estremi. Viene insegnato loro a reagire istantaneamente al comando e a portare il loro corpo a un arresto completo. Viene detto loro che se non lo fanno, saranno torturati per punizione. Questo apprendimento viene spesso rafforzato.

PARTE DICIASSETTESIMA

Il lavoro di formatori e programmatori

Domanda: Svali, può parlarci delle incredibili proprietà del cervello umano? Qual è la sua esperienza in merito quando era un membro degli Illuminati? Credo che la memoria visiva fotografica sia solo una di queste proprietà.

Risposta: La ricerca ha dimostrato che utilizziamo solo una piccola parte delle capacità del nostro cervello. Gli Illuminati e altri gruppi simili lo sanno. Per questo motivo hanno sviluppato i loro programmi di formazione e stimolazione per incoraggiare i bambini a utilizzare le loro capacità cerebrali normalmente inutilizzate.

In uno stato di trance ipnotica, si è scoperto che il cervello umano è in grado di avere una memoria fotografica. Una persona sotto ipnosi è in grado di ricordare completamente gli eventi nei loro minimi dettagli. Il cervello non perde mai nulla. Nella nostra vita cosciente, usiamo semplicemente dei "filtri" per gestire le informazioni che ci arrivano. Altrimenti i nostri sensi sarebbero troppo bombardati e saremmo costantemente distratti.

Un'induzione ipnotica può rimuovere tutti questi filtri, poiché una suggestione viene impiantata nel cervello. La persona può quindi "scaricare" tutte le informazioni dalla sua memoria e trasmetterle al formatore.

Altre capacità che vengono sviluppate sono: l'apprendimento di lingue straniere (ai bambini Illuminati vengono insegnate da due a cinque lingue, e anche di più, a seconda delle loro capacità); la forza fisica (questi bambini hanno una forza fisica maggiore rispetto agli altri bambini della loro età); le capacità occulte (queste sono molto ricercate e sviluppate al massimo).

Così i bambini imparano la telecinesi (spostare gli oggetti con la "forza del pensiero"), la divinazione e la capacità di ottenere ogni tipo di informazione sugli altri, la capacità di viaggiare nel tempo o in altre dimensioni spirituali, la capacità di uccidere un animale o un uomo con la "forza del pensiero", senza nemmeno toccarli, o il viaggio astrale (lasciare il corpo in spirito). I bambini possono uscire dal corpo in spirito, entrare in una stanza mentre sono invisibili, descrivere cosa c'è dentro, ascoltare le conversazioni, ecc.

Anche le capacità intellettuali dei bambini sono sviluppate. Il loro quoziente di intelligenza medio può raggiungere almeno 120, fino a 200 e oltre. Un QI di 160 e oltre è comune tra gli Illuminati. Le particolari abilità che vengono sviluppate dipendono dal futuro ruolo del bambino o dell'adulto nel gruppo.

Domanda: Svali, probabilmente conosci l'attuale serie televisiva intitolata "The Pretender". Dopo quello che hai appena detto, capisco meglio gli obiettivi di questa serie! Forse si ispira alle tecniche di programmazione mentale o alla storia degli Illuminati?

Risposta: Non ho mai guardato questa serie, perché quando ho provato a farlo qualche anno fa, i primi due minuti hanno scatenato in me troppe "reazioni programmate". Ho dovuto alzarmi e lasciare la stanza. Più tardi ho detto a mio marito: "Non posso credere che lo mostrino apertamente in TV!". Sì, questa serie è direttamente ispirata alle tecniche di programmazione mentale. Ma nella nostra società, abituata a negare tutto, è considerata "fiction". Le uniche persone che sanno che è vero sono quelle che hanno dovuto subire questa programmazione!

Domanda: Queste tecniche di programmazione mentale potrebbero essere utilizzate per sviluppare le nostre capacità intellettuali, ma senza perdere il controllo del nostro cervello? Qualche anno fa si è parlato molto delle cosiddette "macchine mentali", che prevedono l'uso di cuffie per la realtà virtuale. Cosa ne sa lei? Queste macchine producono risultati?

Risposta: Mi dispiace, ma non conosco alcun metodo di programmazione mentale che produca "buoni" risultati. Perché no? Perché la maggior parte di questi metodi sono traumatici. Ma anche se non lo fossero, tali macchine e metodi, se finissero nelle mani sbagliate, verrebbero comunque usati per controllare e dominare gli altri. In tutti questi metodi, c'è qualcuno che programma il cervello degli altri e qualcuno che viene programmato. La maggior parte di queste "macchine mentali" e delle cuffie per la realtà virtuale non producono risultati molto buoni. Perché funzionino bene, i soggetti addestrati dovrebbero essere giovani e fortemente traumatizzati. È triste, ma è vero.

Inoltre, la maggior parte delle capacità sviluppate dagli Illuminati sono pericolose e distruttive. La capacità di viaggiare nel tempo e nello spazio è molto costosa per il corpo umano. Le persone che usano questa capacità troppo spesso distruggono la loro salute o accorciano notevolmente la loro vita. Ho conosciuto degli Illuminati, nel campo "spirituale", che hanno praticato questa attività. Ma all'età di 22 anni avevano i capelli completamente bianchi! La maggior parte di queste persone invecchia molto rapidamente, perché il loro organismo e la loro psiche sono distrutti. Gli Illuminati stessi lo sanno ed evitano di usare troppo queste facoltà.

È importante sapere che sono i demoni a permettere lo sviluppo di queste facoltà. Alcune persone che hanno praticato queste cose hanno finito per impazzire. Non consiglierei certo a nessuno di cercare di sviluppare queste facoltà, a nessuno, perché sarebbe come giocare con il fuoco. È un'arma molto pericolosa! Ecco perché mi rifiuto assolutamente di toccare queste cose. Questo è uno dei motivi per cui, qualche anno fa, ho chiuso tutte le porte spirituali della mia vita e ho rinunciato a queste capacità occulte. Al momento non posso fare divinazione sulle persone, né viaggiare in astrale, né parlare cinque lingue! Sono così felice di non poter più fare tutto questo! Perché la mia vita appartiene a Gesù, e questo è cento volte meglio per me! Sviluppa la mia vita spirituale molto meglio di tutti questi metodi!

Domanda: Può dirci di più su queste capacità occulte, come la telepatia, la telecinesi o i viaggi nel tempo? In che modo gli Illuminati utilizzano queste capacità?

Risposta: Prima di tutto, è importante capire che i viaggiatori nel tempo sono spesso in uno stato di coscienza diverso da quello normale. Lasciano il corpo in spirito e viaggiano a ritroso nel tempo a livello spirituale. Personalmente ho riscontrato che coloro che compiono questo viaggio nel tempo sono in una sorta di coma profondo. Il respiro e il battito cardiaco rallentano, la pelle diventa pallida e fredda. Inizia anche con un sacrificio per "aprire il portale". Le prime volte, chi faceva questo tipo di viaggio doveva quasi sempre essere accompagnato da una guida, che lo indirizzasse e lo aiutasse a tornare. Era sempre qualcosa di molto spaventoso, perché ci si poteva "perdere" e non tornare più al presente!

Un tempo lo odiavo. Ora credo che siano i demoni a permettere che questo accada. Perché è qualcosa che la Bibbia proibisce. Questo è uno dei motivi per cui non mi piace ricordarlo. Questi viaggi nel tempo erano quasi sempre nel passato. C'era una specie di barriera che ci impediva di viaggiare nel futuro. Si poteva viaggiare nel futuro solo per un periodo di un giorno o due. Non so perché ci fosse questa barriera.

Ma non c'erano barriere per visitare il passato. Gli Illuminati si recano nel passato per diversi motivi. In primo luogo, per imparare la storia, per chiedere consigli e suggerimenti ad alcune grandi personalità vissute nel passato e per dimostrare agli altri la "gloriosa" continuità storica degli Illuminati. Ho assistito a cerimonie occulte a Stonehenge mille anni fa e ho visitato le corti delle monarchie che praticavano questi riti. Ora credo che sia stata tutta una seduzione, una menzogna organizzata dai demoni. Non ci si può fidare di nessuna delle informazioni "storiche" ottenute con questi mezzi.

I viaggi nel tempo potevano essere effettuati solo per brevi periodi di tempo. Gli Illuminati hanno proibito di farlo per periodi più lunghi, a causa dei problemi di salute e psicologici causati da questi "viaggi". Queste cose sono estremamente distruttive.

Domanda: *Questi metodi possono essere utilizzati per influenzare le persone, ad esempio i politici, gli uomini d'affari, i leader militari, ecc.*

Risposta: Non che io sappia. L'uso di questi metodi ha un limite. Per noi era molto più efficace ricattare queste persone o corromperle. Penso che l'efficacia di questi fenomeni occulti sia talvolta sopravvalutata, perché le persone hanno il libero arbitrio, tranne quelle che sono direttamente controllate dagli Illuminati.

Domanda: *Quanto possono cambiare la coscienza collettiva del mondo, soprattutto praticando il viaggio nel tempo? Quante persone dovrebbero praticare queste tecniche per raggiungere questo obiettivo?*

Risposta: Non stanno cercando di farlo. Ricordate che è Dio a controllare la storia, non gli Illuminati o qualsiasi altro gruppo.

Domanda: *Gli Illuminati hanno qualche tipo di specialista in questi metodi, o persone che lavorano a tempo pieno in questo campo?*

Risposta: Ci sono persone che lo fanno più spesso di altre. Si tratta di coloro che operano nel campo "spirituale" e che si specializzano in queste tecniche "spirituali", invece di specializzarsi nella scienza, nell'istruzione o negli affari militari. Queste persone invecchiano sempre più velocemente degli altri e ingrigiscono rapidamente i capelli. Essi stessi devono limitare l'uso di queste tecniche, che sono così distruttive.

Alcuni di questi metodi sono praticati anche nel contesto della "programmazione theta", che riguarda la programmazione di tutto ciò che è occulto. Ricordate nel film Matrix i bambini che imparano a piegare i cucchiai con la "forza del pensiero"! Questa è pura "programmazione theta" e sono rimasto inorridito nel vederla. Hollywood sta dirigendo lo spettacolo! Queste facoltà vengono utilizzate per imparare a "uccidere con il pensiero".

Ho visto uccidere animali in questo modo, da un gruppo di persone riunite in cerchio intorno all'animale, "concentrandosi" su di esso. Si suppone che siano in grado di uccidere anche le persone in questo modo. Possono anche ascoltare o vedere da lontano.

Non si tratta affatto di una "nuova dimensione" o di una "capacità innata del corpo umano" che deve essere scoperta. Si tratta in realtà di demoni che influenzano gli uomini e rivelano loro la loro conoscenza. Ma questo finisce sempre per distruggere chi pratica intensamente queste cose. I demoni vogliono distruggere la razza umana, perché sanno che Dio ama l'uomo. I demoni odiano Dio e l'uomo, perché siamo la sua amata creazione.

La Bibbia parla di tutte queste tecniche occulte, come i viaggi astrali o i viaggi nel tempo. La Bibbia chiama tutto questo stregoneria e spiritismo. Dio ci proibisce di praticare queste cose per una buona ragione: per proteggerci. Ho sentito di persone che non sono mai tornate da questi "viaggi", che sono morte o che sono impazzite dopo aver praticato queste cose. Non consiglierei mai a nessuno di interessarsi a questo campo, quando la vita su questa terra è piena di cose buone e non distruttive.

Sono così felice di non dover più vedere o praticare queste cose! Ho rinunciato per sempre a tutto questo nella mia vita. Ho chiuso tutte le porte ai demoni e alla loro attività. Ho anche perso tutte le mie capacità in questo campo, e questo è un grande sollievo per me!

PARTE DICIOTTO

Domande dei lettori (1)

Domanda: Le famiglie degli Illuminati traggono le loro origini da particolari città europee?

Risposta: Sì, ma dipende dalla famiglia. Esiste il ramo tedesco, il ramo francese, il ramo inglese e il ramo russo. Ogni ramo affonda le sue radici in determinate città e regioni d'Europa. Le città della Germania centrale e dell'Austria sono le culle del ramo tedesco. Questo ramo può essere fatto risalire ai Cavalieri Templari, che unificarono le nazioni europee al tempo delle Crociate.

Domanda: Gli Illuminati credono in Dio? Lo considerano un bugiardo?

Risposta: Gli Illuminati credono nella divinizzazione dell'uomo attraverso la conoscenza. Sanno che esistono esseri soprannaturali che li aiutano in questo processo. Ma non dividono necessariamente questi esseri soprannaturali in "buoni" e "cattivi". Parlano piuttosto di coloro che sono "illuminati" e di coloro che sono "oscurati". Credono nell'esistenza del Dio dei cristiani. Ma pensano che i cristiani non siano "illuminati" e che non abbiano il "quadro generale" che hanno loro. Pensano che i cristiani siano pecore che hanno "comprato" una bella storia per sentirsi meglio, perché sono "troppo deboli" per conoscere "tutta la verità". Questo è il modo in cui gli Illuminati vi parlerebbero. Tendono a essere cinici nei confronti del Dio dei cristiani. Pensano che sia solo un "placebo" per i deboli!

Domanda: Anche loro considerano il loro Dio un bugiardo, anche se mente "a fin di bene"? Come possono fidarsi del loro Dio?

Risposta: Credono in molti dei. Anzi, credono che i loro "dei" siano bugiardi. Questi dei sono in grado di dare loro potere, ricchezza, gloria e tutto ciò che desiderano. Ma sanno di dover pagare un prezzo per tutto questo, un prezzo orribile. Dicono che non si ottiene qualcosa per niente e che quanto più devono pagare, tanto più prezioso è ciò che ottengono. È difficile spiegare questo tipo di pensiero ai non illuminati. La maggior parte delle persone pensa che siano solo orribili satanisti, nemici del cristianesimo. Loro non si vedono in questo modo. Si prendono gioco e disprezzano i cristiani, ma solo perché vogliono che i loro seguaci capiscano che sono i cristiani a essere "sedotti". È Satana, il "dio di questo mondo", che li ha accecati. Quindi gli Illuminati non si fidano dei loro dèi più di quanto si fidino di chiunque altro.

Ricordate che tra loro la fiducia non esiste. Gli viene insegnato fin dall'infanzia che "il tradimento è l'ideale supremo"! Se chiedeste loro se si fidano dei loro dei, vi guarderebbero stupiti e direbbero: "Bisogna essere idioti per fidarsi di ciò che non si conosce!

Domanda: Vedono il Dio dei cristiani come un Dio pieno di amore ingenuo?

Risposta: Sì, sì! Pensano che sia molto ingenuo e che stia portando i suoi seguaci al disastro. Capite la portata della loro arroganza?

Domanda: Se torturano e terrorizzano coloro che amano e che sono di rango inferiore, che differenza c'è tra amore e odio?

Risposta: Non conoscono la differenza tra amore e odio. Quando torturano i propri figli, dicono loro: "Lo faccio perché ti amo! Per loro, la più grande prova d'amore è rendere i figli forti, capaci di guidare e avanzare nel gruppo, con ogni mezzo possibile.

Se un leader individua una ragazza e vuole trasformarla in una prostituta, i genitori della ragazza saranno ben felici di consegnargliela, perché sanno che raggiungerà una posizione "migliore" nel gruppo. Allo stesso tempo, continuano a insegnare ai loro figli che "il tradimento è l'ideale più alto" e che non bisogna mai fidarsi di nessuno!

Ricordo di aver subito centinaia di tradimenti. Quando soffrivo mi dicevano: "Questo è ciò che c'è nel cuore dell'uomo! Pensavano di insegnarmi qualcosa di molto importante che mi avrebbe aiutato nella vita. In un certo senso avevano ragione, perché tutti i membri di questo gruppo sono malvagi e viziosi. Chi è ingenuo viene calpestato e ferito senza pietà. Ho conosciuto alcuni genitori che volevano risparmiare ai loro figli alcuni dei duri "addestramenti" perché li amavano. Ma spesso venivano respinti senza pietà dalle famiglie dominanti, che considevano questi genitori "deboli", incapaci di insegnare correttamente ai loro figli.

Domanda: Potrebbe dirci qualcosa di più sulle loro credenze religiose? Credono nella reincarnazione? Nel paradiso e nell'inferno? Nel peccato e nel perdono dei peccati?

Risposta: Gli Illuminati hanno molte credenze religiose. Ci sono i seguaci del druidismo, i rosacroce, quelli che praticano i misteri babilonesi o egiziani e quelli che praticano l'occultismo. I bambini devono imparare tutte queste cose nel corso della loro formazione.

Gli Illuminati ritengono di essere riusciti a scegliere il meglio di tutte queste religioni e a sintetizzarle. Non esiste quindi una sola religione tra gli Illuminati. A Washington, i principali istruttori erano i druidi, oltre a coloro che seguivano le tradizioni babilonesi. A San Diego, invece, erano più legati ai misteri egiziani, in parte perché il colonnello Aquinos era il leader di quel gruppo, ed era un seguace del Tempio di Set.

Quello che vi sto dicendo è solo una breve dichiarazione. Credono che la reincarnazione sia possibile, a causa dei viaggi nel tempo che compiono, ma non lo sottolineano nei loro insegnamenti. Credono che ci sarà una "sfera finale" di "luce bianca". Questo rappresenta per loro una "illuminazione completa". Questa è la loro concezione del Paradiso. Credono di essere protetti dall'inferno perché sono gli unici ad essere "illuminati". L'inferno, per loro, è riservato a chi non è "illuminato" come loro, a chi è ancora "nelle tenebre". Il loro concetto di inferno è quindi diverso da quello della Bibbia. Per loro l'inferno consiste nel rimanere per sempre in una situazione spirituale inferiore, senza poter mai raggiungere l'illuminazione nell'aldilà. Credono inoltre che ci siano diversi livelli di sviluppo spirituale dopo la morte, a seconda dei progressi compiuti sulla terra.

Per loro il peccato è essere deboli e stupidi. È non utilizzare le capacità nascoste nell'uomo. Significa non essere in grado di progredire. Non ho mai sentito parlare di "perdono dei peccati". Se si fallisce, si deve essere puniti o messi a morte. È semplice. I membri del ramo druidico credono anche nell'esistenza degli elfi e degli spiriti elementali. Credono che la vita esista in tutte le aree del creato.

Domanda: Alcuni ricercatori ritengono che gli Illuminati facciano ingerire alla popolazione generale sostanze o cose destinate a indebolire i loro nemici. Sa se gli Illuminati consigliano ai loro membri di evitare, ad esempio, gli additivi nell'acqua e nei prodotti alimentari, i vaccini, alcuni farmaci, i prodotti alimentari alterati, il cibo cotto al microonde, le protesi, alcuni preparati dentali e alcune radiazioni o sostanze chimiche?

Risposta: In generale, i leader sono protetti da tutte le cose appena citate. Viene ordinato loro di non bere, di non assumere droghe o prodotti nocivi. Non si spingono fino a evitare certi cibi o cibi cotti al microonde. Non si preoccupano di questo. Ma alle loro riunioni viene servito cibo sano e conoscono l'importanza di una buona alimentazione.

Non sottopongono i loro leader più elevati a tutti gli esperimenti di programmazione mentale a causa dei rischi che ne derivano. Questi adulti e i loro figli devono seguire programmi speciali, diversi da quelli pensati per i livelli inferiori. Vengono vaccinati. Ma anche quando i loro figli si ammalano, vanno da un guaritore. Prendono anche medicine quando ne hanno bisogno, come antibiotici, ecc.

Domanda: *Alcuni ritengono che i mormoni, i testimoni di Geova, i pagani, i new ager, i satanisti e persino i carismatici appartengano tutti a religioni o movimenti creati dagli stessi complottisti occulti. Questi gruppi, o almeno i loro leader, sono considerati alleati dagli Illuminati?*

Alcuni di questi gruppi sono segretamente affiliati agli Illuminati, per via del denaro che possono aver ricevuto da loro o per qualche "addestramento" gratuito che possono aver ricevuto. Altri sono semplicemente simpatizzanti. I Mormoni si sono affiliati agli Illuminati negli anni Cinquanta. Così come i Testimoni di Geova. Non ho mai sentito parlare di affiliazioni di carismatici o pagani. I pagani sono considerati "dilettanti" dagli Illuminati. I New Age e i satanisti sono simpatizzanti.

Domanda: *Rispettano la scienza o la storia, considerando che li rafforza nelle loro convinzioni?*

Risposta: No. Rispettano la scienza, ma cercano di riscrivere la storia a modo loro. Fanno spettacoli per i loro figli, per far loro capire la "vera" Storia. Praticano anche i viaggi nel tempo, ma non mi fido delle informazioni "storiche" ottenute con questo mezzo, perché credo che si tratti di una seduzione demoniaca.

Gli Illuminati insegnano ai loro figli che i potenti Illuminati hanno consigliato segretamente tutti i monarchi d'Europa, e di fatto tutti i monarchi della terra, fin dall'inizio della storia. È vero o è propaganda? Non lo so. Raccontano anche ai loro figli che sotto il sito di Stonehenge c'è una grande stanza piena di scheletri di persone offerte in sacrificio. Realtà o finzione? Non lo so, e non posso finanziare una spedizione archeologica che possa verificarlo!

Dubito quindi della veridicità dei loro insegnamenti, poiché escludono il ruolo della fede in Dio e negano la sua capacità di respingere il male. Credo che Dio, e non il maligno, abbia sempre controllato la storia umana.

PARTE DICIANNOVE

Domande dei lettori (2)

Domanda: Sono molto preoccupato per il piano del Nuovo Ordine Mondiale e vorrei sapere se ci sono modi per impedire agli Illuminati di portare avanti questo piano.

Risposta: So di sembrare cinico, ma vi auguro buona fortuna! Spero sinceramente che ci riusciate! Penso che ci vorrebbe un sacco di gente che si unisca per fermarli, e un sacco di soldi e di ottimi avvocati!

Personalmente, non conosco nessun gruppo che stia lavorando per fermarli. Vivo in una zona rurale e non ho contatti di questo tipo. Mi piacerebbe che i cristiani si dedicassero a fermare l'orribile tortura dei bambini, e sarei disposta a pregare per loro. Ma questa è anche una battaglia spirituale. Tutti coloro che si occupano di queste questioni occulte devono essere ben consapevoli di questa battaglia spirituale. Anche gli Illuminati stanno combattendo a livello spirituale. Chiunque voglia fermarli senza pregare sarebbe molto vulnerabile, a mio avviso.

Domanda: Avete preso in considerazione un piano come quello degli Alcolisti Anonimi per aiutare le vittime di abusi rituali a riprendersi? La mia esperienza personale mi ha mostrato che un piano del genere può funzionare, purché sia spirituale.

Risposta: Credo che gruppi simili esistano già. Si occupano già delle vittime di incesto e molti hanno affrontato la questione degli abusi rituali. Le ho detto che vivo in una zona rurale. Il mio villaggio ha una popolazione di 100 persone, compresi scoiattoli e mucche! Non potrei aiutare i gruppi che si occupano di abusi rituali. Questi gruppi si trovano di solito nelle grandi città. In effetti, io stessa devo guidare per due ore al mese per fare terapia. Non potrei trovarne uno più vicino a casa!

Domanda: Poteva leggere tutto ciò che voleva quando era negli Illuminati? C'erano cose che non vi era permesso fare? Se nulla è proibito, alcuni Illuminati potrebbero scoprire che gli vengono raccontate delle bugie...

Risposta: No, si sbaglia. Posso leggere tutto quello che voglio. Bisogna capire la mentalità degli Illuminati. Quando ero piccolo, i miei genitori mi dicevano che tutti facevano segretamente parte degli Illuminati e che il comportamento apparente delle persone era solo una facciata.

Quando mi portarono a cena a casa di amici e fecero una cerimonia occulta alla fine del pasto, pensai che tutti facessero lo stesso. Avevo sempre creduto, fin da bambina, che tutti facessero così. Vedevo che alcuni libri parlavano di amore, tenerezza e fiducia. Ma pensavo che fosse tutta una recita e che le persone che scrivevano questi libri non fossero ispirate dalla realtà.

Quindi vivevo in due mondi completamente diversi: quello del "giorno" e quello della "notte"! Per mettere in discussione qualcosa, bisogna iniziare prendendo una certa distanza. Non avevo mai raggiunto una tale maturità. Non avevo motivo di mettere in discussione i loro insegnamenti. Ho iniziato a farlo solo quando sono diventato adulto. Pensate a questo. Inoltre, la nostra società era piena di film e programmi televisivi che non facevano altro che rafforzare ciò che gli Illuminati ci insegnavano, a partire dai film di Walt Disney. Ascoltavo gruppi rock heavy metal e i loro valori erano ciò che mi veniva insegnato. In effetti, a parte i libri cristiani, non c'è molto al mondo che possa insegnarci a fidarci degli altri!

Domanda: Mi ha scioccato sapere che siete stati costretti a sopprimere o uccidere uno dei vostri amici. Molti Illuminati sono costretti a farlo durante il loro addestramento, o è solo per punizione? Sono solo gli estranei a essere uccisi in questo modo? Può parlarne o è troppo difficile per lei?

Risposta: Anche questa amica era un membro degli Illuminati. Ma era stata dichiarata "irrecuperabile". Negli Illuminati le persone sono classificate in due soli gruppi: quelle "utili" e quelle "irrecuperabili". Tutti lavorano duramente per essere utili! Ma questa non è una punizione comune. Anzi, questo tipo di situazione è piuttosto rara. Ma mia madre era una persona molto ambiziosa.

Era un'istruttrice senior e ricopriva la presidenza "spirituale" del Consiglio regionale dell'area di Washington. Le altre presidenze erano la presidenza dell'esercito, la presidenza del governo, la presidenza dell'esecutivo, la presidenza dell'istruzione e la presidenza della scienza. La presidenza dell'esercito era occupata dal supervisore di mia madre al Pentagono, dove lavorava. Il nome in codice di quest'uomo era Ashtoth.

Gli Illuminati di solito cercano le loro vittime al di fuori del gruppo, per sacrificarle nei loro rituali o per ucciderle. Per me fu una lezione che non avrei mai dovuto dimenticare. Questo accadde perché da allora non mi feci più nessun amico! Non mi piacevano quelli che erano più in alto di me e non avevo alcun desiderio di fare amicizia con quelli che mia madre considerava "degni" del "capo" che ero.

A volte, ma raramente, durante le esercitazioni militari, i più deboli o ritardatari venivano allontanati per dare una lezione agli altri. L'ho visto anch'io una volta. Ma i figli dei più responsabili non venivano mai soppressi. Venivano soppressi solo i figli dei membri che si trovavano in fondo alla scala.

Domanda: Hai detto che ogni notte pregavi Dio di darti una casa migliore. Ma eri arrabbiato con Dio perché non rispondeva alle tue preghiere. Le sue preghiere erano rivolte al vero Dio o al Dio degli Illuminati? Se era il vero Dio, dove aveva imparato che esisteva un Dio buono?

Risposta: questa è una grande domanda! Non pregavo gli dei degli Illuminati, perché sapevo che erano crudeli, sadici e spaventosi. Pregavo un Dio buono di cui avevo appreso l'esistenza attraverso la lettura, la televisione e anche attraverso la conoscenza innata che tutti i bambini hanno, che c'è un Dio buono da qualche parte lassù.

Avevo anche avuto alcune esperienze con gli angeli. Da bambino sono stato protetto durante un'esperienza terribilmente traumatica, e questo mi ha fatto pensare che esistesse anche il bene. Gli Illuminati non hanno mai cercato di impedirmi di pregare, perché credevano che la spiritualità "positiva" desse speranza e potesse prevenire il suicidio.

Infatti, mi è stato proibito di interessarmi troppo all'occulto nelle mie attività quotidiane a causa dell'aumento del rischio di suicidio. Credono nel mantenimento di un "equilibrio" anche in questo settore.

Domanda: Lei ha detto che "papà Brogan" è stato l'unico adulto "gentile" che ha conosciuto nella sua infanzia. Intende dire che le ha dimostrato affetto? In che modo?

Risposta: Il dottor Timothy Brogan era un professore della George Washington University. Era uno specialista in neuropsicologia e uno dei principali istruttori degli Illuminati della zona. Era anche un amico intimo di Sidney Gottlieb, uno degli "amici" di mia madre.

Poteva essere molto gentile, ma anche molto crudele. Mi prendeva sulle sue ginocchia, chiamandomi "piccolino", e mi lodava calorosamente quando "mi comportavo bene". Mi insegnava a giocare a scacchi e mi leggeva brani di letteratura. Mi diceva che ero la sua "figlia adottiva" e che era orgoglioso di me. Discutevamo fino a tarda notte e fu lui a trasmettermi le sue idee sugli stili di leadership e sull'addestramento. Non tutte le attività degli Illuminati sono crudeli e disumane. Quest'uomo sapeva mostrare affetto e amore. Ho giocato con i suoi figli, che erano più grandi di me. Rispondeva pazientemente alle mie domande sulla scienza, sulla geografia e su altri argomenti. Ero completamente legata a lui, il che rendeva particolarmente insopportabili le torture e gli abusi sessuali che mi faceva.

Domanda: Lei ha detto che la sua personalità era completamente frammentata, con oltre 7.000 frammenti e 16 sistemi interni. Intende dire che aveva molte personalità, ognuna delle quali non era consapevole delle altre? Qualcuna delle sue personalità ha davvero goduto della propria esistenza?

Risposta: Sì, la mia personalità era frammentata in personalità multiple. La maggior parte degli Illuminati che ho conosciuto aveva molte personalità diverse. In realtà, credo che tutti abbiano una personalità più o meno dissociata. Anche i nostri leader locali e regionali, come Jonathan, si sottoponevano regolarmente ad alcune sessioni di "messa a punto" e "programmazione" della loro personalità. Ero solito telefonare loro per questo. La dissociazione più grande era quella tra le nostre vite "diurne" e "notturne". La maggior parte delle mie personalità notturne poteva comunicare con le altre parti. Le parti più "sviluppate" delle mie personalità comunicavano informazioni alle parti meno "sviluppate". Posso dire che molte delle mie personalità hanno apprezzato molto la loro esistenza. Avevo circa 140 personalità separate, che si occupavano di tutte le mie attività quotidiane, del mio lavoro, dei miei amici e dei miei hobby.

Non sono state tutte esperienze negative, come con il dottor Brogan. Alcune persone si sono congratulate con me e mi hanno detto che avrei avuto una posizione importante nel Nuovo Ordine Mondiale. È vero che lo dicevano a tutti! Avrei dovuto fare da intermediario tra i governi di diverse nazioni, grazie alle mie competenze linguistiche e psicologiche. Molte delle mie personalità interne erano molto orgogliose delle loro capacità e dei loro risultati, e si rattristarono molto quando me ne andai!

(Crediamo che tutte queste diverse "personalità" che agivano all'interno di Svali fossero in realtà i molti demoni che la possedevano, a causa delle sue attività occulte e delle porte che erano state aperte loro. Svali fu liberata da questi demoni quando confessò i suoi peccati al Signore e chiuse tutte le porte che erano state aperte ai demoni attraverso l'occultismo e la stregoneria).

Domanda: Tutti gli Illuminati che non sono tedeschi sono anche nazisti razzisti e maniaci genocidi? Se i leader di tutti i paesi del mondo sono Illuminati, significa che appartengono a tutte le razze. Gli Illuminati bianchi si oppongono agli Illuminati neri?

Risposta: Non tutti i gruppi di Illuminati sono fanaticamente razzisti come gli Illuminati tedeschi, anche se molti lo sono. In generale, queste persone sono estremamente razziste. Ma hanno anche molto senso pratico. Hanno capito che non possono dominare il mondo senza l'aiuto e la cooperazione di razze diverse da quella bianca. Coloro che sono fedeli a loro tra le altre razze vengono promossi a posizioni di comando nei loro Paesi. Ma sono sempre supervisionati dai grandi capi degli Illuminati (che sono bianchi).

Inoltre, non hanno la stessa opinione degli orientali che hanno delle altre razze non bianche. Gli orientali hanno infatti una lunga tradizione di misticismo e occultismo, come in Tibet. Hanno anche una cultura molto antica e sono molto intelligenti. Per questo motivo i rami orientali degli Illuminati sono molto rispettati, anche in Europa. Ma tutti gli Illuminati credono che la vera sede del governo mondiale sarà in Europa.

Anche nei Paesi in cui la maggioranza non è bianca, i leader principali sono molto spesso bianchi. Ad esempio, in Sudamerica, i principali leader sono di origine bianca, o a malapena mista. In Africa, molti leader sono in realtà bianchi, ma in segreto, anche se molti leader neri hanno dimostrato estrema fedeltà agli Illuminati. Gli Illuminati si servono di persone di colore. Ma a nessun nero è permesso di ricoprire posizioni di leadership globale. Queste posizioni sono già occupate dai bianchi.

Detto questo, credo che le politiche razziste e odiose degli Illuminati siano estremamente spregevoli. Ero solito discutere con i miei leader su questo e altri temi di razzismo.

Spero di aver risposto ad alcune delle vostre domande.

CHI È SVALI?

S vali è un'ex occultista, addestratrice degli "Illuminati". Ha insegnato ai membri di questa società segreta le tecniche di controllo mentale. Dopo essersi convertita a Gesù Cristo, pur rimanendo anonima, ha deciso di rivelare tutto ciò che sapeva su questa rete e sui pericoli di questo movimento luciferiano.

Ha lasciato il suo gruppo a San Diego all'età di 38 anni. Svali è sparita dalla circolazione nel luglio 2006. Il suo sito web (www.suite101.com) è stato cancellato e la sua linea telefonica è stata interrotta. Alcuni articoli del suo sito sono archiviati in formato PDF a questo indirizzo: www.fichier-pdf.fr/2012/11/24/ritual-abuse/.

Nel gennaio 2006, sei mesi prima della sua morte, ha rilasciato un'intervista radiofonica esclusiva a Greg Szymanski: www.dailymotion.com/video/xx76t4_svali_news

Come la setta realizza la programmazione

Questo articolo, in correlazione con quelli già scritti, è molto difficile per me. Perché? Perché affronta alcune delle cose di cui mi vergogno di più nella vita. Ero diventato un programmatore di culti, o "addestratore" come si diceva una volta, e qui condividerò alcune delle cose che ho fatto o di cui sono stato testimone in qualche occasione. Ho vissuto tutto questo anche da bambino, quindi questo articolo è anche autobiografico. Un'autobiografia può essere un'occasione per vantarsi, per provare gioia o dolore. Per quanto mi riguarda, mi ritrovo in quest'ultima categoria, per non dire altro. Ma spero con tutto il cuore che condividere le mie sofferenze aiuti altri a evitarle o che aiuti la società a capire un po' meglio quello che hanno passato i sopravvissuti.

Questo articolo non tratterà in alcun modo l'intero argomento. La programmazione delle sette è un argomento complesso, che riempirebbe volumi e volumi se si volesse andare a fondo. Scriverò quindi solo in base alla mia esperienza personale con gli Illuminati, che sono uno dei tanti gruppi che operano oggi, e tratterò solo delle tecniche utilizzate nell'area di Washington DC e San Diego, California. È possibile che altre località utilizzino tecniche diverse.

Questo articolo NON sostituisce la consulenza di un terapeuta qualificato e ha uno scopo puramente informativo. Se siete sopravvissuti a un abuso in una setta, sappiate che questo articolo e l'argomento trattato possono essere estremamente scatenanti e quindi proteggetevi.

Che cos'è la formazione o la programmazione di un culto? Negli articoli precedenti ho menzionato gli obiettivi:

➢ Guadagnare denaro

➢ Mantenere il segreto

➢ Mostrare fedeltà incondizionata ai membri del gruppo.

La programmazione, o addestramento, è un metodo che la setta ha trovato per garantire il raggiungimento di questi obiettivi. Negli Illuminati, i programmatori sono chiamati "addestratori" perché sono portati a credere che non stanno abusando, ma solo "addestrando" la prossima generazione. Gli addestratori pensano davvero di fare un buon lavoro, di "rafforzare" i bambini e di aiutarli a concentrarsi sul loro "potenziale".

Alcuni di questi metodi sono stati praticati per centinaia, forse migliaia di anni. Dividerò la programmazione in 5 categorie principali e tratterò ciascuna di esse separatamente:

1. Formazione al silenzio

2. Allenamento della forza

3. Formazione alla fedeltà

4. Formazione al funzionamento del gruppo

5. Allenare la mente

La prima categoria, la formazione al silenzio, inizia in tenera età, spesso prima che il bambino possa parlare. Questo avviene in vari modi, a seconda del bambino e dell'istruttore, e può includere: interrogare il bambino dopo una cerimonia per scoprire cosa ha visto e sentito. Il bambino molto piccolo che parla di queste "cose cattive" viene punito severamente e brutalmente e gli viene detto che no, non ha visto queste cose. Questo viene ripetuto a intervalli frequenti finché il bambino non impara a ignorare le cerimonie.

Spesso attraverso l'abuso viene creato un alter ego, un "protettore" o "guardiano", il cui compito è quello di garantire che il bambino non ricordi ciò che ha visto. A questo protettore viene detto che se il bambino ricorda, sarà punito brutalmente.

Un altro metodo consiste nel far entrare il bambino in una profonda trance ipnotica, in cui gli viene detto che dimenticherà ciò che ha visto o sentito, che si tratta solo di un "brutto sogno". Il bambino VUOLE dimenticare e accetta molto rapidamente.

Si può ricorrere alla tortura psicologica, rinchiudendolo in una gabbia, abbandonandolo, appendendolo a un ponte, per poi "salvarlo" in un secondo momento e dirgli che se denuncia sarà punito di nuovo.

Si può farli assistere a una finta punizione o a una punizione reale o alla morte di un traditore che ha "parlato".

Quando avevo quattro anni, fui costretto ad assistere allo scorticamento vivo di una donna. Il suo crimine: aveva raccontato "affari di famiglia" a un estraneo. Parlare con gli estranei è considerato uno dei peggiori crimini o tradimenti che una persona possa commettere. La "morte di un traditore" è una delle cose peggiori che si possano immaginare nel suo orrore e va dalla crocifissione a testa in giù ad altri scenari altrettanto raccapriccianti.

I bambini piccoli non dimenticano ciò che hanno visto e si convincono che rimanere in silenzio è il modo più sicuro per restare in vita.

Questo per garantire che il bambino non riveli le attività criminali di cui è testimone durante le attività di gruppo, o anche da adulto, quando è più attivamente coinvolto.

Un'altra messa in scena è frequentemente utilizzata: la messa in scena del "nessuno crederà alla tua storia" (di solito praticata con i bambini delle scuole). Al bambino viene ripetuto più volte che anche se rivela qualcosa, nessuno ci crederà. Il bambino viene portato in un ospedale psichiatrico dove gli viene presentato brevemente un detenuto. In seguito gli viene detto che chi parla è considerato "pazzo" e viene mandato in un istituto, dove viene punito severamente e non può più uscire. Queste bugie vengono raccontate per rafforzare ancora una volta l'importanza del silenzio.

Un altro scenario può essere che "tutti partecipano". Al bambino viene detto che in realtà tutti fanno segretamente parte del gruppo, ma che durante il giorno si fa solo finta. Il bambino sarà portato a cena a casa di un membro del gruppo, dove tutti si comportano normalmente, e poi seguirà un rituale o una cerimonia. Il bambino crederà quindi che non ci sia via d'uscita, perché tutti fanno parte del gruppo. Poiché la maggior parte degli adulti vicini ai suoi genitori fa parte del gruppo, non ha motivo di mettere in discussione ciò che gli è stato detto.

Esistono infiniti modi di messa in scena e di condizionamento psicologico per impedirgli di parlare, con l'unico limite della creatività degli adulti che lo circondano.

Allenamento della forza

Anche questo tipo di allenamento inizia in età molto giovane, spesso da neonato. Il bambino viene sottoposto a una serie di esercizi di condizionamento con i seguenti obiettivi

> Aumentare la resistenza al dolore

> Aumentare la forma fisica

> Aumento della capacità di dissociazione

> Forzare la memorizzazione rapida di oggetti (per gli scolari)

> Creare paura e desiderio di piacere

Questi esercizi possono includere: addestramento militare simulato, con marce e giochi "poliziotti e prigionieri"; shock; abusi fisici e torture; droghe per bambini e adulti; ingabbiamento del bambino, dove viene brutalizzato; privazione di cibo, acqua o sonno; abbandono per periodi di tempo variabili; essere costretti ad assistere a brutalità e abusi di altri. Al bambino viene insegnato a rimanere completamente in silenzio durante queste manifestazioni o viene punito rapidamente e senza pietà per aver parlato.

Le scene continuano, e quanto detto sopra è solo una piccola parte dei metodi utilizzati.

Formazione alla fedeltà

La terza area di formazione è importante per il comportamento. La lealtà implica l'accordo con il gruppo, l'adesione alle sue dottrine e credenze. Questa formazione è talvolta più sottile, ma è anche una delle influenze più potenti sul gruppo. Gli adulti del gruppo danno l'esempio di totale lealtà ai loro figli. La fuga, l'abbandono o la messa in discussione delle credenze del gruppo sono rari e le rappresaglie per chi mette in discussione l'autorità sono rapide e brutali. Una persona che mette in dubbio la giustezza delle cose o che è riluttante a fare il proprio lavoro può tornare a essere "riaddestrata", cioè scioccata e torturata fino alla sottomissione.

Ma gli adulti spesso scoprono che gli obiettivi del gruppo sono BUONI. Sono convinti di aiutare i bambini e durante le lezioni si insegna loro perché queste convinzioni sono buone; si parla loro dell'evoluzione del gruppo, dove diventeranno i nuovi leader. Si discute molto su quando il gruppo "governerà il mondo", per dimostrare che stanno effettivamente annunciando un nuovo ordine, quando le cose saranno "migliori per tutti".

La posizione e la leadership sono carote alla fine del bastone per spingere il gruppo a lavorare di più e ad avere successo. Le ricompense sotto forma di leadership e avanzamento sono reali e tutti cercano di andare avanti. Avere una posizione più elevata significa meno abusi, essere in grado di guidare gli altri e avere più controllo in una vita che ha avuto così poco di questo prezioso controllo. Uno scenario in cui a un bambino viene permesso di sedersi sulla poltrona del leader e gli viene detto che un giorno anche lui o lei sarà il leader è spesso praticato per aumentare la lealtà del gruppo. Sono frequenti anche le cerimonie di premiazione, in cui chi lavora bene riceve distintivi, gioielli o altre ricompense davanti a tutti.

Un bambino che lavora sodo, che ha un buon rendimento, viene lodato e gli viene permesso di unirsi agli adulti per un caffè o un pasto, mentre gli altri bambini lo guardano con invidia.

I bambini che avanzano nel sistema salgono di grado, ma un adulto ha sempre un rango più alto di un bambino piccolo. Ora il bambino in crescita può dirigere i bambini più piccoli, dire loro cosa fare e persino abusare di loro con l'approvazione degli adulti. Essere molto giovani significa essere molto abusati e feriti per questi gruppi; crescere dà la possibilità di sfogare la rabbia di essere abusati. Il bambino inizia a identificarsi con gli adulti che lo maltrattano, in quanto meno feriti, e viene quindi investito dell'identità dell'abusatore nella setta. Questo è fortemente incoraggiato, a patto che l'atto non sia diretto contro membri più anziani o più alti del bambino o dell'adolescente.

Il bambino viene imprigionato dal diventare "uno di loro", "come loro", e viene associato al gruppo dal proprio senso di colpa e di vergogna e dal bisogno di sfogare la rabbia e il dolore con il permesso del gruppo.

Il bambino può provare ambivalenza, ma anche estrema lealtà. Il gruppo o il formatore diranno al bambino che sono gli unici a conoscerlo veramente, avendolo visto agire.

Che sono gli unici che possono vederlo e amarlo, che nessuno li ama quanto la "famiglia".

Il bambino viene bombardato con messaggi che dimostrano che il gruppo lo accetta davvero, li accetta tutti, sapendo il peggio di lui, al fine di consolidare la fedeltà. Il gruppo utilizza tecniche sofisticate basate sulla psicologia comportamentale per far sì che al bambino/giovane/adulto non venga nemmeno in mente di lasciare il gruppo.

Un'altra forma di programmazione della fedeltà è il "programma speciale". In questo caso gli adulti o l'addestratore dicono al bambino che è "superiore", o che proviene da una famiglia reale nascosta o che è un membro segreto o adottato di una linea di famiglia elevata. Al bambino può essere detto che sarà un leader mondiale tenuto nascosto per il momento, un agente speciale della CIA, o un bambino prodigio che guiderà quando sarà adulto. Gli si può dire che ce ne sono pochissimi come lui; che nessun altro sarà in grado di svolgere il suo ruolo straordinario; che proviene da una stirpe che continua da migliaia di anni! Questo viene fatto per aumentare la fedeltà del bambino al gruppo. Se il bambino crede che oggi deve solo aspettare che un giorno venga rivelata la sua posizione elevata e reale, sarà più propenso a sviluppare la fedeltà al gruppo. Questo è uno degli scherzi più crudeli che il gruppo fa ai bambini, che vengono privati dell'amore e delle attenzioni normali, sostituiti dalla falsa idea di essere "speciali" o di avere una posizione. Pochissimi sopravvissuti usciti da questi gruppi pensano di essere inferiori; quasi tutti credono per questo di essere superiori o di essere stati adottati, ma che la loro vera famiglia sia superiore. Anch'io ho vissuto questa esperienza e da adulta, quando ho dovuto raccontare bugie del genere ai bambini, mi sono disillusa, e questo è stato uno dei tanti motivi per cui ho scelto di andarmene. Non potevo più sopportare che altri formatori e scienziati ridessero dell'ingenuità delle persone con cui lavoravano. Un tempo ero un bambino, desideroso di piacere e ingenuo anch'io. Avevo creduto alle bugie e fu un brusco risveglio scoprire che non ero stata adottata da una stirpe reale come mi era stato detto. Che ero stata manipolata e ingannata di proposito per aumentare la mia fedeltà al gruppo!

Formazione per un lavoro nella setta

La quarta categoria di formazione o programmazione è rivolta al lavoro all'interno della setta.

A ogni persona viene assegnato un lavoro specifico fin dalla prima infanzia negli Illuminati. Nei primi anni di vita il bambino viene regolarmente sottoposto a test per verificare le sue capacità e abilità. Anche lo status dei genitori, l'intelligenza del bambino e la sua capacità di dissociazione avranno un ruolo nel lavoro finale. I possibili lavori in una setta includono, ma non solo: coloro che puliscono (dopo le cerimonie, i drammi) coloro che si occupano dello spirituale (conferenze di guida, sacerdoti o sacerdotesse o accoliti) coloro che puniscono (i membri che oltrepassano il limite o commettono errori) coloro che insegnano (la storia della setta, le lingue morte, le conferenze storiche e i drammi)

> ➢ Le prostitute

> ➢ I messaggeri

> ➢ Gli assassini

> ➢ I formatori

> ➢ Scienziati (formati in scienze comportamentali)

> ➢ Medici, infermieri, personale sanitario

> ➢ Leader militare (per le esercitazioni militari)

L'elenco potrebbe continuare a lungo. Gli Illuminati sono un gruppo complesso, con ruoli intercambiabili. La durata dell'addestramento di un bambino per il suo futuro ruolo di adulto dipende spesso dalla complessità del suo lavoro finale. A volte i lavori si sovrappongono o una persona viene addestrata per diversi lavori. Ad esempio, un bambino cresciuto con la pornografia può imparare a manovrare una macchina fotografica. Un infermiere o un medico può anche essere un formatore o insegnare scienze. Una persona addestrata come leader militare spesso si addestra anche come assassino (MK-ULTRA).

Questi lavori vengono insegnati attraverso i principi del condizionamento fin dalla prima infanzia. Al bambino viene mostrato come l'adulto o l'adolescente svolge il suo ruolo, cioè viene trasformato in un "modello" di comportamento. Il bambino vedrà i lavori svolti anche durante la sua partecipazione al gruppo. Una volta visualizzati i modelli di ruolo, al bambino viene detto che gli verranno insegnati. Al bambino vengono date chiare indicazioni su ciò che ci si aspetta da lui/lei. Il lavoro viene suddiviso in diverse fasi e ogni fase viene portata avanti con una tempistica. Il bambino può essere brutalizzato o torturato per creare una "tabula rasa" o una personalità che farà tutto ciò che è richiesto. Il comportamento viene quindi indotto. Se il bambino si comporta bene, viene lodato e coccolato. In caso contrario, viene punito severamente. Il bambino impara che è molto meno doloroso fare ciò che gli viene chiesto. Poi, una volta appreso il comportamento, l'addestratore premia il bambino, dicendogli quanto sono bravi e che lavoro meraviglioso stanno facendo entrambi per la "famiglia". Il bambino riceve le ricompense e le cure che desidera ardentemente e si crea un legame traumatico. Uno degli stati della personalità del bambino VUOLE fare bene, c'è un legame con l'istruttore o l'adulto e cerca costantemente l'approvazione. Questo legame durerà per tutta la vita adulta e spesso vediamo stati di personalità alla ricerca di approvazione che rimangono allo stadio iniziale in un corpo adulto.

Una volta terminato il "lavoro", questi stati di perenne ricerca di approvazione saranno richiesti di nuovo di tanto in tanto. Un'ulteriore ricompensa sarà vista nell'adulto sotto forma di un avanzamento di status se si comporta bene.

Formazione spirituale

Fin dall'inizio, gli Illuminati sono un gruppo intensamente spirituale. Venerano antiche divinità come quelle di Babilonia e dell'Assiria (Baal e Astarot) e dell'Egitto (Ra, Horus, Iside, ecc.). Credono che lo spirituale sia la radice di molte delle manifestazioni odierne. È per questo motivo che tutti i bambini vengono sottoposti a una qualche forma di formazione o programmazione spirituale. È anche per garantire il loro attaccamento al gruppo e per costringerli o spaventarli ad andarsene.

La programmazione spirituale inizia con la prima cerimonia di dedicazione del bambino a una divinità, già dallo stadio prenatale, dove il feto viene dedicato nell'utero a una "madre celeste" o a un'altra divinità. Il mondo del bambino piccolo includerà visioni di adulti intorno a lui che partecipano a cerimonie e sarà costretto a imitare le attività che ha visto.

Potrebbero esserci battesimi con sangue animale. Ci saranno molte consacrazioni e rituali, compreso il trasferimento degli spiriti familiari al bambino, quello della madre, del padre o del nonno. Potrebbero verificarsi esperienze molto spaventose. Non voglio discutere qui dell'esistenza del demone, ma direi che il gruppo lo crede davvero reale e che le manifestazioni viste durante questi riti sono al di là di qualsiasi cosa possa essere spiegata scientificamente o razionalmente. Quando ero bambino, credevo fermamente nella realtà del demone, così come tutti gli adulti intorno a me.

Si tenevano cerimonie in cui si invocava il demone e si facevano manifestazioni del suo potere, come canalizzazioni, predizioni o uccisioni di animali sotto il suo medio potere. Utilizzando le capacità demoniache, gli oggetti si muovevano da soli o gli alberi venivano gettati a terra. Gli adulti sono stati coinvolti in lotte di potere psichico, sono state fatte "letture" per le persone. Ogni sessione di addestramento/programmazione invocava il demone affinché guidasse l'addestratore o infondesse energia nella programmazione in corso. Spesso veniva fatta una cerimonia di invocazione prima di una sessione di programmazione importante. Al bambino veniva detto che il demone era dentro di lui e che se avesse cercato di andarsene o di incasinare la programmazione, il demone sarebbe venuto a ucciderlo. Qualsiasi bambino terrorizzato ci crede. Potrebbe esserci una "chirurgia a mani nude", in cui un "occhio" viene iniettato nell'addome e al bambino viene detto che l'occhio può vederlo ovunque vada e che lo denuncerà se cercherà di fuggire o di mettere in discussione il gruppo. Gli impianti, sottili aste metalliche, potevano essere inseriti per evocare forze demoniache. Se la persona cerca di andarsene o interrompe la programmazione, gli impianti causano un dolore intenso.

Il bambino sarà costretto a partecipare ai riti, che includono la mutilazione o l'uccisione di animali o persino di un bambino.

Ci possono essere visite a boschi o a luoghi sacri dove le statue delle divinità saranno decorate con fiori e prima del rituale i partecipanti canteranno vestiti con tuniche.

In alcuni gruppi un programma specifico orienta il bambino contro il cristianesimo. Poiché il cristianesimo è l'antitesi delle pratiche occulte degli Illuminati, spesso vogliono che i loro membri non possano entrare in contatto con la speranza che esso porterebbe. Le sessioni speciali possono includere la tortura del bambino. Il bambino spesso griderà aiuto o invocherà Dio. A questo punto, il programmatore dirà al bambino: "Dio ti ha abbandonato, non ha potuto amarti, ecco perché stai soffrendo. Se fosse così potente, potrebbe fermare tutto questo".

Chiederanno persino al bambino di pregare Dio per farlo smettere. Il bambino lo farà e l'istruttore lo colpirà ancora di più. Questo creerà un profondo senso di disperazione nel bambino. Crederà davvero di essere stato abbandonato da Dio, di essere rimasto sordo alla sua chiamata. Il bambino può essere torturato o picchiato quando viene nominato il nome di Gesù, per creare una barriera alla menzione del Suo nome. L'avversione può essere creata anche attraverso l'uso di inni nelle sessioni. La programmazione spirituale coprirà un'ampia varietà di aree. Ne ho descritti solo alcuni.

Questa è solo una panoramica delle aree di programmazione delle sètte, in particolare di quelle degli Illuminati. Non è assolutamente esaustiva, ci sono molte, molte variazioni di tecniche specifiche. Sono anche sicuro che gruppi diversi utilizzano metodi diversi. Se un sopravvissuto ha ricordi diversi da quelli che ho appena descritto, deve avere fiducia nei propri ricordi. Condivido solo ciò che ricordo degli Illuminati, un gruppo specifico di cui ho fatto parte a Washington e a San Diego, in California, tra il 1957 e il 1995.

Spero che questo articolo possa aiutare coloro che lavorano con i sopravvissuti o che desiderano saperne di più sul funzionamento di questi gruppi. Aumenterà la compassione per l'enorme quantità di sofferenza che un membro di questi gruppi subisce e la lotta, una volta uscito, che deve superare dopo anni di condizionamento infantile. Ci vuole un notevole coraggio per lasciare un gruppo del genere, per dire "no" alla pressione del conosciuto, per decidere di mettere in discussione valori che sono stati accettati per anni. Guardare la sofferenza che si nasconde dietro la programmazione e piangere per le manipolazioni e i tradimenti subiti fin dall'infanzia.

TESTIMONIANZA DI UN SOPRAVVISSUTO

Kim Campbell

Nota preliminare di Svali: Ho voluto pubblicare un articolo stimolante e coraggioso di un ex Illuminato che si sta ancora riprendendo dagli abusi rituali satanici subiti. Questo articolo viene diffuso con il permesso del suo autore, Kim Campbell. Spero che contribuisca a educare i cristiani e a dare speranza ad altre vittime del satanismo. L'articolo è stato scritto nell'aprile 1999.

Testimonianza della mia liberazione

Mi chiamo Kim Campbell. Ho 49 anni e vivo a Tulsa, Oklahoma. Sono felicemente sposata.

Lavoro come assistente medico e appartengo alla Morning Star Testimony Church di Tulsa. Negli ultimi anni ho sperimentato la realtà della mia conversione a Cristo attraverso la scelta personale che ho fatto.

Nell'aprile del 1993 mi è stato diagnosticato un grave disturbo della personalità dovuto al fatto che ero nata in una famiglia satanica ed ero stata sottoposta ad abusi rituali satanici. Soffrivo di uno sdoppiamento della personalità, che si dissociava in personalità multiple.

(**Nota del traduttore**: questo disturbo della personalità è molto comune in coloro che hanno subito abusi rituali.

Questi traumi mirano a dividere la personalità in una serie di personalità distinte, ciascuna con la propria identità e il proprio comportamento. Queste diverse personalità, ciascuna con i propri sistemi di valori, credenze, emozioni ed esperienze, possono assumere a turno il controllo del corpo al servizio del piano di Satana. Queste diverse personalità non sono demoni, anche se i demoni possono controllarle. Questa scissione della personalità permette alle vittime di questi abusi rituali di affrontare meglio i traumi molto violenti che hanno subito e di compiere atti che la loro apparente personalità "normale" non permetterebbe loro di fare. Solo il Signore può guarire e risanare completamente queste vittime. Vedere la pagina: http://www.pedopolis.com/pages/themes/mk-mind-kontrol-sous-pages/dossier-trouble-dissociatif-de-l-identite-anciennement-nomme-trouble-de-la-personnalite-multiple.html)

Devo dire che la mia liberazione da questa cultura satanica è stata la prova principale della mia vita. Gli ultimi anni sono stati difficili, ma credo che i miei problemi siano stati ampiamente risolti circa tre anni fa. Questa profonda crisi nella mia vita ha segnato l'inizio di una fede autentica in Gesù Cristo, Salvatore e Signore della mia vita. Avevo sempre desiderato vivere una fede di questo tipo, ma non l'avevo mai realizzata prima.

Questo articolo è quindi la mia testimonianza. L'ho scritto per la prima volta nel 1995. Spero che possa istruire coloro che svolgono il ministero per i sopravvissuti agli Illuminati, in particolare il ministero Shield of Faith di Minneapolis, che mi ha invitato a condividere la mia testimonianza. Innanzitutto, voglio testimoniare l'amore di Dio per me e per tutti i membri del Corpo di Suo Figlio. Sono assolutamente stupito che Dio, Padre, Figlio e Spirito Santo, voglia mostrare la sua gloria divina, una gloria che è lieto di condividere con me, suo figlio. Con me e con tutti i suoi figli! ! Che grazia meravigliosa!

Le mie radici sataniche risalgono a entrambi i rami della mia famiglia. La mia famiglia "ufficiale" è composta da texani del West, che mi hanno insegnato ad allacciarmi le scarpe, a fare i compiti di aritmetica e a essere educato. Sono cose normali che la maggior parte dei genitori fa per i propri figli. Eppure un osservatore attento avrebbe notato la mia tendenza alla depressione, all'irrequietezza e al comportamento squilibrato. Ma, in un certo senso, ero privilegiata. All'epoca nessuno aveva diagnosticato il mio grave disturbo di personalità. Quindi ero apparentemente un bambino come tanti, anche se molto strano.

Tuttavia, dietro questa apparente facciata, ero anche il discendente diretto di una famiglia molto antica immersa in un'antica cultura satanica. Questa cultura è sopravvissuta segretamente per migliaia di anni. È antica quanto l'umanità. In questa cultura, le persone adorano Satana come loro dio. La loro adorazione e il loro intero stile di vita sono sempre stati permeati da una terribile violenza.

Grazie alla mia appartenenza a questa cultura, sono stata esposta a tutti i tipi di abusi, traumi e influenze demoniache tipiche del satanismo. Questa cultura è incredibilmente malvagia, perché è controllata dal genio del male. Quasi tutto in questa cultura è progettato per distruggere gli esseri umani.

Ho reagito come reagiscono tutti i bambini in questa cultura: dissociando la mia personalità.

Per tutta la vita, fin dalla prima infanzia, sono stato sottoposto a traumi volti a sviluppare la mia capacità di frammentare la mia personalità. Ho sperimentato ogni tipo di violenza forzata, sia come vittima che come carnefice. Sono stato sottoposto a programmi di programmazione mentale molto sofisticati qui negli Stati Uniti, spesso in cliniche e istituzioni pubbliche, e presso il Tavistock Institute in Inghilterra. Sono stato indottrinato nella Cabala e sottoposto a ogni sorta di iniziazione occulta, per introdurmi alla forma più antica di satanismo, la religione misterica sumero-accadica, quella praticata a Babilonia.

Quindi la mia personalità è stata deliberatamente frammentata in elementi separati, e tutte queste personalità multiple sono state costruite e sviluppate nella mia identità complessiva.

Questa cultura è, ovviamente, completamente permeata dal potere degli spiriti demoniaci. Tutti questi demoni sono diventati parte della mia vita e persino della mia natura. In una cultura che si dedica alla ricerca del potere, i demoni sono l'ultima risorsa. Nella cultura americana, le persone cercano il comfort, lo status sociale e il prestigio. Ma nella cultura satanica, le persone cercano avidamente il potere dei demoni.

Il satanismo ha invaso l'intera civiltà occidentale. Il satanismo è alla base di quello che oggi chiamiamo "paganesimo", nelle sue forme antiche o contemporanee. Il satanismo si è sviluppato nel corso dei millenni, diventando gradualmente parte della cultura e delle strutture di potere di tutte le nazioni occidentali. Ha i suoi aderenti in tutti i settori della società, a tutti i livelli e in tutti gli strati sociali. Il satanismo ha esercitato una profonda influenza sulla vita intellettuale dell'Occidente negli ultimi secoli. Le sue dottrine e i suoi scritti hanno plasmato il pensiero occidentale, dai filosofi greci, passando per Sant'Agostino, San Tommaso d'Aquino, i mistici cristiani del XIII secolo, fino al moderno movimento carismatico. Cartesio, Spinoza, Kant, i filosofi dell'Illuminismo e molti altri provengono da questa cultura satanica. La religione polinesiana, l'animismo, lo spiritismo, la religione degli indiani d'America, le culture Maya e Inca, la cultura dell'antico Egitto e della Grecia hanno avuto origine dal satanismo.

Credere che la cultura satanica riguardi solo gli abusi rituali significa dimostrare una fondamentale ignoranza del satanismo e della sua influenza distruttiva nella storia dell'umanità. Il satanismo ha influenzato la politica, l'economia, l'arte e la musica. Per estendere la sua influenza, il satanismo ha sempre utilizzato il processo psico-spirituale noto come "dissociazione della personalità". Questa pratica di dissociazione è antica quanto l'umanità.

Questa era la cultura in cui sono nato e cresciuto. Il minimo che posso dire è che questa cultura è completamente opposta al Regno di Dio. Queste due culture non hanno mai smesso di combattersi. E posso dire che, fin dalla mia nascita, ho vissuto in mezzo a questa lotta. Pur essendo un satanista praticante, ho anche conseguito un Master in Teologia nel 1976! Mi dichiaravo apertamente cristiano, ma la mia vita pubblica dimostrava le contraddizioni del vivere in due culture inconciliabili. Il mio amore per il Signore era superficiale. Desideravo profondamente amarlo ed essere amato da Lui, ma non riuscivo a superare le mie ansie e i miei dubbi sull'esistenza e sul carattere di Dio. La mia vita sociale rifletteva un apparente successo relativo, ma la mia vita spirituale e le mie relazioni con gli altri erano un fallimento.

Quando ho saputo di avere questo disturbo della personalità causato da un abuso rituale, ho provato un profondo shock emotivo. Ma è stato anche il vero punto di partenza per il mio cammino verso il Signore. Per la prima volta nella mia vita, ho deciso che la priorità per me era diventare il cristiano che avevo sempre voluto essere. Sapevo che sarebbe stato molto difficile, ma sapevo che se volevo diventare un seguace di Gesù Cristo, dovevo liberarmi completamente dall'occulto e guarire dalla frammentazione della mia personalità.

Se avessi dovuto affidarmi ai migliori metodi e tecniche della psicologia e della psichiatria, sapevo che non avrei mai avuto né i soldi né il tempo. Gli specialisti tradizionali non avrebbero potuto fare nulla per me. Ancora oggi sono convinto che non esista un approccio tradizionale per affrontare i problemi di una personalità frammentata dall'abuso rituale satanico. Per essere liberata, non avevo altra scelta che essere liberata da Gesù Cristo.

Per questo motivo, ho preso molto sul serio il mio rapporto come discepolo di Gesù Cristo. Il Signore mi chiamava costantemente alla santità e mi parlava della potenza del suo amore. Mi aveva perdonato attraverso Suo Figlio e poteva liberarmi dal potere del peccato. Ogni giorno, dopo il lavoro, invece di "vivere normalmente", restavo a casa per leggere, pregare, scacciare i demoni e rivendicare la mia umanità. Mi sono messo in contatto con le mie diverse personalità scisse, quelle che erano accessibili a me, per fonderle e integrarle nella realtà della mia vita. Ho imparato tutto quello che potevo sulla dissociazione della personalità, sull'abuso rituale e sul processo di guarigione, al fine di applicare tutte queste conoscenze alla mia liberazione. Mi unii a una chiesa per ascoltare il Signore, poiché il mio Padre celeste aveva scelto di usare la "stoltezza della predicazione della croce" come mezzo definitivo per ristrutturare la mia personalità. Partecipai a riunioni di preghiera in cui la presenza e la potenza del Signore producevano miracoli in me e negli altri. Ho esaminato la mia vita alla luce della Parola di Dio vivente. Ho sottoposto all'opera santificatrice del Signore qualsiasi peccato commesso dalle mie diverse personalità, consapevolmente o passivamente. In fondo, questa frammentazione della mia personalità non era altro che il peccato per eccellenza. Come peccatore, avevo bisogno innanzitutto di pentirmi e di essere perdonato. Così ho ricevuto la mia liberazione nell'obbedienza al Signore.

Quando mi sono trovato in difficoltà o quando gli ostacoli erano troppo difficili per me, ho trascorso del tempo con il mio pastore, Doug Riggs, che mi ha trasmesso l'amore e la potenza del Signore. Invece di passare ore a far parlare le mie diverse personalità, il Signore ci ha permesso di andare in profondità negli eventi che hanno formato la mia personalità. In effetti, si trattava di scacciare vigorosamente i demoni e di pregare il Padre affinché mi permettesse di fondere le mie diverse personalità. Il mio pastore mi ha anche mostrato, a partire dalla Bibbia e alla luce della persona di Gesù Cristo, come l'abuso che avevo subito avesse plasmato la mia vita. Il Signore mi ha permesso, attraverso il mio pastore, di andare molto più in profondità che se fossi stata da sola. Si è servito di lui per trasmettere la Sua Parola di grazia a me, un uomo con una personalità dissociata. Attraverso la voce e la presenza del mio pastore, il Signore si è reso più reale per me. Molte volte il Signore ha dato al mio pastore rivelazioni e indicazioni che erano essenziali per me per risolvere le crisi che stavo attraversando. Il Signore usa uomini come lui, e come tanti altri nel Corpo di Cristo, per aiutare uomini come me.

Il Signore non si lascia intimidire dalle tenebre. Dopo tutto, la buona notizia è che mi ha amato mentre ero ancora nelle tenebre. Il Signore ha fatto tutto questo nel contesto di una piccola chiesa locale, apparentemente insignificante, composta da trenta o quaranta persone (contando i bambini), la maggior parte delle quali aveva subito abusi rituali satanici o aveva una personalità dissociata! Ci eravamo uniti per lavorare per affrettare il ritorno del Signore per la Sua Sposa, mentre nell'occulto il nostro compito era quello di combattere contro la volontà di Dio per la Chiesa e di promuovere la venuta dell'Anticristo. Come cristiani pregavamo gli uni per gli altri, ci esortavamo e consigliavamo a vicenda, mentre come satanisti ci dominavamo e perseguitavamo a vicenda.

Nell'"operare la nostra salvezza con timore e tremore", siamo stati spesso costretti dalla Parola vivente di Dio a togliere le travi nei nostri occhi, mentre ci sforzavamo di togliere le pagliuzze negli occhi dei nostri fratelli. Il Signore ci stava purificando per insegnarci il pentimento. Era il Cristo vivente che operava nel suo corpo, come a Cafarnao prima della crocifissione o a Corinto dopo la Pentecoste.

È così che il Signore stava operando nella mia vita di discepolo. A poco a poco, il mio Padre celeste mi stava liberando, letteralmente, dal potere morale e demoniaco del peccato, attraverso la persona di Suo Figlio, Gesù di Nazareth risorto e vivente. Durante questo processo, non ho mai smesso di stupirmi della grazia e del potere di Dio attraverso Suo Figlio Gesù Cristo.

Dopo diciotto mesi di duro lavoro, avevo ancora una personalità multipla. Il Signore ci aveva detto di essere audaci. Avevo imparato a riconoscere che l'unico vero ostacolo era me stesso. Non l'io interiore spirituale nascosto, ma l'io esteriore consapevole. Francamente, avevo paura di scoprire quanto ero stato cattivo e forse lo ero ancora. Così il Signore mi ha fatto capire che dovevo guardarmi in faccia e accettare di confrontarmi con ciò che temevo di più.

Ero molto peggio di quanto pensassi!

Nella mia mente, consideravo l'abuso di rituali satanici come la seguente: si trattava di persone estremamente malvagie che prendevano dei bambini simpatici e li trasformavano in satanisti. Mi sbagliavo. Per diciotto mesi abbiamo lavorato per eliminare la superficie. Ma sotto, nel cuore della mia personalità umana, c'era la natura di un satanista! In verità, fin da quando potevo ricordare, ero stato indottrinato in una cultura degna di Sodoma e Gomorra, in una piccola casa di mattoni nel Texas occidentale. Gli abusi satanici che avevo subito non cambiavano il fatto che vivevo già in una "normale" cultura pagana! Tutto ciò che avevo sperimentato durante i primi diciotto mesi di lavoro di liberazione era in realtà solo un modo per proteggere e nascondere la vera natura del mio vero io carnale. Ora mi trovavo di fronte al nocciolo della questione: appartenevo a generazioni di satanisti. Si trattava di qualcosa di più di una possessione demoniaca. Stavo toccando la realtà profonda della mia personalità umana. Era il mondo in cui avevo vissuto. Ero il discendente storico di antenati che avevano praticato incesto, violenza e idolatria. Come tale, ero demonizzato come il peggiore dei Cananei!

Ma ancora una volta la grazia del Signore è stata meravigliosa. Qualunque cosa sia stata fatta, il mio Dio, il mio Padre celeste, crede assolutamente nell'efficacia del sacrificio del suo stesso Figlio sulla croce per lavare ogni nostro peccato. Nonostante il disgusto e la repulsione che provavo per me stesso, questo non cambiava l'amore e la tenerezza del Signore per me. Al contrario, questa tenerezza e questo amore sono diventati più profondi, più ricchi e più potenti. Il Signore Gesù non avrebbe chiamato il mio peccato in modo diverso da quello che era. Non mi avrebbe concesso alcuna scusa, né avrebbe tollerato alcuna irresponsabilità da parte mia. Non aveva bisogno di sminuire la gravità del mio peccato, perché il suo sacrificio era più che sufficiente per eliminarlo e darmi una nuova vita.

Così ho imparato che il male non era il potere più grande dell'universo. Man mano che la grazia e il potere di Dio liberavano le mie facoltà di ascoltare la Sua voce e di credere, potevo comprendere meglio la natura del Suo rapporto con me. È stato solo grazie a questo incoraggiamento che ho potuto continuare ad affrontare la verità sulla mia vita e a perseverare sulla via della liberazione.

Questa è la struttura della mia personalità così come il Signore me l'ha rivelata. Prima di tutto, in superficie, c'era un "buon me" composto dalle mie varie personalità che lavoravano, recitavano, si sposavano e divorziavano e vivevano insieme in modo "cristiano". Era anche questo "me" che doveva riscoprire tutto il mio profondo passato. Sotto questa superficie c'era quello che chiamerò uno "strato dissociativo". Consisteva nelle conseguenze residue di tutte le violenze demoniache e dei traumi subiti, che avevano lo scopo di rafforzare le mie personalità multiple dissociate. È questo "strato" che ha dato molto filo da torcere ai vari terapeuti che hanno lavorato con me, credendo di andare verso una soluzione, mentre il nucleo del problema rimaneva nascosto, non individuato. Al livello più profondo, c'era infine il centro nascosto della mia personalità umana, il deposito di tutte le cose abominevoli praticate dai miei antenati nelle generazioni passate. Avevo dimenticato che questo "centro nascosto" era completamente opposto al "buon sé" di superficie che pensavo fosse la mia vera personalità.

Alcuni dicono che le persone possono essere definite da ciò che le limita o le incatena, e io credo che questo sia vero. Il nucleo della mia personalità era stato plasmato dal mio attaccamento emotivo e affettivo a coloro che avevano svolto il ruolo più importante nella mia vita. La mia identità originaria era stata plasmata dai legami emotivi che avevo stretto con le persone più vicine.

Mia madre si chiamava Lula Vieta Pauline Russel Campbell. È nata nel 1917 a Farmersville, in Texas, ed è morta nel 1977. L'uomo che conoscevo come mio padre non era il mio vero padre biologico. Il mio vero padre, l'uomo che amavo e chiamavo "papà", era Edouard Philippe de Rothschild. Io ero il suo figlio naturale, chiamato Philippe Eugène. Quest'uomo era mio padre. Quanto a me, ero il frutto di un incesto occulto, uno delle centinaia di migliaia di discendenti, legittimi e illegittimi, di questa potente dinastia finanziaria e occulta.

Com'è stata la mia vita in questa famiglia? Per la maggior parte della mia infanzia e adolescenza ho vissuto con mio padre nella sua tenuta in Francia. Ricordo come mi parlava quando ero piccolo. Ricordo il suo amore per la vita e la sua passione per tutto ciò che è umano. Il suo Dio era l'umanità. Ci credeva con tutta l'anima. Poteva parlare per ore delle fenomenali conquiste della razza umana. Mi portava nella sua biblioteca e passava lunghi momenti a raccontarmi i miracoli dell'umanità. Mi piaceva anche il rapporto fisico che avevamo. Credeva fermamente nel potere emotivo dell'incesto. Nella sua cultura era qualcosa di "normale", persino da ammirare. Io lo ascoltavo e lui mi trasmetteva il suo intenso gusto per il potere e persino il suo odio per Dio. A quest'uomo piaceva odiare Dio, e io ero il suo figlio naturale. Tale era la natura profonda dell'iniquità che avevo ereditato dai miei antenati. Essendo un discendente dei Rothschild, non avrei potuto essere più demoniacamente abitato!

Come è possibile che un bambino appartenente a una tale famiglia possa diventare cristiano? Bisogna sapere che le famiglie di satanisti hanno questa particolarità, cioè che mettono i propri figli a contatto con il Vangelo, per poter poi distruggere tutto ciò che fa la forza emotiva di una vera fede. Ricordo come mio padre, su consiglio dello stesso dottor Joseph Mengele, mi condusse a Cristo. Il dottor Joseph Mengele era il famigerato medico nazista che organizzava l'eliminazione degli ebrei nei campi di sterminio e che conduceva gli abominevoli esperimenti "medici" sui prigionieri. Dopo la guerra è rimasto irrintracciabile).

I suoi primi goffi tentativi spesso fallivano, guadagnandosi i duri rimproveri del Dottore. Ma un giorno ci riuscì. Compresi il miracolo per cui Dio può diventare nostro Padre. Il mio cuore si aprì ardentemente a questo Dio Santo, che divenne mio Padre, il mio "Abba". Poi mio padre e il dottor Mengele, attraverso una perversione del messaggio della Scrittura, mi portarono a "mettere a morte l'uomo vecchio" (la nostra natura umana non rigenerata, secondo la teologia dell'apostolo Paolo). Mi hanno effettivamente sottoposto a una morte clinica e mi hanno "resuscitato" con mezzi medici. Avevo appena due anni. Poi mi misero davanti alla "scelta" di amare il mio Padre Celeste, che mi aveva portato alla morte, o il mio padre terreno, che mi aveva riportato in vita. Per molto tempo, mio padre ha rafforzato in me questi due desideri contraddittori: appartenere al Signore o appartenere al mio padre terreno. Ha lavorato per creare in me un'incredibile tensione interna tra questi due legami emotivi diametralmente opposti. Non mi ha permesso di risolvere questa tensione a livello della mia personalità. Questa è stata la più grande lotta della mia vita, che ha portato a un disturbo emotivo e psicologico di prima grandezza. A questo conflitto si aggiunse in seguito l'abuso programmato e il condizionamento accuratamente controllato della mia personalità con tecniche mediche sofisticate.

Tutto questo finisce per produrre un vero e proprio sdoppiamento di personalità.

Così, pur essendo diventato veramente cristiano, avendo sperimentato la meravigliosa presenza dello Spirito Santo in me e avendo ricevuto la vita eterna in Cristo, sono stato immediatamente e deliberatamente privato di queste realtà gloriose, che non erano più disponibili come base per lo sviluppo della mia personalità. Dopo aver sperimentato la mia identità di cristiano, sono stato immediatamente indottrinato di nuovo nella cultura satanica. L'abuso rituale che ho subito in seguito è stato quello di costruire un edificio completamente satanico su queste fondamenta cristiane!

Ero presente quando mio padre morì nel 1988. Ho ricevuto il suo potere e mi ha affidato la missione di perseguire il mio destino nella grande cospirazione familiare. Come gli altri figli della dinastia Rothschild, ho avuto un ruolo chiave nella rivolta della mia famiglia contro Dio. Quando guardo i telegiornali in televisione, mi stupisco di vedere tanti volti familiari al centro della scena in tutti i settori della politica, dell'arte, della finanza, della moda e degli affari. Sono cresciuta con tutte queste persone e le ho incontrate nei luoghi in cui praticavamo i nostri rituali satanici, oltre che nei "centri di potere".

Finanzieri, artisti, reali, e persino presidenti e capi di Stato, tutte persone con personalità dissociate, che ora lavorano e cospirano per portare l'umanità in un Nuovo Ordine Mondiale, dove l'essere umano occupa il posto più alto e Dio è solo un'astrazione senza volto. Tutte queste persone avevano subito, come me, abusi rituali satanici che avevano dissociato le loro personalità. Come le centinaia di migliaia di altri figli biologici della mia famiglia occulta, avevo il mio posto e la mia funzione nel piano della nostra famiglia per controllare il mondo. I miei sforzi, e quelli della mia famiglia, erano costantemente diretti a reclutare un membro della nobiltà europea della famiglia Asburgo per occupare la posizione di vertice a capo dell'umanità, che non è altro che l'Anticristo della Bibbia.

Mentre altri membri della mia famiglia erano stati incaricati di infiltrarsi nel governo, nelle università, negli affari e nelle arti, il posto che mi era stato assegnato era all'interno della Chiesa, il Corpo di Cristo. Dovevo essere un centro di potere spirituale e controllare l'attività satanica nella Chiesa. Per tutta la vita sono stato in contatto con persone che facevano parte della Chiesa, mentre canalizzavo e diffondevo il potere satanico del Falso Profeta e dell'Anticristo, attraverso la famiglia Rothschild. Fin dall'infanzia mi ero dedicato e addestrato al compito vitale di mantenere attentamente il contatto con il potere spirituale ancestrale del Falso Profeta e dell'Anticristo. Tutti noi, nati in famiglie sataniste e addestrati per decenni a esercitare questa influenza nella Chiesa, eravamo in contatto con una chiesa locale. Il nostro scopo era quello di usare la Chiesa, il Corpo di Cristo, come mezzo per manifestare il Falso Profeta e l'Anticristo. Incredibile!

Nella Chiesa ci sono molti cristiani con personalità dissociate che ricoprono posizioni spirituali occulte simili e che lavorano per il satanico Nuovo Ordine Mondiale. Io rappresentavo la "stella del mattino" di Lucifero, infiltrata nella Chiesa. Ero il rappresentante di tutti gli altri satanisti che erano legati a me e che insieme costituivano questa "stella del mattino". Nella Chiesa, i loro spiriti erano presenti in me.

Quindi ero, nel Corpo di Cristo, un semplice essere umano, ma anche un centro spirituale di energia satanica collettiva. Ero stato addestrato a questo scopo con ogni sorta di rituali ed ero abitato da potenti legioni di spiriti maligni.

Sono stati i Rothschild della mia famiglia a formarmi per occupare questa posizione spirituale occulta, come "stella del mattino". L'intero edificio satanico è stato costruito sulle fondamenta della mia esperienza iniziale di cristiano! All'esterno ero un falso cristiano, programmato per essere iperpio, ipocrita e super spirituale.

Ma, in quanto satanista appartenente alla famiglia Rothschild, ho dovuto comunque vivere la vera esperienza di accettare Gesù Cristo come mio Signore alla tenera età di due anni e quattro mesi. Questo è stato il fondamento della mia personalità.

Tuttavia, proprio questa esperienza è stata fondamentale per la mia liberazione e per la mia vita di cristiano.

La mia conversione a Cristo è stata l'evento fondamentale della mia vita. In seguito, sono stato deliberatamente privato dei benefici di questo evento e della mia vera identità. Mi è stato impedito di permettere alla mia fede cristiana di manifestarsi nel mio comportamento. Avevo così perso la forza motrice più importante della mia personalità.

Mi chiedo se la mia liberazione sarebbe stata più rapida se coloro che mi hanno consigliato avessero prima affrontato la mia identità biologica ed emotiva di Rothschild e la mia conversione a Cristo da bambino, con tutti gli eventi che avevano accompagnato quella conversione. Questi erano infatti i fattori iniziali che avevano causato la dissociazione della mia personalità. Se avessimo risolto questo problema di base, credo che la mia personalità dissociata sarebbe stata privata di tutti gli elementi demoniaci, psicologici e biologici che la costituivano, e che questo sistema demoniaco sarebbe praticamente crollato.

La mia esperienza non è affatto unica. Tutti coloro che hanno vissuto una liberazione simile hanno vissuto esperienze simili. Tutti abbiamo ricevuto Cristo da bambini e poi abbiamo attraversato enormi conflitti emotivi, divisi tra l'attaccamento a Dio e l'attaccamento ai nostri genitori. Questo conflitto ha portato a una frattura, a una dissociazione della nostra personalità. Questo ha fatto sì che fossimo invasi da legioni di spiriti maligni. Sono state le personalità multiple create come risultato di questa dissociazione a essere utilizzate da Satana. Successivamente, sono state create nuove personalità, formando un intero sistema psicologico complesso al servizio del Maligno.

Per i Rothschild, come per Satana stesso, ne sono certo, questo era un perfetto esempio di ironia e sadismo demoniaco. C'è una forma di genialità satanica nell'usare i cristiani per lavorare alla manifestazione dell'Anticristo! Infiltrandosi nell'intero Corpo di Cristo, attraverso i suoi servitori occulti, Satana è stato in grado di generare le forze spirituali e sociologiche necessarie per realizzare il regno del Falso Profeta e dell'Anticristo. Tale cospirazione impedisce anche al Corpo di Cristo di crescere nella perfetta statura di Cristo e di soddisfare pienamente il cuore di Dio per il Suo popolo. Sono tutte queste infiltrazioni sataniche, sia all'interno che all'esterno del Corpo di Cristo, che sono la fonte dell'energia demoniaca, delle eresie e di tutte le azioni che sfoceranno nella grande apostasia predetta in 2 Tessalonicesi 2:3. È allora che si manifesterà l'Anticristo, il figlio della perdizione.

In tutte le denominazioni storiche, nel Movimento Ecumenico, nel Movimento della Parola di Fede, in alcune parti del Movimento della

Vigna e soprattutto nelle eresie carismatiche trasmesse nell'ambito del "rinnovamento spirituale" tra i metodisti e i presbiteriani (tra i tanti), in tutte le pratiche "cristiane occulte" dei movimenti che cercano "l'unità della Chiesa attraverso segni, prodigi e miracoli", pionieri del ministero eretico di Oral Roberts, ovunque Satana sia riuscito a sedurre e adorare se stesso come un dio.

Le visioni e i messaggi proclamati da tutti questi "ministeri" sono solo proiezioni demoniache di spiriti seduttori, che si esprimono attraverso la bocca di tutti questi falsi profeti. I loro miracoli sono solo atti prodotti da stregoni che non conoscono né il Padre né il Figlio. In Matteo 7, Gesù ha parlato di questi falsi profeti dicendo:

"Molti mi diranno in quel giorno: "Signore, Signore, non abbiamo forse profetizzato nel tuo nome? Non abbiamo forse scacciato i demoni nel tuo nome? E non abbiamo fatto molti miracoli nel tuo nome? Allora dirò loro apertamente Non vi ho mai conosciuti; allontanatevi da me, voi che fate l'iniquità" (Matteo 7:22-23).

Per quanto sincere possano essere le persone che seguono questi movimenti, per quanto sublimi, meravigliose ed estatiche possano essere le loro esperienze, questi movimenti non vengono da Dio. Se il giudizio inizia dalla casa di Dio, c'è una buona ragione per farlo. Satana ha usato l'abuso di riti occulti e il fenomeno della dissociazione della personalità per infiltrarsi nella Chiesa attraverso i suoi falsi profeti, accompagnati dai loro falsi doni spirituali. Il diavolo è praticamente riuscito a impadronirsi della Chiesa e a tenerla in ostaggio dei suoi interessi, come un dirottatore che prende il controllo di un aereo di linea.

Così, non solo tutti i settori della politica, della vita sociale e dell'economia sono pronti per l'Anticristo, ma anche quelli della religione e della vita spirituale, compresa la Chiesa visibile di Cristo.

L'immagine di un mondo che si dirige verso l'inferno, trascinando con sé la Chiesa, è piuttosto cupa e scoraggiante. Ma la Bibbia è perfettamente chiara su questo punto: il periodo immediatamente precedente il ritorno di Gesù Cristo corrisponde a questo quadro che abbiamo davanti agli occhi. Se credete che la vera Chiesa non sarà altro che un debole resto fedele in mezzo alla violenza e alle tenebre profonde, vi sbagliate di grosso e non sapete leggere le Scritture.

Il Signore Dio sa cosa sta facendo. La Sua onniscienza e la grazia che scaturisce dal Suo Essere sono più che sufficienti perché la Sua vera Chiesa possa perseverare nella fede e sopportare tale potenza maligna.

La mia vita ne è una prova vivente. Che cosa può significare la mia liberazione, e quella di altri come me, se non che Gesù Cristo è vivo e opera oggi? E che ha deciso, nella sua grazia sovrana, di elargire le incomprensibili ricchezze di Cristo al paralitico, allo zoppo, al disprezzato e all'infranto, per fare di noi il suo popolo dell'alleanza, "affinché i principati e le potenze nei luoghi celesti conoscano oggi, per mezzo della chiesa, la multiforme sapienza di Dio" (Efesini 3:8-10).

La vittoria completa non è stata raggiunta semplicemente superando i legami demoniaci e dissociativi di questa cospirazione satanica. Credo che la vera gioia che nostro Padre ha provato nel condurci a liberarci dei nostri problemi e a compiere un tale compito gli sia stata data dal fatto che è stato Lui stesso a darci questa vittoria morale su Satana e sulle sue potenze malvagie attraverso il nostro rapporto con il Padre celeste e il nostro rapporto reciproco. Questa vittoria morale si può vedere nell'amore che abbiamo l'uno per l'altro nella nostra piccola assemblea.

Gli ostacoli sono certamente formidabili quando si tratta di liberarsi dalle nostre radici profondamente demoniache e di continuare a essere fedeli al Signore in mezzo a un mondo che corre verso l'inferno. Ma ne vale la pena.

Il Padre ci ha fatto uscire dalla palude in cui stavamo affondando, per formare discepoli che, nella loro vita personale e nei rapporti reciproci, hanno dato a Satana una sconfitta morale e spirituale. In questa lotta, personale e collettiva, il Signore sta realizzando il suo desiderio: "che tutti siano una cosa sola, come tu, Padre, sei in me e io in te, perché anch'essi siano una cosa sola in noi, affinché il mondo creda che tu mi hai mandato. Ho dato loro la gloria che tu hai dato a me, perché siano una cosa sola come noi siamo una cosa sola, io in loro e tu in me, perché siano perfettamente una cosa sola e il mondo sappia che tu mi hai mandato e li hai amati come hai amato me" (Giovanni 17:21-23).

A causa della scissione della mia personalità, non ero mai stata in grado di entrare in una vera vita cristiana, né nella volontà di Dio per me. Per grazia di Dio, ora vi sono entrato e ho scelto di vincere il male che c'è in me.

"Chi vince erediterà queste cose; io sarò il suo Dio ed egli sarà mio figlio" (Ap 21, 7). Nonostante le manipolazioni e i tradimenti subiti, la decisione di affidarmi a Gesù Cristo, presa nella mia prima infanzia, era quella giusta. Sono una persona comune. Come cristiano, non sono un superuomo. Ci sono persone nella nostra piccola congregazione, e in altre, che hanno dimostrato maggiori qualità di perseveranza, coraggio, onestà e umiltà. Ci sono molti altri cristiani, con personalità dissociate o meno, che, rispondendo alla chiamata di Gesù a essere suoi discepoli, sono stati portati a straordinarie profondità di sofferenza e di amore per il Nome di Gesù Cristo. Il mondo non è degno di questi cristiani.

Per tutta la vita il Signore mi ha chiamato a fidarmi e a obbedire a Lui, come chiama ogni uomo a fare.

Come posso dirgli: "No! Il Figlio di Dio nostro Padre, nella Sua grazia, mi ha "imprigionato" e tenuto prigioniero. È stato grazie a Lui che ha reclamato la mia vita che ho potuto mantenere un senso della realtà tale da credere che Lui esisteva davvero, che gli dovevo la mia vita e il mio amore e che la sua grazia superava qualsiasi cosa fosse mai esistita.

POLIFRAMMENTAZIONE

Meccanismo di coping per il sopravvissuto

Nota: l'articolo che segue può sembrare un'assurdità per chi non ha mai sentito parlare di dissociazione e di alter ego indipendenti... Immagino che per l'autore dell'articolo (*Svali - 2000*), esprimere a parole queste diverse personalità possibili in un essere sia già complicato, la traduzione in francese lo è altrettanto.

Il tema della programmazione mentale attraverso la frammentazione della personalità è sicuramente uno dei più complessi da comprendere. Alcuni lo rifiuteranno a priori, perché sembra troppo inverosimile. Per coloro che lo rifiutano, li invitiamo a considerare innanzitutto ciò che in psichiatria è noto come Disturbo Dissociativo dell'Identità, precedentemente conosciuto *come Personalità Multipla*. Questo è un punto di partenza per capire che un essere umano può essere programmato metodicamente attraverso traumi ripetitivi, creando personalità indipendenti. Se desiderate approfondire l'argomento per determinare se si tratta di fantasia o di realtà, potete visitare queste pagine e darci il vostro feedback:

Nota importante: Questo articolo non intende essere una terapia e non sostituisce il follow-up con una persona qualificata e competente, che è essenziale per guarire da un grave trauma. Questo articolo è solo l'opinione di una sopravvissuta. Avvertenza: contenuti su abusi rituali, dissociazione e traumi.

Per sopravvivere agli abusi rituali, un bambino impara a dissociarsi; si dissocia fortemente. Il bambino subisce alcuni degli abusi più terribili che si possano immaginare e la maggior parte trova un modo per *proteggersi*. Un modo che viene incoraggiato in alcuni gruppi è quello di creare un complesso sistema di difesa. In termini psicologici, si tratta di frammentare il bambino più e più volte... Alla fine il bambino diventa poliframmentato.

Che cos'è la poliframmentazione? Il termine deriva dalla radice "poly", che significa "molti" frammenti. Nella poliframmentazione complessa, la vittima avrà un sistema di alter ego, centinaia o addirittura migliaia di frammenti. Si tratta di pezzi isolati della sua mente creati per svolgere un lavoro in modo efficiente e senza pensare.

Spesso questo lavoro è qualcosa di ripugnante per la personalità di base. Quanto più ci si allontana dalle convinzioni/morali di quel nucleo di personalità, tanto più deve avvenire la dissociazione/frammentazione.

In altre parole, una persona deve subire un forte trauma per essere portata a fare cose che non accetterebbe mai di fare. E la persona deve sentirsi molto lontana da se stessa quando fa queste cose. La setta/culto creerà deliberatamente questa poliframmentazione proprio per questo motivo, ed è anche un modo per facilitare il controllo.

Come sono strutturati questi sistemi poliframmentati?

Si tratta di individualità che variano non solo da persona a persona, ma anche in relazione al gruppo di appartenenza, al formatore, alle capacità del bambino e ai compiti che dovrà svolgere. Non esiste una ricetta standard per creare la poliframmentazione, ma ci sono alcune caratteristiche comuni.

Come si presenta un sistema poliframmentato?

Condividerò con voi alcune delle basi dei miei ricordi quando ero io stesso un formatore di questo gruppo, oltre ad alcune cose sulla mia guarigione.

1 - Alterazioni protettive

Si tratta di frammenti creati per svolgere il lavoro necessario e salvare la vita del bambino.

I protettori devono avere un aspetto spaventoso, proprio come gli aguzzini del bambino. Diventeranno tormentatori anche quando il bambino sarà adulto, perché non hanno scelta. Possono essere spietati, arrabbiati o far credere di essere demoni. Alcuni ringhiano, sibilano, pensano di essere animali potenti. Alla base di tutto c'è un bambino a cui è stato chiesto di fare l'impensabile, che è stato costretto ad agire in un modo che non voleva. Non si preoccupano della vulnerabilità e non si fidano di nessuno, per una buona ragione, quella della loro esperienza nella setta. Con la terapia e il tempo a disposizione, possono anche aiutare la vittima di a mettersi al sicuro dagli abusatori.

2 - Alterazioni intellettuali

Il culto VUOLE alter ego intellettuali che sappiano osservare, passare da un sistema all'altro, apprendere rapidamente informazioni e trasmetterle. Questo può avvenire attraverso registratori, computer, ricercatori. Possono conoscere diverse lingue, padroneggiare diverse filosofie. Brillanti e cognitivi, spesso pensano di poter superare chi li circonda, compresi i terapeuti. Conoscono molto bene la "storia della vita", meglio di chiunque altro, poiché raramente provano sentimenti forti. Questi alter ego possono "leggere la storia della vita" senza versare una lacrima di emozione. Quando sono fuori, la persona sembra a dir poco "piatta".

3 - Gli alter ego della negazione

Sono intellettuali e sono stati creati per negare che sia mai successo qualcosa di brutto. La vita era meravigliosa, i genitori perfetti e amorevoli e per questi alter ego le tendenze suicide e il PTSD: http://www.pedopolis.com/blog/l-etat-de-stress-post-traumatique-espt.html sono strani artefatti senza una vera ragione di esistere. Una persona può avere un'abreazione in piena regola e 5 minuti dopo arriva la negazione per dire che era tutta un'invenzione. Spesso sono spaventati dal dolore che la persona potrebbe provare nel ricordare il grave trauma, ed è questo che li motiva.

4 - I controllori alternativi/"Head Honchos"/"Top Dogs".

Sono i leader del sistema, sanno cosa sta succedendo nel sistema in ogni momento. In un sistema militare, potrebbe essere il generale. In un sistema di protezione, il protettore più potente. In un sistema di metalli: il platino. O in un sistema di gioielli, il gioiello più alto come il diamante, il rubino o lo smeraldo.

Di solito ci sono diversi leader che condividono la responsabilità in un sistema. Anche loro possono diventare un aiuto prezioso nel tempo, se decidono di rinunciare alla fedeltà al culto.

5 - Bambini alternativi

Vogliono essere lodati dai loro leader adulti, che spesso danno premi o dolci... Sono anche il "cuore" di un sistema poliframmentato e possono provare amore, gioia o terrore. Spesso vogliono abbracci e sentirsi dire che "stanno bene".

6 - Alteratori che puniscono

Perché aspettare che sia una persona esterna a punire se si può creare una persona interna che lo faccia? I bambini spesso si identificano fortemente con i loro aguzzini e, se la punizione è severa e frequente, interiorizzeranno quell'aguzzino per cercare di tenersi "in riga" ed evitare punizioni dall'esterno. La setta sfrutterà questo aspetto e spesso il programmatore lascerà un alter ego chiamato da lui stesso come *"biglietto da visita"*. *Si tratta di un* addestratore interno, un punitore o un esecutore. Il loro compito sarà quello di cercare di mantenere le cose in linea e spesso cercheranno di sabotare la terapia. Spesso temono una punizione esterna se non fanno il loro lavoro. L'alter punitivo attiverà anche sequenze di autopunizione: programmazione di *"allagamento"*, autodistruzione o suicidio se la persona inizia a rompere con il culto e le sue regole. Questi frammenti/alter possono impiegare un po' di tempo per convincersi di poter cambiare queste vecchie abitudini, poiché sono ritenuti responsabili nei confronti del programmatore se le cose non vanno bene.

7 - Il sentimento cambia

Durante l'infanzia i sentimenti erano opprimenti e infinitamente traumatici. Minacciavano la sopravvivenza e la sanità mentale. La soluzione? Dividere il sentimento in parti/frammenti interni. Dividere il sentimento in un modo che sia gestibile. Questi sentimenti di alterità sono spesso sepolti in profondità e quando vengono fuori in terapia, all'inizio possono essere violenti. L'alter di un bambino può uscire urlando, in preda al terrore o gemendo in un dolore incontrollabile, finché non viene riportato nel momento presente. Spesso i sentimenti sono pesantemente sanzionati nel culto, per cui era psicologicamente necessario seppellirli in profondità nella psiche per sopravvivere. Questi frammenti possono essere molto separati/allontanati da altri alter ego che sanno cosa è successo per causare tali sentimenti, quindi sembreranno spuntare dal nulla, senza alcun motivo. Con il tempo e la guarigione, possono connettersi con gli alter ego intellettuali che hanno osservato la situazione dall'interno e con altri che hanno vissuto lo stesso trauma, il che dà senso ai sentimenti e aiuta a risolverli.

8 - Consulenza interna

La maggior parte dei culti ha dei Consigli e molti membri li hanno interiorizzati, direttamente in se stessi. Un altro esempio di interiorizzazione degli aguzzini, e questi alter ego hanno un interesse personale a mantenere le cose a posto/giuste, fino a quando non si rendono conto di poter lasciare la setta/comunità per essere al sicuro. A quel punto possono diventare un'enorme forza di guarigione. Una persona può avere un consiglio direttivo locale interiorizzato, o un consiglio spirituale che rappresenta gli esterni, come un consiglio druidico *interno* o un gruppo di *maestri ascesi* che aiutano a far funzionare le cose dall'interno.

9 - Alterazioni sessuali

Sono stati creati per essere in grado di affrontare i traumi della prima infanzia e lo stupro al momento della maturità sessuale.

Ritengono che questo sia troppo da capire per un bambino piccolo. Alcuni hanno dovuto imparare a *"godere"* dell'abuso, o a fingere di goderne, venendo così altamente ricompensati.

10 - Alterazioni amnesiche

Questi sono chiamati *"gli sprovveduti"*, *"quelli che non sanno niente"*, ecc. Hanno il compito di non ricordare, altrimenti, come un bambino, vengono puniti pesantemente. Hanno il compito di non ricordare, altrimenti, come un bambino, vengono puniti pesantemente. Di solito sono molto felici di non ricordare nulla, e a volte altri alter ego che hanno subito abusi li invidiano o non amano il loro background "protetto". Questo può creare ostilità o guerra all'interno del sistema, finché gli alter amnesici non iniziano ad accettare che c'è stato un abuso. Ricordare agli alter abusati che l'amnesia ha salvato il bambino (e la sua vita) e quindi ha aiutato il sistema.

11 - Alterare i lavoratori

Hanno un lavoro nella vita quotidiana e di solito fanno parte del sistema rappresentativo (modalità *pubblica/politicamente corretta*). Gestiscono le faccende domestiche, si sono sposati, si prendono cura dei figli e possono svolgere lavori di grande responsabilità. Sono alter ego competenti creati per nascondere il fatto di aver subito violenze traumatiche e umiliazioni/degradazioni. Queste parti possono essere di grande aiuto per gli altri alter ego più traumatizzati e sepolti, poiché mostrano che la vita può essere *"buona"*.

12 - Ospiti alternativi

Ci può essere un *"ospite diurno"* (vedi sopra), un *"ospite notturno"* (per il culto), o ospiti per vari periodi della vita della persona. A volte, il sopravvissuto può scoprire con sgomento che gran parte della sua vita è stata dedicata alle attività di culto, oppure che l'ospite notturno è più forte di quello diurno. È quello che è successo a me. Fortunatamente il mio ospite notturno è quello che ha lasciato la setta, ha avuto molta forza per tirarci fuori dal gruppo. Ho avuto anche un ospite che si è creato durante le estati trascorse in Europa da bambino. C'era anche un *"ospite nascosto"* che non si è mai fatto avanti del tutto, per proteggersi dagli altri (manipolava gli alter ego lavoratori per dire loro cosa fare). Ogni sistema gestisce questo compito in modo diverso. In generale, più il trauma è grave, più ci sarà diffidenza da parte degli estranei e più l'ospite avrà una facciata, una forte protezione.

13 - Il nucleo di base

Questo è il bambino originario, quello che ha creato tutti gli altri al suo interno. Il sistema del bambino dipenderà dal trauma e dalla creatività del bambino originario e dal suo bisogno di proteggersi dagli abusi degli altri che avrebbero potuto distruggerlo. In alcuni sistemi, il nucleo è molto giovane, se l'abuso e la gravità sono iniziati in età estremamente precoce. Questi nuclei spesso coinvolgono i genitori o le figure parentali che hanno causato il grave trauma. Ciò include forme di abbandono, tortura e altre crudeltà nei confronti del bambino piccolo.

14 - Il nucleo diviso

Questo può essere fatto di nuovo attraverso un grave trauma nella prima infanzia. Questo viene solitamente praticato da alcuni gruppi per creare sistemi più grandi e ancora più dissociati. (frammentazione di frammenti di personalità...)

15 - Codici funzione, codici di accesso

Si tratta di frammenti creati per svolgere determinati compiti, creati per svolgere un lavoro solo quando vengono chiamati da un fattore scatenante, come lettere, numeri, frasi o altri stimoli sonori. Vengono creati con un trauma profondo.

16 - Alterità spirituali

Questi alter ego possono avere una varietà di credenze che coprono diverse spiritualità. Nel sistema possono esserci una o più credenze spirituali dominanti. Ad esempio, un sistema spirituale creato dal culto può includere aspetti del luciferianesimo, del druidismo, degli insegnamenti del Tempio di Set, delle religioni misteriche babilonesi, ecc. Un alter "ospite" o "lavoratore" può avere un sistema di credenze totalmente contraddittorio e ci possono essere ostilità tra alter con credenze opposte. Nella mia vita, i miei "ospiti" (alter lavoratori, personaggi pubblici) erano cristiani devoti, il che ha fornito stabilità per la guarigione degli alter sepolti. Questo ha anche aperto la strada al perdono, uno dei compiti più difficili e importanti in questo processo di guarigione.

Si è trattato di una panoramica di alcuni tipi di personalità che si possono trovare in un sistema poliframmentato. È importante capire che ogni persona è unica, che le persone affrontano il trauma a modo loro. Questo non vuol dire che ogni sopravvissuto a questi culti abbia in sé tutte queste personalità/alterazioni... La mia speranza è che questo articolo contribuisca a educare gli altri su questo argomento e su questo problema.

INTERVISTA CON BRICE TAYLOR

Brice Taylor è una sopravvissuta al programma MK-ULTRA, di cui ha denunciato gli abusi rituali. È autrice del libro "Thanks for the memories: the truth has set me free" (Grazie per i ricordi: la verità mi ha liberato), in cui denuncia gli intrighi governativi e l'uso di "schiave sessuali" da parte di persone altolocate. È anche proprietaria di EEG Spectrum, un centro di terapia delle onde cerebrali nella Carolina del Nord. Ha gentilmente accettato di essere intervistata per questo articolo e di condividere i suoi sentimenti sull'argomento. Vale la pena ascoltarla, è una persona coraggiosa e la sua lotta per se stessa e per sua figlia è di grande ispirazione.

Domanda: Brice, come sei arrivato a parlare contro gli abusi rituali e/o il controllo mentale? Cosa ha motivato la sua decisione? Come ha trovato il coraggio di parlare?

Risposta: Ho iniziato a parlare di abusi rituali perché stavo guarendo dal mio passato di vittima e la mia guarigione sembrava richiederlo. Come madre di tre figli, mi sono sentita obbligata a parlare per mettere in guardia l'opinione pubblica su ciò che stava accadendo e per aiutare altre persone che stavano subendo gli stessi abusi. Non ho mai scelto la strada della sicurezza. La mia vita sembrava sempre in pericolo, così ho continuato a parlare per tenermi al sicuro e per aiutare i miei figli e gli altri. Non so se ho agito con quello che si chiama "coraggio" nel fare queste rivelazioni, ma il mio istinto materno era ed è così profondo che ho fatto solo quello che dovevo fare - e questo mi ha richiesto di fare cose che la maggior parte delle persone avrebbe trovato spaventose. Come essere disposta a rischiare la vita dicendo le cose pubblicamente. Non fare nulla era molto più terribile per me, perché sapevo che l'abuso sarebbe continuato ancora e ancora se non fosse stato smascherato e fermato. L'amore per i miei figli e per l'umanità rimane la mia unica forza motrice. E Dio rimane la mia forza.

Domanda: Come ha iniziato a recuperare i ricordi del suo trauma? Quali fattori hanno innescato il processo di questi ricordi? Avete cercato di confermare i vostri ricordi? Se sì, cosa avete scoperto?

Risposta: All'inizio degli anni '80 credo di aver iniziato a ricordare "inconsciamente", ma a quel tempo era sempre difficile per me portare i ricordi alla mia mente cosciente, a causa del programma di controllo mentale che stava dettando la mia vita in quel momento. I primi tentativi della mia mente cosciente di rivelare le attività in cui ero coinvolto provocavano emicranie legate alla programmazione. Non appena le mie esperienze inconsce hanno creato una minaccia di rivelazione di segreti ben chiusi per motivi di sicurezza nazionale, ho avuto un incidente, un incidente frontale, un'emicrania. Ho avuto un incidente, uno scontro frontale, la mia testa ha colpito il parabrezza dell'auto. Sebbene all'apparenza non abbia riportato gravi lesioni, sembra che questo colpo alla fronte abbia fatto sì che i miei due emisferi cerebrali iniziassero a comunicare in modo nuovo. I ricordi cominciarono ad affluire nella mia coscienza, seguiti da comandi programmati che mi facevano credere di essere pazzo, mi facevano venire l'emicrania, mi spingevano a chiamare i miei controllori per riferire ciò che ricordavo e/o mi spingevano a suicidarmi.

All'inizio ho dovuto affrontare i miei genitori. È stato difficile, ma la verità è stata detta. Mia madre pianse quando le raccontai i miei ricordi. Le dissi che lei e il resto della famiglia erano tutti parte degli abusi che ricordavo. Non ha mai negato i miei ricordi, ha detto che mi credeva, ma che lei stessa aveva dimenticato. È stata con me per tutti questi anni e, poiché ha finanziato i miei primi due libri e mi ha consigliato di dire la verità, qualunque essa sia, credo che creda che sia tutto vero, nonostante la sua mancanza di ricordi. Le sue lacrime sono state eloquenti. Ha scritto un capitolo del mio ultimo libro, che spiega cosa ha passato con il disturbo di personalità multipla di mio padre e tutti gli abusi subiti dalla famiglia. Le sono grata per l'aiuto di mia madre, perché ciò che ha scritto è stato di grande aiuto per altri sopravvissuti e per le loro famiglie.

I miei ricordi sono stati confermati in parte da fonti note. I miei ricordi al governo sono stati ulteriormente confermati personalmente quando sono stato avvicinato da agenti dei servizi segreti. In un'occasione, un agente dei servizi segreti della Casa Bianca si trovò (misteriosamente!?) seduto accanto a me su un aereo e mi disse di non fare nomi che avrei ricordato o parlato. Per molti anni non ho fatto nomi quando testimoniavo nelle chiese o incontravo specialisti della salute mentale. Una delle mie più grandi conferme è stata quella di assecondare i desideri dell'agente dei servizi segreti della Casa Bianca e di non fare nomi.

Spesso, dopo le mie interviste (in cui non facevo i nomi degli autori), i sopravvissuti e i terapeuti si incontravano con me per fare (in privato) i nomi delle persone che avevano abusato di me. In quegli anni ci sono state minacce di ogni tipo, troppe per essere menzionate, ma una che mi ha fatto capire che ero assolutamente sulla strada giusta è stata quando è bruciato il mio ufficio, dove si trovava la mia apparecchiatura Spectrum che usavo per praticare con i sopravvissuti l'ultima fase dell'addestramento alle onde cerebrali. Suppongo che questa tecnologia che aiuta i sopravvissuti ai traumi a imparare a rimanere vigili e attenti e a non dissociarsi sia efficace, dimostra che non volevano davvero vedere questa possibilità di guarigione e liberazione al servizio degli altri. Per assicurarsi che capissi che non si trattava di un incidente, ma di un avvertimento a cessare e desistere, avevano messo due sacchi di cenere dell'incendio davanti a casa mia, che potevo vedere dalla finestra della cucina. Invece di arrendermi, ordinai altre tre macchine EEG e riuscii ad aprire un ufficio di otto stanze, dove potei ricevere più persone per gli effetti benefici di questo allenamento a onde cerebrali!

Come sopravvissuti, dobbiamo quasi giocare d'astuzia per superare il contraccolpo tutto intero, e certamente dopo la tortura e il condizionamento della tortura, siamo più abituati ai colpi duri della maggior parte delle persone. Se vogliamo, possiamo incassare i colpi. Io ho scelto questa soluzione. Altrimenti non sarei mai sopravvissuto. Ma questo era prima. Oggi sembra più facile uscire dai gruppi organizzati di manipolatori che cercano di controllare gli altri, perché ci sono sempre più professionisti che denunciano gli abusi rituali e il controllo mentale, e i sopravvissuti che guariscono. Noi sopravvissuti stiamo assumendo un ruolo importante, un ruolo che non può essere ignorato. Credo che la verità stia emergendo come mai prima d'ora ed è un momento molto interessante. Anni fa non avrei mai immaginato che nel 2000 mi sarebbe stata data l'opportunità di raggiungere milioni di persone su Channel 13 News per parlare di abusi rituali e controllo mentale e che il mio discorso sarebbe stato convalidato da un capo dell'FBI in pensione e da una terapeuta che ha parlato dei 60 sopravvissuti che ha aiutato e che dicono le stesse cose che dico io! Lo psichiatra della FMSF

(False Memory Syndrome Foundation), quando gli è stato chiesto apertamente se facesse parte della CIA, ha risposto: "Non so se faccio parte della CIA, forse loro sì". Che razza di risposta è?

Molti, moltissimi sopravvissuti vengono aiutati sempre più a guarire e la loro guarigione ha aperto la strada alla grande rivelazione dei fatti al pubblico. Penso che le esperienze dei sopravvissuti, prese nel loro insieme, identifichino chiaramente le molte questioni che devono essere portate alla ribalta per essere risolte. Sempre più persone stanno ascoltando e la verità sta venendo fuori in modi che onestamente non avrei mai pensato possibili nella mia vita. Questo mi incoraggia.

SOPRAVVIVERE ALLA TORTURA

Avevo quattro anni ed ero legata a una sedia. Cinghie imbottite mi immobilizzavano braccia, polsi e piedi, il collo e la testa erano intrappolati in un sistema che impediva qualsiasi movimento. Una donna si avvicinò a me, parlandomi con una voce tedesca bassa e dura. Quando non rispondevo correttamente, veniva verso di me, il suo volto arrabbiato proprio sopra il mio terrorizzato. Lentamente, con metodo, prendeva la sigaretta che aveva tra le labbra e la puntava sulla mia coscia nuda. Teneva la sigaretta lì mentre io urlavo. Quella donna era mia madre e la piccola cicatrice rotonda è ancora presente.

Questo è uno degli argomenti più difficili da trattare per me, ma qualsiasi discussione sull'abuso rituale è incompleta senza affrontarlo. Non è un argomento molto popolare, che molti preferirebbero evitare. Un argomento che viene rapidamente eluso nelle discussioni sull'abuso rituale parlando di "disfunzione", "trauma", "sofferenza" o "abuso". Ma per un bambino che cresce in un culto satanico o luciferiano, c'è solo una parola che descrive la realtà vissuta. Quella parola è tortura.

In questi gruppi, i bambini sono sottoposti a torture fisiche, psicologiche e sessuali nella loro forma più estrema e devono imparare ad affrontare questa realtà schiacciante. Devono convivere con la consapevolezza che le persone che li torturano sono i loro genitori, nonni, zii, cugini e fratelli e affrontare le conseguenze della vergogna e del tradimento. Questo articolo offre una visione degli effetti della tortura dal punto di vista della persona che la subisce.

Il Centro canadese per le vittime della tortura (CCVT) ha un elenco di sintomi psicologici che si manifestano come conseguenza della tortura, in blocco: "ansia, depressione, irritabilità, paranoia, senso di colpa, sfiducia, disfunzioni sessuali, perdita di concentrazione, confusione, insonnia, incubi, deficit e perdita di memoria".

"Questi sintomi compaiono quando un individuo si ribella con rabbia alla violazione del suo territorio legittimo, sia esso fisico o psicologico". Gli incubi rappresentano la ricerca inconscia di risolvere il terribile dolore di questo trauma; la sfiducia e la paranoia parlano della fiducia istintiva nell'umanità che è stata irrimediabilmente rovinata. La persona che ha sopportato e sopravvissuto alla tortura non sarà mai più la stessa. La perdita di memoria si verifica quando la psiche cerca disperatamente di bloccare gli orrori subiti, spesso attraverso la dissociazione o altri meccanismi di blocco. L'autore prosegue:

"I sopravvissuti alle torture sono spesso riluttanti a condividere le informazioni sulle loro esperienze. Possono essere sospettosi, spaventati o cercare di dimenticare l'accaduto. I loro sentimenti possono scoraggiarli dal cercare l'aiuto di cui hanno bisogno.

Questo articolo è stato scritto per il personale medico che si occupa di vittime di tortura sotto regimi totalitari in Sud America e in altri Paesi, ma i sintomi sono gli stessi per chi sopravvive agli abusi rituali.

L'individuo spesso incolpa se stesso per le torture subite in passato, soprattutto se avvenute nella prima infanzia. La tortura incide nella persona un senso profondo di qualcosa di sbagliato, che induce gli altri ad abusare di lei. Agli infermieri si consiglia: "Per esempio, è importante ricordare che coloro che cercano aiuto psichiatrico sono inizialmente persone sane che sono state sistematicamente sottoposte a trattamenti volti a distruggere la loro personalità, il loro senso di identità, la loro fiducia e la loro capacità di funzionare nella società"...

I sopravvissuti agli abusi rituali spesso lottano proprio con queste cose. Spesso sono persone chiare, competenti, ad alto funzionamento, che potrebbero essere definite dotate di talento, ma la distruzione del loro io ha provocato un danno tale che raramente saranno in grado di raggiungere il loro potenziale sociale o emotivo. I sopravvissuti alle torture possono temere le procedure mediche:

"Medici (a volte incontrati in carcere che vengono a scoprire fino a che punto i torturatori possono sottoporre le loro vittime o come provocare la massima sofferenza senza uccidere la vittima)..."

I medici rituali svolgono questa stessa funzione e useranno anche le loro competenze mediche per riparare i danni causati da una sessione particolarmente intensa.

"I terapeuti devono capire che gli strumenti chirurgici e di esame e le procedure mediche possono essere gli stessi utilizzati per la tortura, quindi tutte le procedure devono essere spiegate attentamente. Alcuni trattamenti, come la fisioterapia, devono essere eseguiti con particolare consapevolezza della possibilità di una soglia di sofferenza molto limitata".

"I sopravvissuti alla tortura e le loro famiglie possono anche perdere alcuni dei valori e delle convinzioni che avevano prima di subire il trauma. Possono essere incapaci di fidarsi e, di conseguenza, diventare disillusi.

Una delle difficoltà comuni che i sopravvissuti agli abusi e alle torture rituali riferiscono è la difficoltà nell'area della fiducia e dell'intimità. Anche per coloro che sfuggono agli abusi rituali, la costante paura di essere rapiti o restituiti ai loro aguzzini instilla una diffidenza verso gli altri. Solo coloro che nel tempo si dimostrano sicuri e affidabili faranno parte della cerchia, spesso molto ristretta, di coloro di cui il sopravvissuto si fida.

"Il dottor Philip Berger, uno dei fondatori della CCVT, ha raccontato che quando nel 1977 iniziò le sue sessioni sulla tortura per i medici professionisti, non fu creduto. Gli fu detto che probabilmente la tortura esisteva da qualche parte e che a volte veniva praticata, ma non al punto da richiedere una risposta specialistica. Questa negazione funziona a diversi livelli. La tortura è una pratica barbara che la maggior parte delle persone preferisce evitare. Questa negazione avviene ad almeno tre livelli: la negazione da parte della vittima, la negazione da parte di chi aiuta e la negazione da parte della società nel suo complesso. È la portata di questa negazione che autorizza sia la pratica della tortura sia la continuazione e la sopravvivenza dei suoi effetti.

Se questo è vero per le torture documentate delle vittime dei regimi totalitari di tutto il mondo, quanto è convincente la sfida e la negazione per le continue torture di bambini innocenti da parte di gruppi occulti! La società spesso pratica una negazione totale di questo argomento, o addirittura la sua negazione, perché riconoscerlo significherebbe perdere la "zona di comfort" in cui quasi tutti vivono. La sfida della guarigione per un individuo che ha subito una vita di torture è questa: riconoscere i sentimenti, compresa la rabbia, provati attraverso il riconoscimento dell'impotenza che ha portato a lottare contro la profonda resistenza interiore a ricordare o riconoscere ciò che è accaduto (non è necessario ricordare tutti i ricordi, ma un certo riconoscimento di ciò che è accaduto è una parte importante della guarigione e dell'integrazione). Imparare che il sopravvissuto ha gli strumenti per cambiare. Imparare che NON è stata colpa del sopravvissuto (i sopravvissuti spesso hanno una bassa immagine di sé in risposta alla tortura). Imparare ad annullare i messaggi dati sotto tortura e sostituirli con veri e propri insegnamenti per superare la paura indotta dalla tortura, per affrontare un vecchio sistema di credenze e vecchi modi di agire. Realizzare che non è stata colpa di Dio (molti sopravvissuti lottano con questa idea, chiedendosi perché Egli abbia permesso la tortura o perché siano stati LORO a doverla subire). Perdonare chi ha torturato il sopravvissuto (solo dopo aver superato le fasi precedenti).

Riconoscere il passato e guardare avanti per un oggi migliore.

La tortura spesso lascia cicatrici fisiche e psicologiche durature sul sopravvissuto, ma con il tempo e il sostegno è possibile guarire. Un aspetto della guarigione consiste nell'essere consapevoli degli effetti duraturi della tortura, che solo ora cominciano a essere documentati nella letteratura medica, nel riconoscere questi sintomi se si manifestano e nel prendere provvedimenti per alleviare e guarire le cause sottostanti.

Un altro aspetto della guarigione avverrà quando i sopravvissuti a questa forma estrema di abuso saranno in grado di parlarne e quando la società smetterà di negare ciò che sta accadendo e inizierà ad agire per fermare l'abuso.

INTERVISTA A JEANNIE RISEMAN

A volte ci sono sopravvissuti con un dono speciale che scelgono di usare questa capacità per aiutare altri sopravvissuti. Jeannie Riseman è una di queste persone. È una scrittrice e redattrice di talento e i frutti del suo lavoro sono visibili nella rivista "Survivorship". Survivorship.org creata da Caryn Stardancer, di cui Jeannie è ora redattrice.

Jeannie ha anche creato la homepage di ritualabuse.us, uno dei siti di risorse più longevi (e uno dei migliori!) del web, sia che siate un sopravvissuto che vuole testimoniare sull'abuso rituale, sia che siate una persona o un terapeuta che vuole trovare maggiori informazioni. Ha passato ore a raccogliere informazioni e a indicizzarle sul suo sito.

Jeannie ha gentilmente accettato di essere intervistata e di condividere con noi elementi del suo passato.

Domanda: Jeannie, come sei arrivata a parlare contro gli abusi rituali e/o il controllo mentale? Cosa l'ha spinta a prendere questa decisione? Come ha trovato il coraggio di parlare?

Risposta: È stato istintivo. Quando ho ricordato il mio primo abuso, uno dei miei primi pensieri è stato "è un politico". Ho iniziato a parlarne con tutti e da allora non ho mai smesso di farlo.

D: Come ha iniziato a ricordare il suo trauma? Ci sono stati fattori che hanno innescato questo processo di ricordo? Ha cercato di convalidare i suoi ricordi? Se sì, che cosa ha trovato?

R: I miei genitori e mio marito erano morti e i miei figli erano cresciuti e indipendenti. Ero responsabile solo di me stessa, cosa che ritenevo molto importante.

In realtà sono una delle poche persone che conosco ad aver scoperto l'abuso durante la terapia. Il mio terapeuta, di cui mi fidavo e che amavo, decise di provare un piccolo esercizio di Gestalt, in cui due persone si allontanano con le mani (che dovrebbe rendere più facile dire "no" o qualcosa del genere). Poiché era molto alto, si inginocchiò per arrivare al mio livello e io mi vidi in un attimo all'età di 4 anni con un uomo in ginocchio che faceva la sua cosa. Il mio povero terapeuta non capiva perché stessi singhiozzando e tacendo!

Questo ha liberato una serie di ricordi, il mio primo stupro da parte di un uomo, poi i ricordi del gruppo e dell'esperienza nella setta. Non riesco a convalidare nessuno dei ricordi, forse perché la generazione precedente alla mia è per lo più morta. E la nostra era una tradizione orale; non abbiamo conservato nulla per iscritto.

D: Quali sono state le vostre esperienze con una o entrambe le combinazioni di: a) controllo del culto e programmazione b) controllo mentale governativo c) qualsiasi altro tipo di abuso intenzionale?

R: Circa cinque anni fa, sono riuscito a ricostruire un elaborato sistema di programmazione, che poi ho messo per iscritto. Gradualmente sono arrivato a credere di essere uno dei soggetti originali dei test di controllo mentale di New York (negli anni '40). All'inizio dell'adolescenza fui licenziato prima di ricevere la programmazione completa. Credo che quel progetto, o sottoprogetto, sia stato abbandonato. Non ho mai incontrato nessuno con una programmazione come la mia.

Non conosco i nomi delle persone coinvolte né il luogo in cui si è svolto, ma credo che le persone e il sito (o i siti) avessero a che fare con il mondo accademico.

D: Pensa che ci siano gruppi organizzati impegnati in questo? Perché pensa che facciano questo alle persone?

R: Sì, senza dubbio. Lo fanno per il potere, per l'avanzamento personale o per la "sicurezza nazionale".

D: Molti sopravvissuti devono lottare per essere curati con una società che non crede loro, con il proprio dolore interiore e con la mancanza di convalida da parte dei familiari. Cosa direbbe loro? Cosa pensa di questi problemi?

R: Ho scelto di circondarmi di persone che mi credono, almeno per la maggior parte del tempo. Non frequento coloro che dubitano di me - dico semplicemente "beh, penso che non siamo d'accordo" e lascio le cose come stanno. C'è un certo potere nel dire a qualcuno che potrebbe pensare, se ne ha voglia, che sei psicotico, che non ti interessa, e poi comportarsi in modo del tutto sensato e razionale. Ho la fortuna che tutte le persone che amo veramente mi credono.

Infine, Jeannie condivide alcune idee eccellenti su come i sopravvissuti possono sostenersi a vicenda e sulle insidie da evitare:

È importante comunicare il più possibile le nostre esperienze, sia per quanto riguarda l'abuso sia per quanto riguarda la guarigione. Più sappiamo, più riusciamo a contestualizzare le nostre esperienze, meglio è. La comunicazione tocca la base stessa della programmazione, mostrando che è possibile parlare e vivere per parlare ancora. Contrasta l'isolamento, la sensazione di essere "pazzi" e la menzogna di "appartenere" a loro per sempre.

Penso che sia importante evitare lo sguardo degli altri se vogliamo eliminare la nostra sofferenza o "aggiustare" noi stessi, ed è anche importante non cercare di controllare gli altri sopravvissuti. Nessuno di noi ha tutte le risposte: solo collettivamente possiamo costruire una base di conoscenze su come vivere con dignità dopo un abuso così estremo.

COME AIUTARE UN SOPRAVVISSUTO

Una delle domande più frequenti che mi vengono poste è: "Come posso aiutare un sopravvissuto? Mi viene posta da mogli, amici, membri della Chiesa e rappresenta il desiderio di voler essere d'aiuto.

Dietro questa domanda si nasconde spesso la richiesta velata: "Non voglio fare nulla di dannoso per errore".

Non esiste una formula magica o un insieme di azioni che garantiscano questo aiuto. Ogni persona è diversa e ha esigenze diverse. Io, per esempio, non sono un esperto di assistenza. Allo stesso tempo, so che nel mio personale tentativo di guarigione e in quello di coloro con cui ho parlato, alcune cose sono state utili, mentre per altri è stato il contrario. Questa dovrebbe rimanere una discussione informale di aiuto e non un consiglio terapeutico.

Quindi, cosa può essere utile per un sopravvissuto ad un abuso rituale che sta appena iniziando a ricordare, o che sta recuperando i ricordi da diversi anni, o che sta cercando di lasciare un gruppo di culto distruttivo ? Ecco alcune idee.

1) Ascolto. Il sopravvissuto che ha subito danni in un gruppo di culto si è sentito dire per tutta la vita che non deve parlare dell'abuso subito, che non deve dire nulla. Questo si chiama "codice del silenzio". Non appena il sopravvissuto inizia a ricordare, ha ancora bisogno di condividere con qualcuno di cui si fida. L'ideale sarebbe che questa persona fosse il suo terapeuta, ma potrebbe voler condividere con un amico i suoi sentimenti, i suoi dubbi, le sue sensazioni di orrore, la sua disperazione e la sua gioia per i piccoli passi di guarigione e di liberazione che stanno iniziando a compiere. Soprattutto, l'importante è che la persona che ascolta sia presente e non la rifiuti. Ma siate consapevoli che ciò che rivela può gettarla nel panico o riattivare la programmazione. Non mettete quindi fretta alla persona. Lasciatela andare al ritmo che le è più congeniale.

2) Credere. Ai sopravvissuti ai gruppi occulti è stato detto che nessuno avrebbe creduto loro se avessero parlato (e per una buona ragione: gran parte della società odierna nega questo tipo di abusi). I leader del gruppo gli hanno detto che sarebbero stati etichettati come "pazzi" e mandati in ospedale, o bollati come bugiardi. Questo, insieme alla minaccia di una severa punizione in caso di denuncia, rende molti sopravvissuti riluttanti a ricordare e a raccontare gli abusi subiti. Se un sopravvissuto compie questo passo importante, è importante confermarlo, anche se ciò che rivela vi fa orrore o mette alla prova le vostre convinzioni sulla natura umana. Quello che è successo sembra insopportabile e la crudeltà al di là delle capacità umane, ma spesso questi fatti iniziali sono solo la punta dell'iceberg. Cercate di non dire mai alla persona che non le credete, altrimenti potrete dire, nel caso in cui vi chieda se le credete, "So che lo fate e non importa quello che penso personalmente" (lo chiederanno ancora e ancora a causa della programmazione di cui sopra di non essere creduti. Ogni volta che dite "sì" la aiutate a spezzare il potere del circolo vizioso.

3) Imparare a conoscere gli abusi rituali. Una cosa è ascoltare la storia di qualcuno e mettere alla prova la vostra capacità di crederci. Ma leggere ciò che hanno scritto migliaia di persone che ricordano queste cose farà leva sulla vostra credulità e potrete istruirvi. Inoltre, imparare qualcosa di più sull'abuso rituale vi aiuterà a conoscere le possibili insidie e i problemi che il sopravvissuto deve affrontare durante il viaggio. La migliore fonte di informazioni è un terapeuta attento che conosca l'abuso rituale. Se volete contattarne uno, fategli sapere che siete una risorsa e chiedetegli se potete incontrarlo per fargli qualche domanda.

Altre fonti possono provenire da siti web (come questo!). Ma non limitatevi a uno solo: consultate più siti, perché i diversi sopravvissuti avranno prospettive diverse.

Nella vostra biblioteca locale ci sono almeno alcuni libri sull'argomento. (**nota:** in Francia è sempre possibile cercare in biblioteca un libro sulle personalità multiple/IDT, che sarebbe un buon punto di partenza per l'argomento, ma per quanto riguarda un libro francese sull'abuso rituale/la programmazione mentale...) Leggere la storia di un sopravvissuto e come si è ripreso può essere utile.

Le conferenze sull'abuso rituale possono essere ottime fonti di informazione. Potete contattare i gruppi nazionali che si occupano di dissociazione e partecipare alle loro conferenze.

4) Imparare a conoscere la programmazione. Molti sopravvissuti a gravi abusi di culto avranno sperimentato diverse forme di programmazione. Non è necessario essere esperti di programmazione per essere di supporto. Tuttavia, è importante essere consapevoli che può verificarsi una programmazione per l'autolesionismo e il suicidio, così come il desiderio di riconnettersi con la setta (programmazione di contatto). Se il vostro amico riferisce di sentirsi capace di autolesionismo, suicidio o di andare a una riunione di setta e sente di non riuscire a controllare i suoi impulsi, dovreste metterlo immediatamente in contatto con il suo terapeuta. Potrebbe essere necessario un ricovero in ospedale se l'impulso è grave e un luogo sicuro per annullare la programmazione. Il terapeuta può anche lavorare con lui come paziente ambulatoriale per rompere la presa della programmazione.

Se la persona si ricollega alla setta, è importante farle sapere che può vivere una buona vita al di fuori della setta per sfuggire alla programmazione. Che tornare indietro non farà altro che farli sentire peggio e che possono cambiare le loro cattive abitudini.

5) Avere un buon tempo, divertirsi, sentirsi al sicuro, condividere distrazioni, come andare a un barbecue, fare shopping, pensare a lavori manuali per divertirsi sono tutte cose che possono aiutare un sopravvissuto che è stato intrappolato in una vita emotivamente deprivata (che lo rende dipendente dalla setta). Scoprendo per la PRIMA volta nella sua vita una realtà diversa, priva di abusi, potrebbero riaffiorare dei lati infantili. Dategli l'opportunità di esprimerli e siate consapevoli che potrebbe agire in un modo che non è in relazione con la sua reale età, cioè facilmente infantile. Più esperienze sane e appropriate avrà, più rapida sarà la guarigione, perché l'infantilismo impedisce al sopravvissuto di manifestare le proprie capacità emotive. Si affretterà a condividere questo ricorso e presto verranno fuori altri elementi per "verificare cosa sta succedendo". In realtà metterà alla prova l'affidabilità dell'amico e se è davvero possibile avere un amico che non abusa di lui e non cerca di usarlo.

6) Dare una mano quando le cose vanno male: a volte il sopravvissuto può avere un periodo caotico, o aver fatto un lavoro interiore che lascia poco spazio ad altro.

Un amico intimo può aiutarlo accompagnandolo alla terapia nei giorni in cui non può guidare. Piccole cose possono fare la differenza, come prendersi cura di lui in un giorno difficile e cucinare per lui. Spesso può essere sufficiente uscire insieme e assumere il ruolo di un estraneo rassicurante.

7) Stabilire dei buoni voti: è importante non fare per il sopravvissuto quello che può fare da solo. L'idea è di NON svolgere il ruolo di genitore, altrimenti si crea una dinamica malsana nella relazione. Il sopravvissuto avrebbe forti bisogni di dipendenza non soddisfatti che derivano dalla sua vita emotivamente deprivata. Fate capire loro che siete i loro AMICI. Ma non una tata. C'è un equilibrio tra l'aiutare di tanto in tanto in una giornata davvero difficile e l'essere eccessivamente dipendenti. Molti sopravvissuti sono in grado di svolgere molto bene le attività quotidiane, almeno per la maggior parte del tempo. Incoraggiateli a farlo. Se la parte infantile si esprime costantemente, senza che appaia alcuna parte adulta, può essere un segno di stress in un sistema sovraccarico, un segno che ne ha bisogno (le parti adulte sono state abusate o punite e si sono distrutte) o un segno di dipendenza malsana. È il sopravvissuto stesso che imparerà a sostenersi e un amico premuroso lo incoraggerà.

8) Pregare per lui: ho lasciato per ultimo ciò che ritengo più importante. Guarire da un abuso rituale e lasciare un gruppo occulto è la battaglia spirituale più intensa nel suo genere. Qualsiasi risorsa può subire un attacco spirituale (e in rari casi anche minacce fisiche). Una fede incrollabile, una conoscenza dei mezzi di guerra spirituale per voi e per il vostro amico è il dono più grande di tutti. Se la persona è aperta al cristianesimo, la condivisione del suo amore e dell'amore di Dio può contribuire molto ad annullare le false credenze su di Lui insegnate dalla setta al sopravvissuto. Spesso mostreranno rabbia, collera, amarezza e persino odio per Dio e Gesù. Non bisogna scandalizzarsi o allontanarsi dal sopravvissuto per un po', perché ha subito una vita di abusi e si è messo con Dio che era uno stupratore (è difficile amare Gesù quando qualcuno vestito come lui ti ha violentato quando eri un bambino e ti è stato detto che questo è ciò che Gesù fa ai bambini).

Con l'amore, la preghiera e la pazienza, questa rabbia si placherà e potrà iniziare la vera guarigione del più grande spazio di sofferenza del sopravvissuto, quello spirituale. Un sopravvissuto ha bisogno di vedere l'amore di Dio in azione negli altri, di vedere che la setta gli ha mentito, che il cristianesimo è reale, non solo ipocrita, e che i cristiani mantengono la parola data attraverso la preghiera e gli atti di carità.

MK-ULTRA

PROGRAMMARE UN ASSASSINO

Nei prossimi mesi ho in programma di scrivere articoli sui metodi degli Illuminati per forme di programmazione più complesse. Questo è il primo della serie e spero che le informazioni siano utili.

Poiché è impossibile parlare di programmazione senza menzionare il modo in cui viene effettuata, vi preghiamo di essere consapevoli, in quanto sopravvissuti a questo tipo di abuso, che questa lettura potrebbe essere un fattore scatenante.

Proteggetevi e leggete solo se siete con il vostro terapeuta o in un luogo sicuro.

Una delle forme più crudeli di addestramento a cui un bambino deve sottoporsi è quella di diventare un assassino, ovvero di essere in grado di togliere la vita a sangue freddo a un altro essere umano a comando. Nel gruppo degli Illuminati a cui appartenevo, quasi tutti i bambini e gli adolescenti dovevano sottoporsi a questo addestramento militare.

I risultati sono drammatici. Il bambino deve dissociarsi fortemente per sopportare la prova della programmazione e le richieste impossibili alla sua psiche. Si può insegnare e addestrare un bambino a farlo, ma non potrà mai imparare a sentirsi a proprio agio con il senso di colpa che comporta.

L'addestramento inizia spesso in età molto giovane. Un bambino di due anni viene messo in una gabbia metallica collegata a elettrodi o viene torturato su un tavolo o una sedia. Dopo molto tempo viene liberato. Si sentirà stordito e riuscirà a malapena a camminare. Gli viene dato un piccolo animale, spesso un gattino, e gli viene detto di torcergli il collo. Il bambino si rifiuterà. Verrà quindi rimesso nella gabbia o gli verranno nuovamente attaccati gli elettrodi e gli verrà somministrata un'altra scossa come punizione. Verrà di nuovo liberato e gli verrà detto di torcere il collo a un giovane animale. Il bambino piangerà e temerà un'altra tortura. Tremando, alla fine farà ciò che gli è stato ordinato. In seguito, spesso si metterà in un angolo a vomitare, mentre il suo addestratore si congratulerà con lui per il "buon lavoro" svolto. Il bambino avrà creato una frammentazione che obbedisce all'addestratore, per evitare l'orribile sofferenza della disobbedienza (maggiore è la programmazione, più lontano dai valori naturali di base del bambino, più grave è il livello di sofferenza usato per creare la programmazione). Questo è il primo di una serie di passi orribili. Questa serie continua nel corso degli anni e gli animali diventano sempre più grandi. Questo serve a desensibilizzare il bambino al concetto di togliere una vita. Durante l'addestramento militare, i bambini più grandi (tra i 7 e i 10 anni) imparano a maneggiare una pistola con precisione. Imparano a pulire la pistola, a ricaricarla, a scaricarla e a sparare ai bersagli. Vengono premiati per la precisione e rimproverati e puniti se commettono errori. All'età di dodici anni, la maggior parte dei bambini se la cava molto bene con una piccola pistola o un fucile. Vengono poi portati in un recinto e gli viene insegnato a sparare ad animali che sono stati drogati per rallentare leggermente i loro movimenti. Il bambino impara a mirare alla testa o al cuore. I bersagli vengono poi trasformati in foto di modelli umani realistici.

E per tutto il tempo, aumentano il loro livello di rabbia mentre la tortura e l'abuso continuano. Al bambino viene detto di "usare la rabbia" per aumentare le sue prestazioni. Durante gli esercizi di realtà virtuale, i bersagli animali sono sostituiti da bersagli umani. Il bambino imparerà a colpire i "cattivi" e a indirizzare la sua rabbia contro di loro. La precisione in questi esercizi viene premiata e lodata, mentre gli errori vengono puniti.

Il bambino impara a obbedire a un codice di comando per avviare la sequenza di "ricerca del bersaglio" e poi per eseguire la sequenza di "uccisione", che comporta l'uccisione del bersaglio. Sotto l'effetto di droghe e ipnosi, il giovane adolescente si convincerà che questa è la realtà. Un giorno verrà messo alla prova e gli verrà detto (nella realtà virtuale, ma non se ne rende conto sotto ipnosi) di sparare ai genitori o ai fratelli, che sono simulati graficamente nel programma di realtà virtuale. E loro lo fanno.

A questo punto, il bambino è considerato "affidabile" a "comando". Se spara a comando alla persona che ama di più, la programmazione è considerata "radicata" e deve essere rinforzata solo periodicamente.

Sembra orribile, ma è così che hanno addestrato un assassino nel gruppo in cui ero.

Ho sofferto e ho dovuto far soffrire gli altri. Oggi me ne pento moltissimo. Era un processo perfettamente pianificato, con una progressione graduale. In questi gruppi nessuno dà a un adolescente una pistola e gli dice: "Vai a uccidere qualcuno", perché il bambino si rifiuterebbe e non sarebbe in grado di farlo. Si inizia da un'età pre-verbale e si sviluppa ogni abilità in modo che si sovrapponga alle altre.

Si basano sull'impotenza e sulla rabbia dei bambini piccoli verso gli altri per alimentare la programmazione.

Molte di queste tecniche si basano sulla ricerca MK ULTRA condotta dalla CIA negli anni Sessanta e Settanta. Gli addestratori degli Illuminati erano in stretto contatto con i membri della comunità dei servizi segreti militari che lavoravano a questi progetti, come il Col. Aquinos, Sidney Gottlieb e Alan Dulles, tra gli altri. Aquino, Sidney Gottlieb e Alan Dulles, tra gli altri. Questa conoscenza di come condizionare un soggetto veniva trasmessa agli addestratori dei diversi gruppi e messa in pratica con modifiche a seconda dell'età.

I bambini degli Illuminati sono tenuti a completare tali compiti per gradi e ad avanzare al livello successivo non appena riescono a dimostrare la loro padronanza. Un comandante dell'esercito chiederà a un giovane leader adolescente di uccidere qualcuno a mani nude davanti agli altri per dimostrare la sua lealtà e obbedienza.

L'adolescente riceverà uno status più elevato e ricompense per aver fatto bene e in fretta.

Questo tipo di programmazione può essere smantellata, con il tempo, la terapia e lo sforzo concertato, e soprattutto la preghiera, per dissolvere gli orribili traumi che sono stati indotti. Nessun essere umano dovrebbe essere costretto a fare queste cose o a sottoporsi a questa forma di addestramento. Genera una dissociazione massiccia e un dolore intenso quando la persona si rende conto di ciò che ha fatto. Mi ha aiutato a capire che :

- All'epoca non avevo scelta. Da piccola, sono stata costretta da bambini più grandi. Gli alter ego creati che hanno imparato ad accettare o addirittura a godere di questo addestramento sono stati messi in atto dal bisogno di dissociazione e di fuga psicologica causato da questo orribile trauma e questi elementi contengono dolore e ferite profonde.

- Posso deporre il mio fardello ai piedi di Dio e deporre le mie sofferenze e le ferite di tutta la vita, il dolore intenso e il senso di colpa che queste esperienze hanno causato ad altri e conoscere il Suo perdono.

- Ora ho una scelta e ho scelto di allontanarmi da questo tipo di attività.

- Posso pregare che altri la facciano franca con questo orribile tipo di abuso.

- Posso esprimere a Dio la rabbia e il senso di indignazione che questa manipolazione deliberata ha portato su di me e sugli altri, e trovare la guarigione. Questa rabbia ha spesso permesso di sopportare gli abusi del passato e, quando diminuisce, anche la presa della programmazione può indebolirsi.

Questo tipo di programmazione è una forma molto insidiosa di controllo mentale e la guarigione è possibile. È un processo lungo e lento, ma ne vale la pena.

ESPERIENZE AI CONFINI DELLA MORTE

Programmazione da parte di NDE

(**Nota**: il contenuto di questo articolo tratta in dettaglio la programmazione traumatica e potrebbe essere un importante fattore scatenante per i sopravvissuti che hanno subito questo tipo di abuso). Questo articolo fa parte di una serie in corso che sto scrivendo come bozza sulla programmazione complessa per il seguito del mio primo libro, "Breaking the Chains". Parlerò di una delle forme più traumatiche di programmazione che un sopravvissuto possa sperimentare. Questa programmazione prevede l'uso di esperienze di pre-morte. Gli Illuminati hanno studiato per anni la neurofisiologia umana e gli effetti del condizionamento traumatico sul cervello e sulla psiche. Nel cercare metodi migliori e più affidabili per instillare la programmazione, hanno utilizzato ricerche provenienti da varie fonti: agenzie governative, regimi totalitari e i loro stessi esperimenti continui (e segreti).

Ma alcune delle basi di questo tipo di programmazione esistono da secoli. Uno dei rituali più antichi utilizzati dagli Illuminati è la "cerimonia della resurrezione". La fenice, simbolo di morte e nuova vita, è infatti uno dei loro simboli più popolari, che simboleggia l'avvento del Nuovo Ordine e del suo leader.

Come funziona la programmazione della resurrezione o le sue varianti? Condividerò ciò che ho sperimentato e/o di cui sono stato testimone.

Un bambino di circa due o tre anni viene traumatizzato in modo molto grave durante una cerimonia occulta. Verrà violentato, picchiato, fulminato e persino asfissiato e gli verranno somministrate droghe che creeranno uno stato di quasi morte. Il bambino sentirà sempre delle presenze che incombono sul suo corpo in questo momento, osservando il corpo incosciente che è stato torturato fino a sfiorare la morte. Il personale medico competente sarà sempre coinvolto nella programmazione di questa morte, monitorando le condizioni fisiche del bambino al fine di rianimarlo.

Hanno sempre a portata di mano attrezzature e farmaci per la resurrezione. Il bambino che ha raggiunto questo punto piangerà nel suo cuore e riprenderà conoscenza con estremo dolore. Gli verrà poi detto che ha una "scelta": affrontare una morte certa o scegliere di vivere invitando un potente demone dentro di sé. Il bambino sceglie la vita. Un demone entra, il bambino sprofonda nell'incoscienza e poi si risveglia in abiti puliti, in un letto morbido, ricoperto di unguenti curativi. È estremamente debole e scosso e una voce femminile (o maschile) gentile e premurosa gli dice che è morto, ma che il demone lo ha "riportato in vita", che è in debito con lui e con coloro che lo hanno "salvato" dalla vita e dal battito del cuore. Al bambino viene anche detto che se chiede all'entità demoniaca di andarsene, tornerà allo stato di quasi morte in cui si trovava quando è entrata.

Questo è uno dei tipi di esperienza NDE usati per controllare e terrorizzare un bambino molto giovane e per costringerlo ad accettare una spiritualità demoniaca nelle circostanze più traumatiche e coercitive che si possano immaginare.

Il bambino si sente segnato e scelto per la vita da questa esperienza, che influenza profondamente le sue convinzioni interiori e la sua realtà più elementare. È anche una delle manipolazioni più terribili che un bambino deve subire ed è progettata per togliergli il libero arbitrio o la possibilità di scelta.

Un'altra forma di programmazione borderline si verificherà in condizioni che sono state spesso definite "controllo mentale governativo", ma che io ho sempre visto collegate alla programmazione degli Illuminati (dato che formatori/scienziati di entrambe le parti si sono scambiati e hanno condiviso informazioni).

Per esempio, al Tulane Medical Center c'era un posto chiamato "The Institute", accanto al quale si trovava l'Istituto. L'Istituto si occupava di sperimentare tecniche di controllo mentale eseguite nelle circostanze più estreme, compresa, a un certo punto, la morte fisica. Per alcuni di questi programmi, il "soggetto" (odio questa parola usata dagli addestratori per prendere emotivamente le distanze dal fatto che si tratta di un essere umano con sentimenti ed emozioni su cui si sta lavorando) entra in una stanza dell'ospedale isolata dalle altre da nude pareti grigio chiaro. Il soggetto viene legato in quattro punti e anche alla vita e al collo. Il soggetto viene poi avvolto in una sorta di bozzolo di bende morbide che limitano i movimenti o sopprimono ogni sensazione negli arti.

I "soggetti" vengono solitamente nutriti per via endovenosa e poi sottoposti a una grave deprivazione sensoriale, bombardati da rumori estremamente forti. L'oscurità della stanza sarà intervallata da luci bianche abbaglianti nel cuore della notte, e il 'soggetto' perderà il senso del giorno e della notte.

Il soggetto, quasi distrutto, viene quindi elettrificato con forza e drogato. Può essere attaccato a un ventilatore e gli vengono somministrati farmaci paralizzanti. Il livello di ansia raggiunge punte estreme con il progredire dell'abuso e ho sentito di persone che hanno letteralmente avuto attacchi di cuore a causa della paura provata in quel momento. La persona viene drogata e scioccata di nuovo e le viene detto che sta morendo. Vede il suo corpo dall'alto e a quel punto è felice di essere finalmente libero dai giorni di tortura.

Poi arriva un addestratore dalla voce dolce e dice più e più volte: "Tu meriti di vivere, non ti lascerò morire". Mi devi la vita". Vengono anche riprodotti continuamente messaggi registrati che descrivono il destino futuro dei "soggetti" nei confronti della "famiglia", ecc. Infine, lentamente, si permette al soggetto di svegliarsi, di uscire dall'incoscienza, accompagnato dal costante messaggio che è "rinato" per il gruppo familiare. Persone dai volti gentili confortano il soggetto mentre si riprende da questa sequenza di programmazione terribilmente traumatica. La persona si sente estremamente grata di essere viva, di essere libera dagli orrori di quei giorni in cui giaceva nell'Istituto in uno stato di quasi morte e si aggrappava come un bambino piccolo agli adulti che la circondavano. In questo momento è molto vulnerabile ed estremamente ricettiva ai messaggi incorporati nel trauma. Dovrei saperlo. Sono stato un "soggetto" dell'Istituto da bambino negli anni '60 e nei primi anni '70 e poi da adulto, come "consulente".

Si tratta di un livello intenso di programmazione effettuato in circostanze estreme e il livello di paura di un sopravvissuto che inizia a ricordare questo tipo di trauma può essere estremamente elevato. Vorrei poter abbellire, dicendo che non è così grave, ma lo è davvero. So che alcuni saranno increduli, ma questo tipo di programmazione esiste (insieme ad altri tipi di sofisticati metodi di controllo mentale). Esistono molte varianti della programmazione ai confini della morte e io ne sto toccando solo due (ci sono anche altre forme).

La programmazione installata in uno stato di pre-morte esisterà al livello più fondamentale, perché il livello di sopravvivenza in quel momento tocca il nucleo dell'essere, indipendentemente dal fatto che il soggetto sia ben protetto o meno. La persona che vi è stata sottoposta può pensare che morirà se cercherà di romperlo. Che si troverà in uno stato prossimo alla morte! Che il suo cuore si fermerà! Ho vissuto tutte queste paure e altre ancora mentre affrontavo questo tipo di programmazione interiore e ora combatto il terrore residuo che ha lasciato di tanto in tanto. Le bugie raccontate in questo stato quasi inconscio saranno credute a un livello profondo, poiché il bambino che le subisce ha un disperato bisogno di credere agli adulti che hanno letteralmente in mano la sua vita e la sua morte. Il bambino è stato completamente spezzato dall'orribile trauma programmato e adotterà questi messaggi come veri.

È per questo che le credenze e i messaggi incorporati sono così difficili da rimuovere a questo livello. Ciò richiede un eccellente supporto, un ambiente sicuro e una conoscenza e un discernimento spirituali, poiché la roccaforte demoniaca sarà anche molto seria. L'aiuto di un terapeuta esperto di programmazione e la guida spirituale di persone che sanno come esorcizzarla saranno una parte vitale della terapia. Il sopravvissuto che ha raggiunto questo livello di programmazione interiore avrà toccato il fondo. Questa programmazione sarà una delle più integrate e rimarrà impossibile da individuare a livello cosciente a meno che non ci sia una profonda cooperazione, un clima sicuro e la fiducia degli esterni che aiutano il sopravvissuto. È anche qui che la fede in Dio, nella sua capacità di guarire TUTTO, anche i traumi fisici, emotivi e spirituali più gravi, farà la differenza. Questo tipo di programmazione può richiedere un ambiente ospedaliero sicuro o un ambiente esterno estremamente sicuro, poiché la paura può causare panico e il suo rilascio quando inizia a svanire. Quando le sequenze di programmazione affiorano, può verificarsi una perdita di realtà e sarà necessario un aiuto potente per garantire che i ricordi emergano lentamente e siano gestibili. Probabilmente saranno necessari dei farmaci per contrastare la forte tendenza alla depressione, il senso di perdita, abbandono e tradimento che questo tipo di programmazione comporta.

Ci si dispera per le scelte fatte e ci si chiede se i ricordi possano sopravvivere. Un atteggiamento compassionevole di incoraggiamento può fare la differenza. Molto importante sarà anche leggere passi delle Scritture che ricordino alla persona l'amore di Dio e la sua capacità di guarire, la sua cura e le sue promesse di perdono. Staccare da questo tipo di programmazione è estremamente faticoso e richiede molto riposo e cibo nutriente. Questo NON è il momento di aggiungere cause esterne di stress. Permettere al sopravvissuto di sfogare le proprie paure, rassicurarlo, pregare con lui e stare attento diventerà una guida per la vita. Ascoltare la loro rabbia per ciò che è stato fatto quando parlano dei "figli di puttana che hanno fatto loro questo" sarà curativo e non li spingerà a un perdono prematuro o falso. Il sopravvissuto dovrà guardare al trauma e alle ferite e riconoscerle, per poi scoprire che c'è speranza di sopravvivere ai ricordi del trauma incorporato. Fornire esperienze positive e non obbligatorie come giochi, disegni o passeggiate nella natura sarà curativo. Nel processo di questo tipo di programmazione saranno molto importanti anche strumenti come il diario e il parlare dei sentimenti.

Ho appena descritto una delle programmazioni più traumatiche che possono essere fatte in questo gruppo a un bambino o a un giovane. Può essere superata, lentamente, con il tempo, il sostegno amorevole e le preghiere. Spero di non essere stata troppo cruda e crudele nel raccontarlo, ma di aver aiutato altri a capire che questo tipo di programmazione esiste e che chi è sopravvissuto a un abuso occulto rituale ha bisogno di superarla.

DISTURBI ALIMENTARI E ABUSI RITUALI

"Stai mettendo su un po' di peso", osservò il mio patrigno. Quell'anno ero tornata a casa da scuola ed ero ingrassata di cinque chili. Quando tornai a casa mi derise. Avevo 14 anni e decisi di mettermi a dieta. La mia dieta aggressiva fu un successo immediato, perché l'autocontrollo e la disciplina ferrea mi avevano insegnato fin dall'infanzia a ignorare i segnali del mio corpo. Ero orgogliosa della mia capacità di mangiare solo piccole quantità nonostante una fame assillante. Persi peso rapidamente. "Sei troppo magra, si vedono tutte le tue costole", mi disse la mia compagna di stanza quell'anno a scuola. "Sono preoccupata per te.

"No, sono troppo grassa", insistevo. Mi guardavo allo specchio e vedevo una persona obesa, che doveva perdere ancora peso per apparire bella. Perché gli altri non vedevano che ero troppo grassa? Alcune settimane dopo, mia madre dovette venire a prendermi. Il mio fegato aveva ceduto e fui ricoverata in ospedale. Ero alta 1,77 m e pesavo 90 libbre (41 chili).

Continuavo a dire che ero troppo grassa. Ho rischiato di morire a causa di questo disturbo nella mia prima adolescenza e sarebbero passati anni prima che mi avvicinassi al mio peso normale. Non ho mai ricevuto alcun trattamento terapeutico, perché i miei genitori non ci credevano. Invece, mia madre mi dava un comando programmatico: "mangia, non morire" quando mi rifiutavo di mangiare. Mi fece tornare a casa. Ho tremato per ore e alla fine ho afferrato il cucchiaio e ingoiato la zuppa. Un bambino piccolo privato sistematicamente di cibo e acqua per impartire una lezione o per abbatterlo e renderlo più accessibile ai messaggi di programmazione sperimenterà questi effetti a lungo termine. L'inedia o la fame sono gli elementi principali di molte sequenze di programmazione degli Illuminati inflitte a bambini di appena due anni.

Una volta terminata la privazione, il bambino si dispera e associa il mangiare al conforto degli adulti che lo circondano. Il cibo diventa un'ulteriore area controllata dagli adulti e dagli addestratori e il bambino inizia a rendersene conto molto presto. Anche se molto giovane, il bambino non può controllare la quantità di cibo concessa o se è consentito mangiarlo.

I genitori del culto, sulla base delle lezioni apprese di notte, possono anche far morire di fame il bambino durante il giorno o punirlo se osa mangiare perché ha fame.

Non sorprende che molti sopravvissuti all'abuso rituale e alla programmazione delle sette si ritrovino in seguito con disturbi alimentari.

Esistono diversi tipi di disturbi. Uno di questi è l'anoressia, in cui la persona che lotta con il disturbo muore di fame. Le cause dell'anoressia sono molteplici, ma i terapeuti che lavorano con questo problema hanno riscontrato un bisogno fondamentale di controllo e una depressione di fondo, combinati con un'immagine negativa e con l'odio verso se stessi. L'odio verso se stessi è polarizzato sull'immagine del corpo e sulla grassezza. Alcune sopravvissute con questo disturbo hanno confidato di essersi affamate da adolescenti per ritardare il menarca, lo sviluppo del seno o altre caratteristiche. Altre con alterazioni maschili volevano avere il petto piatto che deriva dall'essere magre. Altre ancora si sono affamate per alleviare il dolore. Le attuali ricerche sull'anoressia dimostrano che alti livelli di serotonina sono associati all'ansia e all'angoscia, e alcuni ricercatori hanno ipotizzato che il rifiuto del cibo faccia diminuire l'eccesso di serotonina e contribuisca efficacemente a bloccare queste sensazioni spiacevoli.

Un altro disturbo alimentare è noto come bulimia. Questo disturbo è caratterizzato dall'alternarsi di abbuffate o di ingestione di grandi quantità di cibo (spesso oltre il limite del disagio) in un tempo molto breve, per poi evacuare il cibo. L'evacuazione avviene assumendo lassativi, facendosi vomitare, assumendo diuretici, facendo attività fisica eccessiva o smettendo di mangiare dopo l'abbuffata. La persona che soffre di bulimia sente di non riuscire a controllare l'abbuffata e in seguito si vergogna.

L'evacuazione è la "punizione" per chi mangia.

Janna ha lottato per anni contro la bulimia. Non ne ha mai parlato, nemmeno con sua sorella o con le sue migliori amiche. Il problema è iniziato quando è entrata nella scuola secondaria, dopo essere ingrassata. Non riuscendo a perdere peso, ha iniziato a farsi vomitare dopo aver consumato pasti abbondanti. Ha anche iniziato a usare lassativi per "scaricare" le calorie. "Sapevo di aver bisogno di aiuto", racconta, "ma mi vergognavo troppo a parlarne". All'età di 27 anni, la bulimia le sfuggì definitivamente di mano. Sembrava peggiorare quando era stressata, come nel caso della promozione a una posizione di responsabilità. Così ha iniziato una terapia per trovare le cause della depressione e della sofferenza che avevano riempito la sua vita fin da quando riusciva a ricordare.

Il terzo disturbo alimentare riconosciuto dagli esperti è il disturbo da abbuffata. Come la bulimia, la persona ha un impulso incontrollabile a mangiare e in alcuni casi si abbuffa fino a provocare dolori addominali. Si accumulano scorte di cibo e spesso ci si abbuffa di nascosto, mangiando pochissimo di fronte agli altri. La persona affetta da questo disturbo è spesso in grande difficoltà perché sente di non riuscire a smettere. Di solito è in sovrappeso e deve lottare con i problemi che questo comporta.

Sarah nasconde le ciambelle in casa e anche altri cibi preferiti. "Una volta ho mangiato un'intera cheesecake in una sola seduta", ammette. Odia il sovrappeso e ammette: "Il mio medico mi ha detto che questo peso mi sta uccidendo, mi mette in pericolo di vita. Darei qualsiasi cosa per poter perdere peso". Ma lotta anche con altri sentimenti. "Essere così forte mi fa sentire al sicuro, nonostante tutto", dice. So che gli uomini non mi guarderanno". Questo è importante per lei perché è stata violentata da tutti gli uomini della sua famiglia d'origine.

La programmazione, l'abuso sessuale e la sofferenza per i traumi subiti all'interno della setta sono tutti fattori che contribuiscono ai disturbi alimentari con cui i sopravvissuti lottano. Le ragioni per cui si ha a che fare con un disturbo alimentare sono spesso complesse e spesso inconsce. Un bambino che ha sofferto la fame durante gli anni della scuola materna può conservare un'ansia per il cibo, facendo scorta di cibo in casa per assicurarsi di non avere mai più fame. Gli alter ego di un bambino che ha costantemente fame a causa di queste esperienze possono spegnere la luce di notte e il sopravvissuto si sveglierà per svuotare un sacchetto di dolci o i dessert avanzati tenuti sul comodino.

In alcuni casi, nonostante i rischi per la salute (tutti i disturbi alimentari sono pericolosi), il sopravvissuto conserva un desiderio inconscio di punire il proprio corpo e di infliggersi malattie o sofferenze. In altri casi il desiderio può arrivare fino alla morte e far parte di un programma suicida.

Cindy è una donna intelligente di 34 anni e un modello di bellezza. Il suo cuore sta cedendo perché continua a morire di fame.

"So che posso morire, so che devo mangiare, il mio medico continua a ripetermelo", fa spallucce e sorride, "non sarebbe una gran perdita, no?" È difficile per lei credere di essere curata e vista dagli altri come una persona meravigliosa, mentre lotta con i suoi messaggi interiori di inutilità e dolore. "Mia madre mi picchiava ripetutamente se mangiavo troppo da bambina", racconta. "Forse è per questo che oggi faccio fatica a darmi il permesso di mangiare".

Il recupero da un disturbo alimentare è spesso un processo lungo che richiede il superamento della negazione esistente (il sopravvissuto spesso pensa che non ci sia un vero problema, che gli amici e la famiglia si preoccupino troppo).

La terapia con una persona che comprende il trauma di fondo e che lavora con un dietologo qualificato può essere preziosa. Capire come il sopravvissuto si senta in relazione al cibo, cosa abbia dato forma a questi sentimenti e come si senta con se stesso fa parte del protocollo.

Se è la programmazione a guidare il disturbo, è importante anche esaminare come è stata fatta e perché. I sopravvissuti hanno descritto molti casi di programmazione di "sovralimentazione a morte" o di "morte per fame", soprattutto se cercano di lasciare il gruppo/culto.

Si può aiutarli correggendo una falsa immagine corporea, insegnando loro a volersi bene e a ritornare a schemi alimentari normali. Gli alter ego di un bambino traumatizzato possono essere rassicurati se il sopravvissuto non tollera che abbiano fame e la pianificazione di pasti che diano loro la possibilità di scegliere i cibi preferiti può aiutare a limitare le abbuffate notturne. Poiché ogni persona è unica, la guarigione richiederà di affrontare i suoi problemi individuali. La guarigione è possibile con la guida di un terapeuta esperto e con una crescente collaborazione.

UN GIORNO NELLA VITA DI UN FORMATORE

Attenzione: questo articolo contiene descrizioni grafiche di attività di culto. Si prega di non leggerlo se presenta un rischio scatenante.

Molte persone mi hanno scritto ponendomi domande come: "Quando andavi alle riunioni?" o "Cosa è successo ai tuoi figli quando eri nel gruppo?" e persino "Come hai separato l'attività di culto dalla tua vita normale?".

Questo articolo cercherà di rispondere a queste domande e di far capire meglio come funziona la dissociazione in una persona attiva in una setta. Questa "giornata" si basa su oltre 12 anni di terapia ed è un collage di molti ricordi diversi di com'era la mia vita sette anni fa, quando ero ancora attivo nel gruppo di San Diego. Spero che aiuti le persone e i terapeuti a comprendere meglio il grave divario di amnesia tra le attività di culto e la vita di tutti i giorni, e che spieghi che un membro di un culto occulto abusivo può essere un buon cristiano nella vita di tutti i giorni.

Ore 7: mi sveglio stanca, come al solito. È come se la stanchezza non mi lasciasse in pace, anche quando vado a letto presto. Mi sveglio con la sveglia che suona e mi alzo. Sono già vestita, perché da più di due anni io e mio marito andiamo a letto completamente vestiti.

Ci ridiamo sopra e concordiamo sul fatto che si risparmia tempo nel vestirsi al mattino. Sono vestita come una qualsiasi casalinga americana: comodi pantaloni da jogging, top coordinato e scarpe da tennis. Al lavoro mi vesto in modo più elegante. Faccio alzare i miei due figli e preparo una semplice colazione a base di cereali e pane tostato. Poi si preparano per la scuola e li accompagno alla piccola scuola cattolica. Sono un'insegnante di scuola primaria; mia figlia frequenta l'ultimo anno di scuola primaria. Ho un fastidioso mal di testa che mi costringo a ignorare quando arrivo a scuola.

8:45: inizia la lezione. Insegno alle prime tre classi della scuola primaria in una scuola cattolica che i miei figli frequentano. Per diversi anni li ho educati a casa. Mi è stata offerta una supplenza in questa scuola quando uno degli insegnanti fissi se n'è andato e presto mi è stato chiesto di insegnare a tempo pieno. Mi piace insegnare e me la cavo bene con più classi contemporaneamente; passo dalla classe preparatoria alle classi successive, dando a ciascuna attività da svolgere. Il mio programma è preparato per tutto il semestre. Mi ritengo gentile e paziente, i bambini mi amano e io amo loro, nonostante i mal di testa cronici. A volte sono intensi alla fine della giornata.

15:30: La giornata scolastica è finita. Mia figlia ha invitato un amico a casa per giocare, quindi ricordo loro di allacciare le cinture per tornare a casa. Sono stanca, ma penso anche che sia importante per i miei figli avere un'opportunità di contatto. La loro tendenza a chiudersi in se stessi a volte mi infastidisce e li incoraggio ad avere più amici. Andiamo a cavallo nel recinto dietro casa. Mio figlio commenta: "Beh, mamma, sei molto più gentile con me a casa che quando sei la mia insegnante", e io rido e gli dico: "Questo perché non voglio fare favoritismi a scuola".

Ore 17.30: accompagno l'amico a casa. La cena è nel forno. Finora la mia giornata è stata esattamente come quella di qualsiasi persona che non soffra di disturbo dissociativo dell'identità o non appartenga a una setta.

Questo perché sono le mie personalità diurne ad essere espresse. Sono gentili, premurosi, cristiani e completamente ignari dell'altra vita che conduco. Se mi fermaste a questo punto e mi chiedeste: "Sei coinvolto in qualche attività notturna?", non avrei assolutamente idea di cosa stiate parlando. Sono stato creato appositamente per apparire, comportarmi ed essere normale in ogni modo durante il giorno.

Avreste potuto seguirmi tutto il giorno e non ci sarebbe stato assolutamente alcun segno che io stessi vivendo un'altra vita. L'unico indizio sono le emicranie e gli occasionali e inspiegabili attacchi di depressione in cui non riesco a smettere di tremare. Entrambe le cose mi hanno perseguitato per tutta la vita.

18:30: mio marito torna a casa e ceniamo tutti insieme. Siamo buoni amici, anche se per certi versi distanti: lui vive la sua vita e io la mia. Raramente discutiamo o litighiamo apertamente. Io aiuto i bambini a fare i compiti mentre lui lavora al caso di un cliente.

Ore 19.45: una telefonata e quando rispondo qualcuno dice: "C'è Samantha?", che è uno dei miei nomi in codice, e vengo subito messa in contatto. "Richiama tra qualche minuto", dico. "Quindici minuti", dice la voce. Mando i bambini di sopra a fare il bagno. 8.00: un'altra chiamata. "Samantha?" Mi cambio immediatamente. La mia voce diventa monotona e rispondo con voce monotona. "Sì, cosa c'è?" "Ricordati di portare gli oggetti di cui abbiamo parlato ieri sera", mi viene detto. Poi recito un codice a questa persona, che è il capo istruttore, che si assicura che io ricordi il suo messaggio. Riattacco dopo di lui.

20:30: Leggo una storia ai miei figli. Hanno molta, molta paura del buio, anche a sei e dieci anni, e insistono nel lasciare una luce in camera loro per tutta la notte. Man mano che la sera avanza, diventano sempre più ansiosi. "Mamma, ho paura", dice mia figlia. "Di che cosa hai paura?", chiedo. "Non lo so", risponde. Lo ripete più volte e io mi preoccupo per la mia figlia ipersensibile e ansiosa. Dentro di me so che queste paure non sono normali e che c'è qualcosa che non va, ma non so cosa. Mio marito mi dice che mi preoccupo troppo e che nostra figlia si aggiunge a tutto questo. Rimango con i bambini finché non si addormentano. È la nostra routine serale e penso che sia il minimo che possa fare.

21:30: mi preparo per andare a letto. Ho bisogno di dormire dalle dieci alle dodici ore a notte, altrimenti sono completamente esausta. Quante volte mi sono addormentata leggendo ai miei figli. Poco prima di addormentarmi dico a mio marito: "Non dimenticarti" e gli do un codice per sapere che dobbiamo alzarci più tardi. Lui risponde in tedesco che se ne ricorderà.

Ore 1: mio marito mi sveglia. Lui e io facciamo a turno per svegliare gli altri. Non abbiamo bisogno di un campanello, perché è il nostro orologio interiore a svegliarci. Sono di corsa, mi addormento con i vestiti addosso per rendere più facile l'alzarsi nel cuore della notte. Sono finalmente me stessa, ora posso uscire e guardare il mondo esterno senza le sbarre della mia gabbia come di giorno. "Vai a prendere i bambini", dice a bassa voce. Vado di sopra e dico loro: "Preparatevi". Si alzano immediatamente, totalmente obbedienti, il che è molto diverso dal giorno.

Rapidamente, in silenzio, si infilano le scarpe e io li faccio salire in macchina.

Mio marito guida, io sono sul sedile del passeggero. Lui guida a luci spente finché non siamo in strada, per non svegliare i vicini. Viviamo nella terra delle strade sterrate e ci sono alcune case da cui diffidare. Il mio compito è quello di stare all'erta, di guardare se qualcuno ci segue e di avvertirli se qualcuno sta arrivando.

Una volta sulla strada asfaltata, accende i fari e ci dirigiamo verso la riunione. "Non ho finito i compiti", dice mio figlio. Io e mio marito ci giriamo brevemente verso di lui, arrabbiati. "Non parliamo del giorno la sera, MAI!", gli ricordiamo. "Vuoi essere picchiato?", ci dice con aria a disagio, poi il resto del viaggio è silenzioso, i bambini guardano fuori dal finestrino dell'auto mentre scivoliamo silenziosamente verso la nostra destinazione.

Ore 1.20: arriviamo al primo posto di controllo della base militare. Passiamo dall'ingresso posteriore e ci fanno passare, i guardiani riconoscono la nostra auto e la targa.

Arresteranno qualsiasi persona sconosciuta o non autorizzata. Passeremo altre due postazioni prima di arrivare all'area di incontro. È vicino a un grande campo di una base navale molto grande che occupa decine di ettari. Sono state montate piccole tende e basi temporanee per le esercitazioni notturne. Veniamo qui o in uno degli altri tre luoghi di incontro tre volte alla settimana. Le persone chiacchierano e bevono caffè. Qui ci sono molti amici, perché tutti lavorano per lo stesso obiettivo. Il lavoro è intenso e anche le amicizie lo sono. Mi unisco a un gruppo di formatori che conosco bene.

"Sembra che Chrysa sia scomparsa", dissi. "Scommetto che quella pigrona non è riuscita ad alzarsi dal letto". Di notte sono molto diversa. Uso parole che di giorno mi farebbero orrore e sono cattiva e sgradevole. Gli altri ridono. "Era in ritardo anche quindici giorni fa", dice qualcun altro. "Sta scherzando, ma in parte è serio. A nessuno è permesso arrivare in ritardo o essere malato. O troppo presto. C'è una finestra di dieci minuti in cui i membri devono presentarsi alle riunioni. In caso contrario, vengono puniti se non ci sono scuse valide. La febbre alta, un'operazione chirurgica o un incidente stradale sono considerate scuse.

La sindrome premestruale, la stanchezza o un guasto alla macchina non lo sono. Beviamo caffè per rimanere svegli, perché anche in uno stato di dissociazione il corpo protesta per essere sveglio nel cuore della notte dopo una giornata piena di attività. Vado nello spogliatoio per indossare la mia uniforme. Tutti indossiamo l'uniforme di notte e abbiamo anche dei gradi, in base alla nostra posizione nel gruppo e al nostro stato di servizio.

1:45: iniziamo i compiti assegnati. Ho portato con me i registri, il famoso "oggetto" che mi è stato chiesto di non dimenticare. Li tengo nascosti in un armadio a casa, chiusi in una scatola di metallo. Questi registri contengono i dati delle diverse "materie" su cui stiamo lavorando.

Vado nell'ufficio del capo allenatore in un edificio vicino. Lavoro con lui, sono il secondo istruttore capo dopo di lui. Ci odiamo a vicenda e sospetto che voglia farmi del male, visto che ho fatto diversi scherzi crudeli a sue spese. Dovrei avere paura di lui, e in effetti ce l'ho, ma non riesco nemmeno a rispettarlo e lui lo sa. Gli faccio notare i suoi errori davanti agli altri e lui spesso cerca di vendicarsi.

1:50: la sala all'interno di un edificio simile a un capannone viene allestita per il lavoro sulle materie.

Dispone di un tavolo, di una lampada e di attrezzature. La stanza è separata dalle attività esterne, in modo che gli altri non siano distratti da ciò che stiamo facendo qui. Il soggetto è qui, pronto a lavorare su se stesso. C'è un'altra persona, un'istruttrice più giovane, che aiuta e a cui dico di somministrare il farmaco. Stiamo lavorando su farmaci che aiutano a indurre stati ipnotici e stiamo studiando gli effetti di questi farmaci, in combinazione con l'ipnosi e le scosse elettriche. Iniettiamo il farmaco per via sottocutanea e aspettiamo. In dieci minuti il soggetto si addormenta, il suo respiro rallenta e diventa più pesante, ma i suoi occhi sono aperti, che è quello che vogliamo (non descriverò qui il resto della seduta, è troppo doloroso per me parlarne. Penso che la sperimentazione umana sia crudele e dovrebbe essere fermata, ma il gruppo a cui appartenevo la faceva regolarmente). Registriamo i dati nel diario di bordo durante tutta la sessione e ho anche un computer portatile dove registro le informazioni. Non ci limitiamo a tracciare un profilo della droga, ma anche della risposta individuale della persona. Abbiamo profili molto completi e approfonditi su quella persona, a partire dall'infanzia. Posso estrarre un profilo speciale che mi dice tutto di lui: i suoi colori preferiti, quello che mangia, le sue preferenze sessuali, le tecniche che lo calmano e un elenco di tutti i codici che lo faranno reagire. C'è anche un diagramma del suo mondo interiore che è stato creato nel corso degli anni. È facile lavorare su questo argomento e le cose vanno bene. A un certo punto correggo il giovane addestratore che inizia qualcosa troppo presto. "Devi imparare la pazienza", le dico, rimproverandola in tedesco. Di notte parliamo tutti tedesco, essendo questa lingua e l'inglese le due lingue del gruppo. "Mi dispiace, pensavo fosse il momento giusto", dice. Allora le insegno i segnali che indicano che il soggetto è pronto. Ecco perché sono un capo addestratore. Io alleno le giovani reclute, perché dopo tanti anni conosco l'anatomia, la fisiologia e la psicologia. Per fortuna ho preso questa giovane istruttrice prima che commettesse un errore; se lo avesse fatto, avrei dovuto punirla. Di notte gli errori non sono accettati, mai.

Dopo i due o tre anni di età, i bambini sono tenuti a dare il meglio di sé, altrimenti sono vittime di bullismo. Questo continua anche in età adulta.

2:35: la seduta è quasi terminata e il soggetto si sta riprendendo. Il farmaco sta avendo un effetto rapido e si riprenderà in tempo per andare a casa. Lo lascio alle cure del giovane addestratore e mi dirigo alla caffetteria per una pausa. Fumo una sigaretta mentre bevo il caffè con gli altri addestratori. Non ho mai fumato di giorno e il caffè mi dà la nausea, ma qui di sera è completamente diverso. "Come va la serata?", chiede un'amica a Jamie. La conosco solo come Jamie, che non è il suo vero nome, ma di notte usiamo solo i nostri soprannomi. Di giorno è anche una delle insegnanti della scuola, ma non siamo amiche. "Lentamente. Ho dovuto correggere un altro ragazzino stupido", dico. Non sono gentile di notte, perché nessuno è mai stato gentile con me. C'è un'atmosfera del tipo "l'uomo è un lupo per l'uomo" ed è molto politica, dove vince il più crudele.

"E tu?", le chiedo. Fa una smorfia. "Ho dovuto far marciare dei bambini sporchi", dice, riferendosi alle esercitazioni militari con bambini tra gli 8 e i 10 anni. Ci sono esercitazioni ogni sera, perché il gruppo sta pianificando un possibile colpo di Stato. I bambini sono divisi in gruppi a seconda dell'età e diversi adulti si alternano per istruirli. Chiacchieriamo per qualche minuto e poi torniamo al nostro "lavoro".

2.45: si tratta di una sessione breve. Si tratta dell'"armonizzazione" di un membro che è un capo militare. Prendo il suo profilo e lo esamino prima di iniziare. Il formatore capo e un altro formatore lavorano con me.

L'induzione ipnotica avviene rapidamente e il paziente ricorda il suo programma. Lo rafforziamo con un elettroshock e controlliamo tutti i parametri. Sono tutti attivi e ben posizionati. Tiro un sospiro di sollievo. È stato un caso facile, senza alcuna aggressione nei nostri confronti. Dopo, lo conforto e sono gentile. "Ottimo lavoro", gli dico. Una piccola parte del mio stomaco si ribella alla brutalità dell'insegnamento. Lui annuisce, ancora un po' stordito dalla seduta. "Dovresti essere orgoglioso di te stesso", gli dico, accarezzandogli la mano. Dopo gli diamo la sua ricompensa: passerà un po' di tempo con un bambino. È un pedofilo ed è così che si consola dopo la seduta.

Ore 3.30: ci siamo cambiati, le nostre uniformi finiscono in uno speciale cesto della biancheria prima di essere lavate. Io rimetto i miei vestiti, che erano piegati ordinatamente su uno scaffale, e saliamo tutti in macchina per tornare a casa. Mia figlia commenta: "La prossima settimana avrò una promozione", dice orgogliosa. "Hanno detto che sono stata molto brava negli esercizi di stasera.

Sa che io e altri adulti saremo presenti alla cerimonia in onore delle promozioni. Le dico che sono felice per lei. Per qualche motivo sono molto stanca. Di solito sarei felice, ma stasera, nonostante sia stata una serata di routine, è stato difficile. Ultimamente sento una freddezza che si insinua in me e ho degli attacchi di terrore. A volte sento un bambino che piange dentro di me, nel profondo, e sudo quando lavoro con bambini o adulti. E mi chiedo quanto durerò così. Ho sentito parlare di addestratori che si rompono o che non sono in grado di fare il loro lavoro e ho anche sentito storie sussurrate di ciò che accade loro. Sono incubi, in sostanza, e sto reprimendo la mia ansia.

4 del mattino: arriviamo a casa e crolliamo a letto, addormentandoci all'istante. I bambini si sono addormentati durante il tragitto e io e mio marito li portiamo nei loro letti. Dormiamo tutti un sonno profondo e senza sogni.

Ore 7: mi sveglio al suono della campana, stanca. Mi sembra di essere sempre stanca e questa mattina ho un leggero mal di testa. Mi affretto a far alzare i bambini e a prepararmi per un altro giorno di scuola. Mi chiedo se c'è qualcosa che non va in me, perché mi sembra di aver bisogno di dormire sempre di più e di svegliarmi sempre stanca. Non ho idea che la notte precedente ero sveglia a vivere un'altra vita.

Ad alcuni lettori può sembrare incredibile che una persona possa vivere un'altra vita senza rendersene conto, ma questa è la natura dell'amnesia. Se programmata correttamente, è quasi impercettibile e la persona sperimenta una completa amnesia delle sue altre attività. Questo fenomeno si chiama dissociazione ed è presente in quasi tutti i membri abusati di culti, come quello appena descritto.

NATALE NEL CULTO

Il Natale è un periodo di calde riunioni di famiglia intorno all'albero di Natale, di condivisione sorridente dei regali e di eccitazione dei bambini con gli occhi assonnati per vedere cosa ha portato Babbo Natale, mentre gli adulti bevono zabaione e banchettano con tradizioni gioiose.

Ma per un bambino cresciuto in una setta satanica, il Natale ha un significato molto diverso. La giornata è occupata dalle normali attività di shopping e intrattenimento, e la famiglia potrà "riscaldarsi" durante la giornata.

Ma la sera le cose sono molto diverse. Il bambino che durante il giorno aspetta Babbo Natale e i suoi regali alla luce del giorno, trema di paura al pensiero di ciò che seguirà la sera.

Il solstizio d'inverno è il 21 dicembre ed è uno dei giorni sacri più forti nella tradizione pagana celtica, poiché per la setta il "nuovo anno" inizia dopo questa data. Vengono organizzate cerimonie speciali per assicurare un nuovo anno pieno di energia ed è il ritorno solare dell'allungamento delle giornate (molte cerimonie occulte si basano anche sulla venerazione di un'antica divinità solare). Inoltre, è una festa cristiana che celebra la nascita di Cristo, disprezzata dal gruppo occulto, e sono previste cerimonie speciali per dissacrare e distorcere il significato del giorno. Per molte famiglie occulte, la settimana dal 21 al 26 dicembre è piena di attività, poiché le famiglie sono riunite e non c'è bisogno di spiegare le assenze scolastiche dei bambini.

La crudeltà che circonda il Natale e il solstizio è intensa. I bambini sono spesso vittime di abusi da parte di membri di una setta vestiti da Babbo Natale; oppure viene messa in scena una parodia della natività con il risultato che "Re Erode" riesce a massacrare il Bambino Gesù (accompagnato dall'omicidio rituale di un neonato). Un bambino può essere violentato sotto l'albero di Natale, e una nuova e macabra piega viene data a questa festa religiosa.

Invece di celebrare la nascita, il bambino cresciuto in una setta familiare vivrà il Natale come un momento di orrore e di morte. A volte viene effettuata una programmazione in cui vengono impiantate immagini relative alla festività religiosa e viene detto al bambino che vedere queste immagini (come un albero di Natale illuminato o un presepe) significherà entrare in contatto con la "famiglia" o altri messaggi indotti dal trauma.

I bambini (e gli adulti) possono ricevere regali con messaggi nascosti che ricordano loro i Natali passati e i traumi legati al legame "familiare". È possibile una parodia di una festività sacra, ma al posto di zabaione e prosciutto, il pasto consiste in cibo ripugnante.

Queste sono solo alcune delle associazioni che si verificano negli alter ego dissociati del bambino cresciuto in un culto familiare ed è per questo che molti sopravvissuti provano un misto di eccitazione e paura quando arriva la stagione delle feste. Inoltre, una volta che il bambino è cresciuto, i membri della famiglia del culto faranno di tutto per riconnettersi con il bambino in occasione di queste feste religiose, alle quali tutti i membri della famiglia sono tenuti a partecipare.

Il sopravvissuto adulto può essere preso da panico e ansia in occasione di anniversari di traumi intensi e rituali, e può chiedersi perché una festa associata all'unione significhi rannicchiarsi nella paura.

Se il sopravvissuto capisce da solo da dove viene il panico e quali sono i fattori scatenanti, può trovare aiuto. Di solito questo viene fatto in terapia o scrivendo un diario.

Se il sopravvissuto ha interrotto i contatti con i familiari, riceverà una marea di cartoline e regali di Natale, e deve essere molto cauto al riguardo e consapevole che questi oggetti possono essere un intenso fattore scatenante. Il desiderio di "chiamare e riconnettersi" con i membri della famiglia sarà spesso risvegliato da questo e il sopravvissuto dovrà lavorare su questo aspetto in terapia. Gli alter ego del bambino conservano i ricordi più terribili e ascoltarli, consentendo loro di affrontare il trauma e le paure in terapia, attraverso il diario e il lavoro artigianale può essere d'aiuto.

Anche creare nuove tradizioni festive che siano vissute come sicure può essere d'aiuto.

Alcuni sopravvissuti festeggeranno il Natale facendo cose molto diverse dalla famiglia d'origine, per convincersi di essere in grado di liberarsi da tutte le tradizioni ad esso associate. Naturalmente, il sostegno e la sicurezza esterni saranno i migliori durante questo periodo.

Il Natale è un momento particolarmente difficile per molti sopravvissuti. Da adulti, possono scegliere di liberarsi dal significato traumatico del passato e creare un Natale rassicurante per se stessi.

Svali

A COSA SERVONO LE VOSTRE TASSE

S crivo questo articolo per esprimere un po' di rabbia, ma non posso farne a meno. Sono arrabbiato perché le mie tasse, e anche le vostre, vengono usate per finanziare certi progetti. Scrivendo questo articolo rischio che i miei articoli qui su questo sito vengano rimossi, ma non posso tacere.

Esistono progetti gestiti dalla CIA a Langley, in Virginia. Questi progetti sono studi sulle tecniche per varie forme di controllo mentale e su come costringere facilmente i "soggetti", drogarli, ipnotizzarli, traumatizzarli o comunque metterli sotto controllo e trasformarli in docili manovratori che pensano davvero di fare "cose buone" per il loro "Paese" o la loro "famiglia".

Dovrei saperlo. Sono stato vittima di queste esperienze brutali e le ho vissute su altri nel corso della mia vita.

C'è una tonnellata di documentazione e di prove, sia dagli archivi governativi che da Internet, che dimostrano che queste cose stanno realmente accadendo. Questi progetti MK-ULTRA, BLUEBIRD, ARTICHOKE, MONARCH e altri finanziati con i vostri dollari sono stati e sono tuttora utilizzati segretamente per abusare e torturare bambini innocenti e poi adulti. Il fatto che esista una documentazione disponibile, nonostante la monumentale quantità di documenti finiti nei tritacarte governativi, dimostra l'enorme massa di documenti e appunti che sono stati conservati e che non potevano essere completamente eliminati dai registri pubblici.

Sappiamo dal progetto PAPERCLIP che i medici nazisti (quelli che sperimentavano sulle persone in Germania durante la Seconda Guerra Mondiale) furono portati negli Stati Uniti. Sebbene sembrassero apparentemente lì per aiutare gli Stati Uniti a sviluppare la loro tecnologia, molti di loro condivisero anche la loro conoscenza della neurofisiologia umana e furono reclutati per supervisionare futuri esperimenti.

Basta parlare in terza persona. Voglio condividere i miei ricordi personali.

All'età di 8 anni, la sera, il dottor Timothy Brogan della George Washington University, il mio istruttore capo e mia madre mi portavano a Langley. Ricordo gli alberi scuri nei campi dietro gli edifici lunghi e andavamo sempre nello stesso edificio.

Al piano inferiore c'erano le aule, che venivano utilizzate per l'addestramento. Mi sedevo in gruppo con altri bambini e guardavo filmati su come uccidere qualcuno (eravamo costretti ad analizzare questi filmati, interrogati dall'"insegnante" su cosa avesse fatto di male il "soggetto" o il "bersaglio" che veniva ucciso e su come fosse stato organizzato l'omicidio. Analizzavamo e discutevamo tutto, compresa la direzione del vento, il tipo di arma utilizzata, la mira, ecc.

Esercitazioni di tiro: c'era un poligono di tiro e abbiamo passato ore a sparare. Abbiamo imparato a smontare una pistola e a rimontarla in dieci secondi al massimo. Eravamo cronometrati.

Filmati di addestramento: ci venivano mostrati filmati su ogni argomento immaginabile, come i filmati "ecco i vostri leader" con una tavola rotonda in cui i leader degli Illuminati statunitensi si alzavano quando un leader entrava nella stanza.

I film erano sessualmente espliciti, film di violenza e film sulla lealtà. Ci siamo esercitati a confondere i confini (con qualcuno che ci seguiva) e a seguire qualcuno senza essere scoperti. In una stanza c'era una camera di isolamento. Non veniva usata per esercizi di gruppo, ma per sessioni di addestramento speciali. Altrimenti la stanza era sigillata quando non era in uso. Formazione linguistica: diverse persone venivano a insegnarci diverse lingue, sia con la classe che individualmente. A volte mia madre si sedeva a chiacchierare con il suo amico Sidney Gottlieb o con il dottor G. Steiner, un medico che lavorava a questo progetto con i bambini. Non so chi fossero gli altri bambini e da dove venissero. Le loro famiglie li accompagnavano e tornavano a prenderli in seguito, di solito la madre o il padre o un amico di famiglia. Gli esercizi terminavano alle 4.30 del mattino.

Il Tulane Medical Center (dove risiede l'Istituto) era rinomato come una delle strutture di ricerca più avanzate d'America per le tecniche di controllo mentale e l'esplorazione del paranormale, delle NDE e dell'uso ripetuto all'infinito di messaggi registrati. Credevano che lo stato di pre-morte aiutasse a radicare un messaggio o una convinzione ai livelli più profondi dell'inconscio e che l'esperienza di "rinascita" (che creava un nuovo alter ego a un livello molto profondo) fornisse un "soggetto" molto, molto fedele. Questo era il caso. Il soggetto era terrorizzato e gli era stato detto che se avesse disobbedito sarebbe stato riportato in quello stato "in punto di morte", quindi non erano in molti a essere "sleali" in queste circostanze.

Le attrezzature che i soldi delle nostre tasse venivano utilizzati per acquistare queste organizzazioni che operavano sotto la copertura del governo erano molto sofisticate: attrezzature per la realtà virtuale e l'uso delle più elaborate tecniche neurolinguistiche. E alle persone veniva insegnato come usarle nel modo più efficace.

L'anno in cui compii 23 anni, ero capo addestratore a San Diego. Di notte continuavo a sperimentare sugli altri, sotto la supervisione di Jonathan Meier e alla fine della giornata del colonnello Aquinos, che era il direttore regionale del nostro gruppo.

E naturalmente, alla fine di ogni serata, scaricavamo i nostri dati altamente criptati nelle banche dati di Langley. Al centro dati della CIA, dovevamo superare sei livelli di password di sicurezza prima di poter accedere al luogo in cui i dati potevano essere scaricati. Volevano conoscere i risultati degli esperimenti ovunque, e c'erano protocolli rigorosi per segnalare qualsiasi reazione insolita, anomalia o nuova combinazione di farmaci particolarmente efficace.

Credo che la maggior parte del pubblico americano non abbia idea di come i suoi soldi vengano utilizzati per certe organizzazioni governative. Penso anche che la maggior parte delle persone che leggono questo articolo non crederebbe che la CIA e un centro medico rispettato possano essere il luogo di tali esperimenti sulle menti e sulla psiche di bambini e adulti (sono stati fatti su entrambi). Ma è la verità e mi dispiace, perché mi fa arrabbiare che i soldi delle mie tasse vadano a sovvenzionare gli abusi. Il mio unico desiderio è che un giorno tutto questo venga scoperto, portato alla luce e che il pubblico sia in grado di esaminare ciò che è accaduto e sta ancora accadendo, e che venga fermato.

PASQUA NELLA SETTA

Ci sono alcuni periodi dell'anno che sono particolarmente difficili per coloro che sono sopravvissuti ai rituali occulti. Si tratta delle "vacanze" che corrispondono ai rituali celebrati dai gruppi occulti. Sebbene i rituali e le pratiche effettive possano variare un po' da un gruppo all'altro, vi sono alcune somiglianze tra di essi.

La Pasqua è uno di quei momenti. Nel gruppo in cui sono cresciuta, durante il giorno mi era permesso di vivere normalmente. La Pasqua era una celebrazione della primavera, dell'allungarsi delle giornate e dei primi fiori che segnavano la fine dell'inverno. Mi piaceva giocare con i rami delle cassette la Domenica delle Palme e cercare le uova di Pasqua in giro per la chiesa. E naturalmente compariva un piccolo cestino pasquale con un coniglietto o un agnellino di cioccolato.

Ma la sera il giorno santo veniva celebrato in modo molto diverso. Gran parte della settimana precedente era stata dedicata alla preparazione (quando ero bambino non c'era scuola durante la settimana di Pasqua, negli anni precedenti alle "vacanze di primavera" che sono diventate comuni. La maggior parte delle scuole erano chiuse per una settimana o anche per dieci giorni durante quella settimana). Gli eventi di questo periodo erano piuttosto dolorosi e includevano brutalità, abusi sessuali e altri rituali che circondavano i riti della fertilità, culminando alla fine della settimana nella finta crocifissione. Spesso veniva scelto un bambino per subire la crocifissione, una sinistra caricatura della celebrazione cristiana, e gli adulti dichiaravano che questo rituale era un'offerta per svilire la tradizione cristiana e mostrarne l'insensatezza. So per certo che per questo rituale venivano scelti ragazzi giovani ed era orribile da vedere. A volte poteva essere eseguita una finta cerimonia di "resurrezione", ma la persona risorta non era Gesù, bensì un'entità demoniaca che entrava nella persona portata in uno stato di quasi morte.

Le radici spirituali di queste cerimonie sono state create per permettere al demone di passare nei partecipanti e per "sigillarli" come partecipanti. A volte un calice d'oro veniva fatto girare tra i partecipanti che bevevano da una coppa riempita con il sangue di un bambino.

In terapia sto scoprendo sempre di più che da bambino ho partecipato a queste oscure cerimonie occulte, come quelle descritte qui. Queste cerimonie hanno permesso l'ingresso di un demone e uno degli elementi più difficili da smantellare nella programmazione fatta dal gruppo è stata la presa che questi ricordi, e la distruzione spirituale che ne è seguita, hanno avuto su di me. Parte del mio processo di guarigione consiste nel lasciar andare ciò che ho sofferto e nel sostituire l'orrenda spiritualità negativa della mia infanzia con una fede nell'amore, nella compassione e nel perdono, l'antitesi delle cerimonie brutali e provanti che ho vissuto. Uno dei compiti più importanti per i sopravvissuti quando ricordano tali eventi (e gli anniversari spesso riportano alla mente i ricordi) è quello di riuscire a guarire e a perdonare se stessi per avervi partecipato, e di mettere in atto un sistema di credenze che possa sostituire quello negativo. Per me, questo credo è il cristianesimo e spero che altri possano trovare questo conforto in questo difficile periodo dell'anno.

Può anche essere molto utile rendersi conto che molto spesso il gruppo fa sembrare certe cose definitive. "Sei condannato a vita", dicono ai bambini, oppure "Hai accettato e ora sei uno di noi per sempre". Questo è assurdo. Nessun contratto è vincolante per sempre, soprattutto quelli creati con la coercizione, e una volta che la persona ha la possibilità di scegliere, può decidere di rompere i contratti spirituali dell'infanzia fatti sotto costrizione. Il gruppo, in questi momenti di celebrazioni e rituali, cerca di instillare un senso di impotenza e la sensazione che "ora non potrò mai essere libero", ma questo messaggio è assolutamente falso e fa leva sulla paura del bambino piccolo. Da adulto, invece, il sopravvissuto ha la possibilità di scegliere e può scegliere di rompere queste convenzioni ed essere libero.

È una lotta e non voglio che sembri facile. Non lo è e continuo a lottare, ma ne vale la pena per liberarsi dalla presa che queste cerimonie e le implicazioni demoniache hanno sulla vita del sopravvissuto.

NEGAZIONE E DISSOCIAZIONE

"... Quando la negazione non è più necessaria, non lo è nemmeno la dissociazione".

U n tempo considerata solo una fastidiosa appendice nella diagnosi di Disturbo Dissociativo dell'Identità, la negazione è oggi riconosciuta come il "collante" che tiene in piedi la dissociazione.

Il fatto è che l'IDD non esisterebbe senza la necessità di negare. In altre parole, quando la negazione non è più necessaria, non lo è nemmeno la dissociazione. L'IDD inizia quando gravi e ripetuti traumi infantili che causano conflitti intollerabili nella giovane psiche, con stress estremi, vengono risolti con una scissione in identità separate. Ciò consente alla persona di reprimere l'evento intollerabile in modo che altre parti di sé possano vivere come se nulla fosse accaduto.

I cosiddetti conflitti intollerabili sorgono ogni volta che vengono minacciate convinzioni apparentemente vitali.

Queste convinzioni possono riguardare la sopravvivenza, la sicurezza, la funzionalità, l'identità, la moralità, le tendenze religiose o qualsiasi altra questione che si ritiene impossibile da superare. Ad esempio, la maggior parte dei bambini piccoli, a causa della loro estrema vulnerabilità, crede di non poter sopravvivere senza un genitore o una persona che si prenda cura di loro. Se il papà, quindi, ferisce violentemente i suoi figli, si crea un conflitto intollerabile con la convinzione del bambino sulla necessità di sopravvivere. Il bambino risolve il conflitto creando una divisione dissociativa nella sua mente, che gli permette di "non sapere" dell'evento e quindi di continuare a credere di avere un parente protettivo e quindi un mezzo di sopravvivenza.

Lo stesso tipo di conflitto intollerabile si verifica quando la persona si trova di fronte all'assoluta necessità di funzionare, ma è troppo angosciata dall'impatto del trauma per farlo, o quando una persona impegnata in alti standard morali è costretta a partecipare ad attività "impensabili". Anche in questo caso, la dissociazione fornisce un mezzo per separare la persona dalla consapevolezza del trauma, permettendole di fare cose cruciali come funzionare normalmente o mantenere la propria identità morale.

I torturatori, grazie alla loro conoscenza dei meccanismi di dissociazione, possono creare deliberatamente tali conflitti nelle loro vittime ogni volta che il loro programma richiede un'ulteriore scissione o una segretezza assoluta. Possono farlo facilmente sottoponendo le loro vittime a un trauma a cui pensano di non sopravvivere, o invocando emozioni intollerabili, come la paura che mette a repentaglio la vita, la vergogna umiliante, il senso di colpa insopportabile, o costringendole a partecipare ad attività che sono in grave conflitto con le loro convinzioni morali o religiose.

Ognuna di queste situazioni porterà a un intenso bisogno di negare il verificarsi dell'evento, che invariabilmente creerà il muro dissociativo desiderato dal torturatore. Di solito si fa in modo che la persona ne sia così profondamente impregnata da non potersene mai liberare, il che significherebbe confrontarsi con la realtà o con emozioni insopportabili. Quando si riconosce l'elemento determinante che la negazione gioca nell'origine e nel mantenimento di una dissociazione, è possibile un profondo cambiamento di visione terapeutica. Non è più necessario far precedere i ricordi traumatici da esperienze. Al contrario, per una vera guarigione, è necessario affrontare la necessità di barriere di dissociazione erette tra il peso del trauma e gli elementi di mantenimento della negazione. Ciò richiede l'identificazione e la risoluzione dei conflitti intollerabili la cui esistenza sembra obbligatoria. Questo può essere un processo molto pericoloso, ma focalizzerà la terapia sui veri problemi che mantengono la dissociazione.

Il sopravvissuto può abbandonare la negazione in fasi successive. All'inizio spesso viene negata l'idea della personalità multipla. Quando la realtà di una divisione viene finalmente accettata, la realtà di tutto o parte del trauma può essere ancora negata. Può accadere che venga accettato un abuso da parte del persecutore, ma non un altro, o che vengano finalmente accettati i ricordi di abusi sessuali, ma non quelli riguardanti il satanismo.

La realtà del trauma può essere accettata nella sua interezza, ma il suo possesso può creare resistenza. In altre parole, l'identità primitiva nella negazione accetterà che tutte queste cose orribili siano accadute, ma vorrà continuare a rimanere separata da esse. È solo quando questa identità chiave si identifica personalmente con gli eventi e le loro implicazioni che le barriere dissociative possono cadere.

Poiché questo implica un cambiamento importante, più per la negazione di base che per gli elementi di dissociazione, l'orientamento terapeutico giocherà più pesantemente su queste identità rispetto al passato. La loro soglia di tolleranza deve essere in qualche modo innalzata a un livello psicologico più profondo. Ciò che una volta era considerato assolutamente inaccettabile deve ora diventare "appropriato".

Cambiare questa prospettiva richiederà di identificare, affrontare e rettificare molte false credenze. Significa anche affrontare emozioni terribili e profondi problemi di identità. La verità sarà rivelata al sopravvissuto solo attraverso un'enorme motivazione, forza interiore e coraggio. Se credete in Dio, però, sappiate che Egli ha promesso di dare la grazia e la forza per realizzare ogni cosa.

Articolo apparso originariamente su Restoration Matters, Fall 2001, Vol.7, # 1, online su www.rcm-usa.org. Diane W. Hawkins, M.A., riprodotto con autorizzazione.

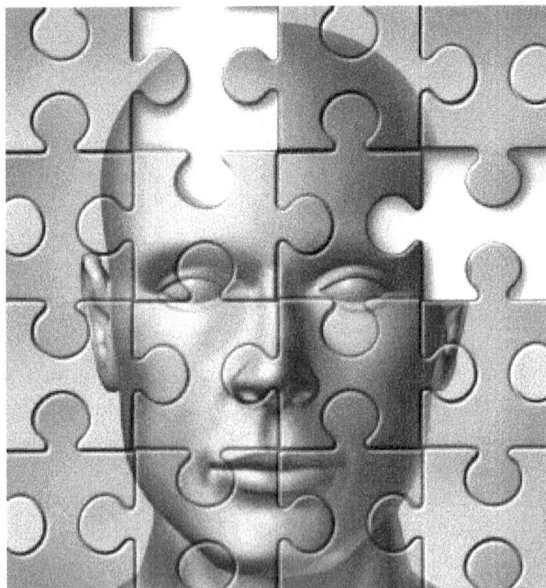

GIÀ PUBBLICATO

OMNIA VERITAS® Omnia Veritas Ltd presenta:

HERVÉ RYSSEN

La mafia ebraica, tuttavia, è senza dubbio la più potente del mondo. E anche la più pericolosa. Alcuni giornalisti troppo curiosi sono già stati uccisi.

La MaFia Ebraica

La "mafia ebraica", quella, non esiste; i media occidentali non ne parlano...

OMNIA VERITAS® Omnia Veritas Ltd presenta:

HERVÉ RYSSEN

LE SPERANZE PLANETARIE

Il trionfo della democrazia sul comunismo sembrava aver aperto le porte a una nuova era, a un "Nuovo Ordine Mondiale" e a preparare tutte le nazioni a un'inevitabile fusione planetaria.

L'idea di un mondo senza confini e di un'umanità finalmente unificata non è certo nuova...

OMNIA VERITAS® Omnia Veritas Ltd presenta:

HERVÉ RYSSEN

PSICOANALISI del GIUDAISMO

L'ebraismo, infatti, non è solo una religione. È anche un progetto politico il cui obiettivo è l'abolizione delle frontiere, l'unificazione della terra e l'instaurazione di un mondo di "pace".

Questo libro rappresenta lo studio più completo sulla questione ebraica mai intrapreso

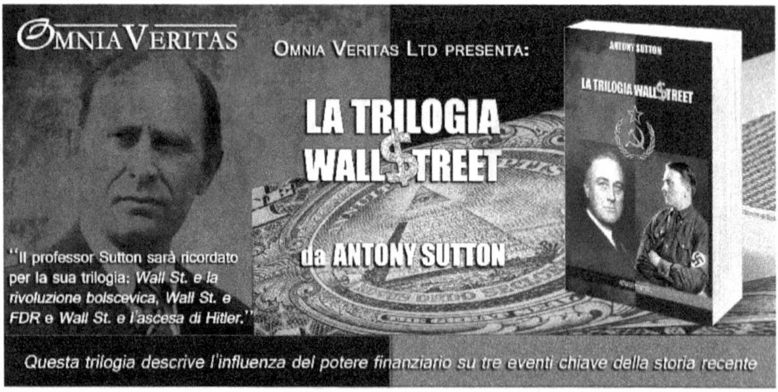
OMNIA VERITAS
OMNIA VERITAS LTD PRESENTA:
LA TRILOGIA WALL $TREET
da ANTONY SUTTON
"Il professor Sutton sarà ricordato per la sua trilogia: Wall St. e la rivoluzione bolscevica, Wall St. e FDR e Wall St. e l'ascesa di Hitler."
Questa trilogia descrive l'influenza del potere finanziario su tre eventi chiave della storia recente

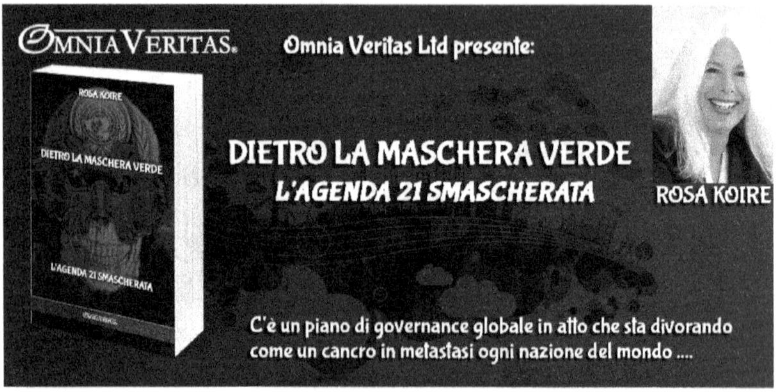
OMNIA VERITAS.
Omnia Veritas Ltd presente:
DIETRO LA MASCHERA VERDE
L'AGENDA 21 SMASCHERATA
ROSA KOIRE
C'è un piano di governance globale in atto che sta divorando come un cancro in metastasi ogni nazione del mondo ....

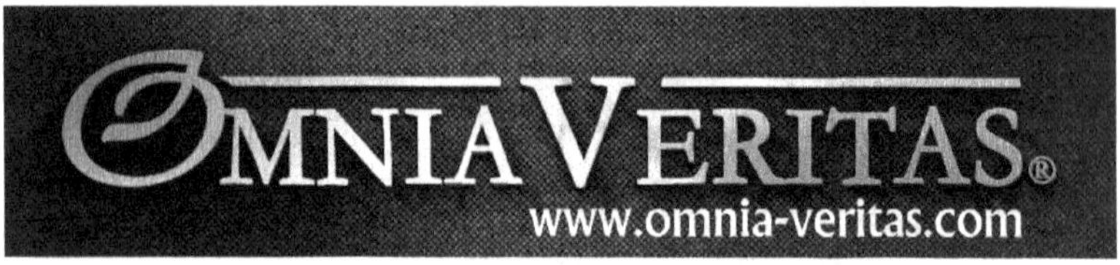
OMNIA VERITAS®
www.omnia-veritas.com

www.ingramcontent.com/pod-product-compliance
Lightning Source LLC
Chambersburg PA
CBHW070800270326
41927CB00010B/2227